Récupération Naturelle de la Sclérose en Plaques

Alex Guerrero

Un Chemin Sans Médicaments

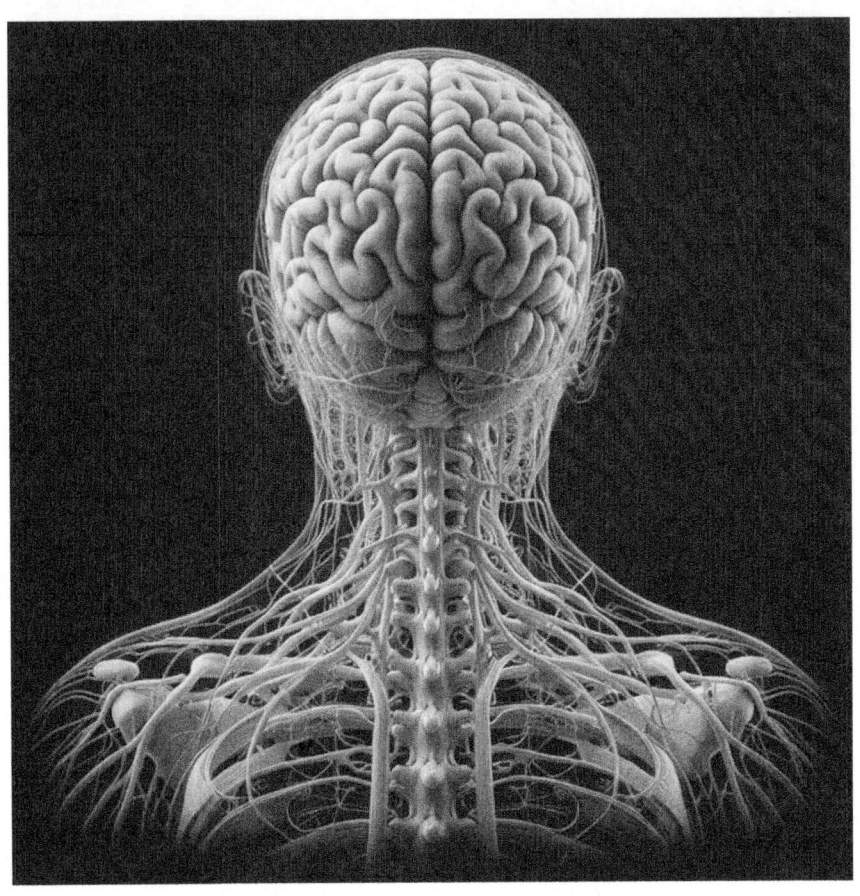

Copyright © 2025 Alex Guerrero

All rights reserved.

ISBN: 9798314904480

La Douleur de l'Ange

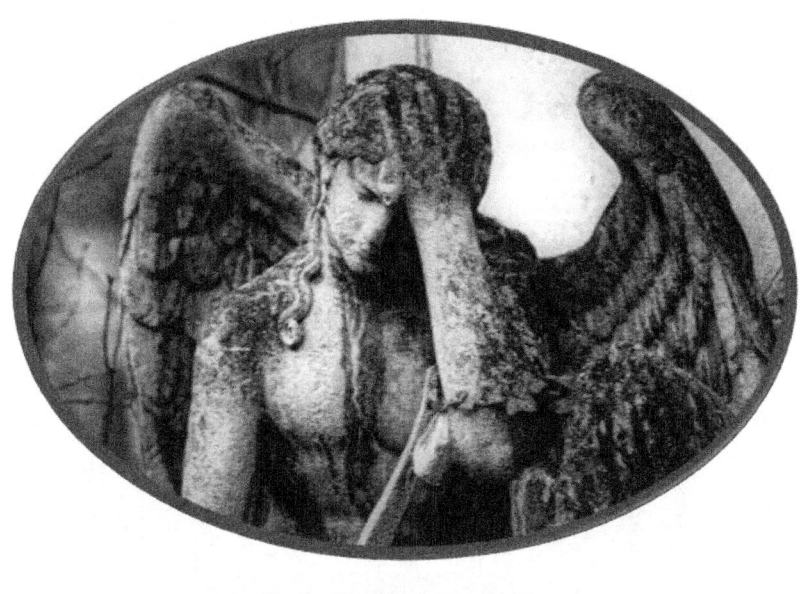

Le médecin de l'avenir ne donnera pas de médicaments, mais intéressera ses patients aux soins du corps humain, au régime alimentaire et à la cause et à la prévention des maladies.

Thomas A. Edison.

Une utopie???

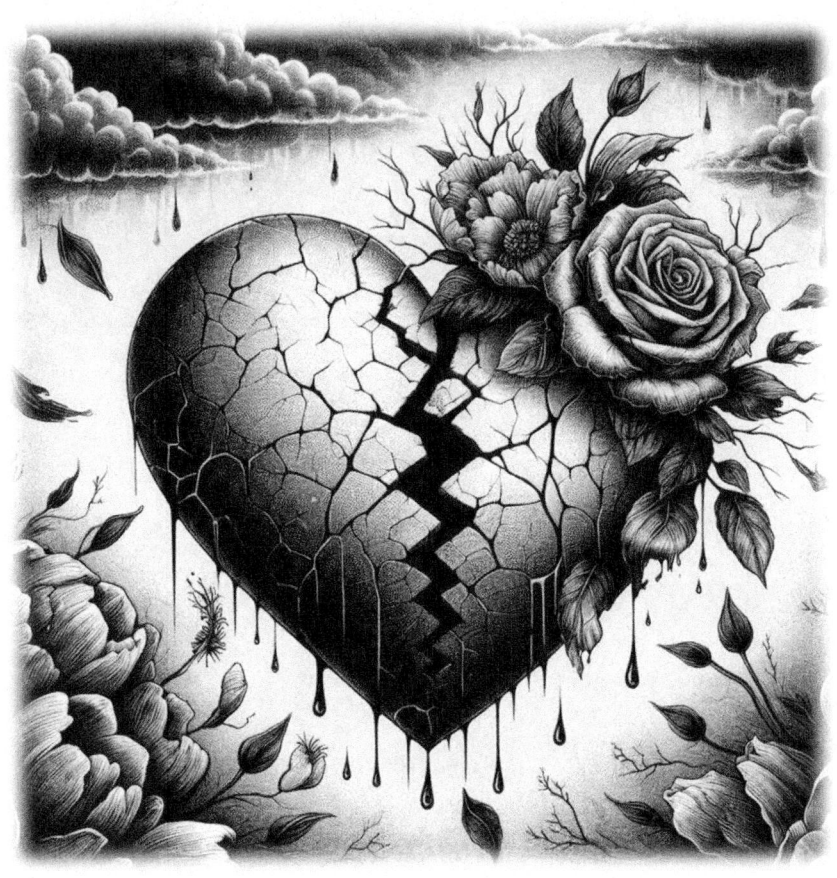

La douleur est un murmure sombre dans l'âme, une ombre qui s'insinue dans les recoins de l'être. C'est l'écho persistant d'un cri étouffé, une tempête silencieuse qui balaie le calme. Dans son étreinte froide, le temps s'arrête, et chaque battement de cœur devient un rappel de la fragilité humaine. C'est la pluie qui tombe sans relâche un jour sans soleil, le vent qui hurle dans la nuit la plus sombre, emportant l'espoir et ne laissant que le vide. Mais dans ses profondeurs, il y a aussi la graine de la résilience, l'étincelle de la force qui, bien que faible, ne s'éteint jamais.

NOTES

Toutes les méthodes expliquées dans ce volume sont des thérapies complémentaires, elles ne se substituent JAMAIS à un diagnostic, à un traitement médical, pharmacologique ou chirurgical.
En cas d'urgence, il faut TOUJOURS appeler les services d'urgence.
La supervision d'un médecin qualifié est recommandée, et à aucun moment le traitement ne doit être abandonné sans l'accord du médecin.

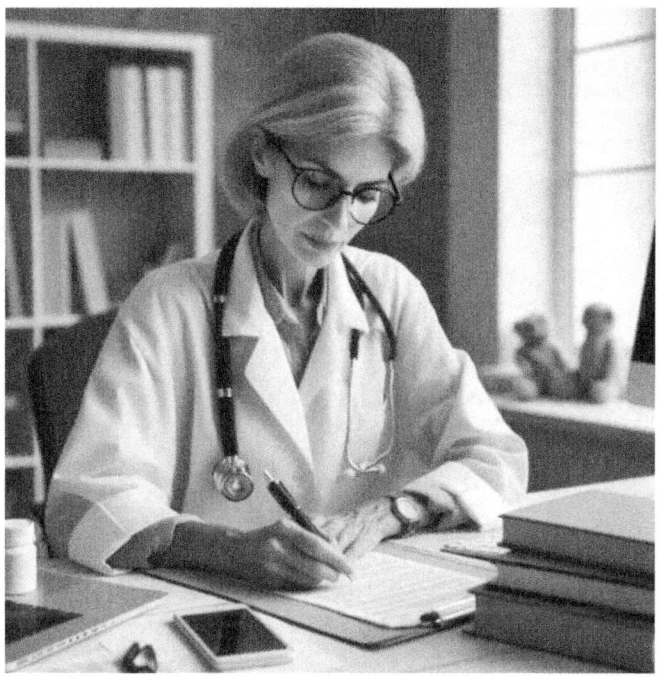

Avec ce livre, j'ai seulement l'intention de vous montrer le chemin qui peut vous conduire à la guérison grâce à mon expérience des médecines naturelles.
Je me suis efforcé d'écrire ce livre dans le langage le plus simple et le plus didactique possible afin de le rendre accessible à tous les publics et d'éviter l'utilisation de termes techniques difficiles.
Tous les textes et images, à l'exception des images libres de droits, sont la propriété d'**Alex Guerrero** et ne peuvent être copiés ou reproduits sans son autorisation expresse.

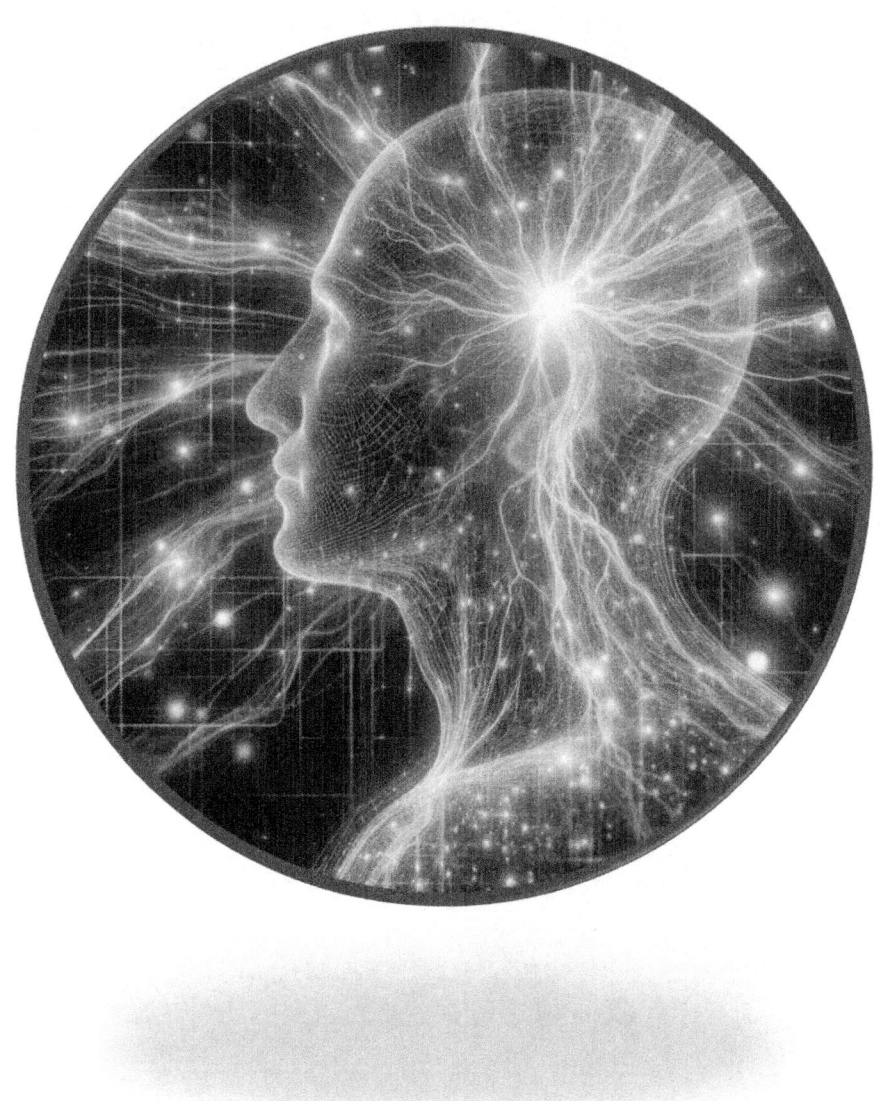

Introduction

La sclérose en plaques (aussi appelée sclérose multiple) est une maladie neurologique qui peut affecter de manière significative la qualité de vie des personnes qui en souffrent. La maladie se manifeste par des symptômes tels que la faiblesse musculaire, la fatigue, la douleur et des problèmes de coordination, ce qui peut la rendre difficile à diagnostiquer et à traiter.

Bien que des progrès significatifs aient été réalisés dans la compréhension et le traitement de cette maladie au cours des dernières décennies, la médecine allopathique doit encore relever de nombreux défis et répondre à de nombreuses questions : quelles sont les causes de la sclérose en plaques ? Comment la sclérose en plaques peut-elle être traitée efficacement ? Comment les personnes atteintes de sclérose en plaques peuvent-elles conserver une bonne qualité de vie ?

Ce livre a pour objectif de fournir une vue d'ensemble approfondie et complète de la sclérose en plaques, de sa pathogenèse à sa prise en charge clinique de manière naturelle. Les dernières recherches sur cette maladie seront abordées.

En outre, des histoires personnelles de personnes vivant avec la sclérose en plaques seront présentées, offrant un aperçu intime et humain des luttes et des triomphes de ceux qui font face à cette souffrance au quotidien. Je suis convaincu que ce livre sera un outil précieux pour les patients et les professionnels de la santé qui cherchent à comprendre et à traiter cette maladie neurologique complexe de manière naturelle.

Alors que la médecine conventionnelle offre des options de traitement qui masquent les symptômes, les patients recherchent souvent des approches complémentaires et alternatives pour soulager leurs symptômes et éradiquer la maladie de sa véritable cause afin d'améliorer leur bien-être général.

La naturopathie, une branche de la médecine alternative qui se concentre sur la prévention et le traitement des maladies par des thérapies naturelles, est une option très viable pour ceux qui recherchent une approche holistique de la gestion de la sclérose en plaque (SEP). Les praticiens de la naturopathie peuvent utiliser une variété d'approches, telles que les changements alimentaires, les suppléments, les herbes et les thérapies de style de vie pour aider les patients à gérer leurs symptômes et à améliorer leur qualité de vie.

Dans cet ouvrage, nous explorerons le lien entre la nutrition, le mode de vie et la santé du système nerveux, et nous verrons comment les approches naturopathiques peuvent être efficaces dans la prise en charge de la sclérose en plaques. Nous aborderons les différents facteurs qui peuvent contribuer au développement de cette maladie, ainsi que les approches thérapeutiques spécifiques qui peuvent être efficaces pour soulager les symptômes, résoudre la pathologie et prévenir les complications.

Grâce à l'exploration d'études de cas, de conseils pratiques et de stratégies de traitement spécifiques, ce livre fournira des informations précieuses à ceux qui recherchent une approche naturelle de la gestion de la SEP. Cette ressource aidera les patients à prendre des décisions éclairées sur leur santé et à trouver des solutions efficaces pour améliorer leur qualité de vie.

Définition de la Sclérose en Plaques selon la Médecine Conventionnelle

La sclérose en plaques (SEP) est une maladie chronique du système nerveux central qui affecte la capacité du cerveau et de la moelle épinière à communiquer entre eux et avec le reste du corps. La SEP se caractérise par des lésions ou des cicatrices (appelées plaques) dans le cerveau et la moelle épinière qui peuvent provoquer un large éventail de symptômes neurologiques, tels que faiblesse musculaire, problèmes de coordination, fatigue, vision floue, troubles de la mémoire et difficultés d'élocution.

La SEP est une maladie auto-immune, ce qui signifie que le système immunitaire du corps attaque et endommage par erreur la myéline, la couche protectrice qui entoure les fibres nerveuses dans le cerveau et la moelle épinière. La perte de myéline perturbe la capacité du cerveau et de la moelle épinière à envoyer et à recevoir des signaux, ce qui peut entraîner des symptômes et des handicaps à long terme.

La SEP est une maladie complexe et variable, ce qui signifie que les symptômes et la gravité peuvent varier considérablement d'une personne à l'autre. Bien qu'il n'existe actuellement aucun traitement curatif de la SEP, du point de vue de la médecine allopathique, il existe une variété de traitements qui peuvent aider à contrôler les symptômes, à ralentir la progression de la maladie et à améliorer la qualité de vie des personnes touchées.

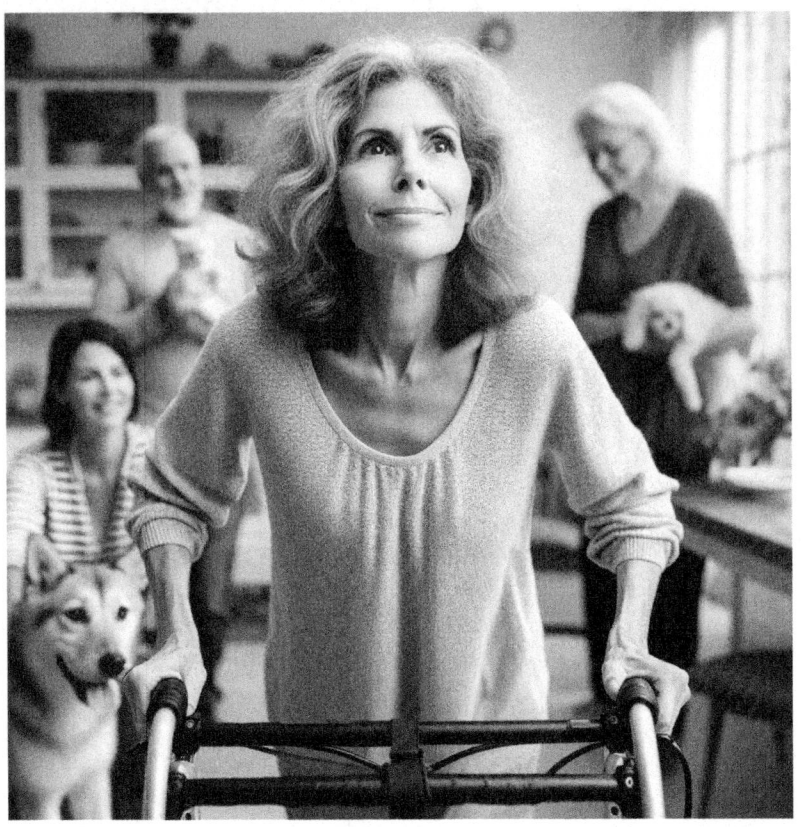

La médecine conventionnelle (allopathique) propose une variété de traitements pour la sclérose en plaques, qui peuvent aider à contrôler les symptômes et à ralentir la progression de la maladie. Parmi ces traitements, on peut citer:

- Médicaments modificateurs de la maladie (MMM) : ces médicaments sont utilisés pour réduire le nombre et la gravité des poussées et ralentir la progression de la maladie. Les MMM peuvent prendre la forme d'injections, de comprimés ou de perfusions intraveineuses.
- Les corticostéroïdes sont utilisés pour réduire l'inflammation et traiter les poussées aiguës de la maladie. Les corticostéroïdes peuvent être pris sous forme de comprimés ou administrés par voie intraveineuse.

- Physiothérapie : la physiothérapie peut aider à améliorer la force musculaire, la coordination et l'équilibre, et à réduire la raideur et la douleur.

- Ergothérapie : l'ergothérapie a pour but d'aider les personnes à effectuer des activités quotidiennes et à améliorer leur indépendance.

- Psychothérapie : la psychothérapie peut aider les personnes atteintes de SEP à gérer le stress et l'anxiété, et à faire face aux défis émotionnels liés à la vie avec une maladie chronique.

Il est important de garder à l'esprit que chaque personne atteinte de SEP est unique et peut réagir différemment aux traitements. Il est conseillé de travailler en étroite collaboration avec une équipe médicale spécialisée afin d'élaborer un plan de traitement individualisé qui réponde aux besoins spécifiques de chaque personne.

Les médicaments utilisés pour traiter la sclérose en plaques peuvent avoir des effets secondaires qui varient en fonction du type de médicament et de la personne qui le prend. Les effets secondaires les plus courants sont les suivants:

- Injections : les médicaments administrés par injection peuvent provoquer une douleur, un gonflement ou une rougeur au point d'injection. Certaines personnes peuvent présenter des réactions allergiques.

- Comprimés ou capsules : les médicaments pris par voie orale peuvent provoquer des nausées, des diarrhées, de la fatigue et des changements d'appétit ou de poids.

- Perfusions intraveineuses : les médicaments administrés par perfusion peuvent provoquer des réactions allergiques, des nausées, de la fatigue et des douleurs au point de perfusion.

- En outre, certains médicaments utilisés pour traiter la sclérose en plaques peuvent augmenter le risque d'infections, diminuer la fonction hépatique ou rénale et augmenter le risque de problèmes cardiaques. C'est pourquoi il est important de travailler en étroite collaboration avec une équipe médicale spécialisée afin de surveiller et de gérer tout effet secondaire potentiel et de prendre des mesures préventives pour réduire le risque de complications.

On distingue généralement 4 types de SEP.

1. La sclérose en plaques récurrente-rémittente (SEP-RR). 85 % des personnes atteintes de SEP sont initialement diagnostiquées comme souffrant d'une sclérose en plaques récurrente-rémittente. Les personnes atteintes de SEP-RR souffrent d'épisodes de SEP avec des intervalles de rémission entre les deux où il n'y a presque pas de symptômes.

2. La sclérose en plaques secondaire progressive (SEPSP). Dans la SEPSP, les symptômes s'aggravent régulièrement au fil du temps, avec ou sans intervalles. La SEP-RR évolue vers la SEPSP à un moment donné.

3. SEP primaire progressive (SEP-PP). 10 % des personnes atteintes de SEP sont diagnostiquées avec une SEP-PP, caractérisée par une aggravation lente des symptômes dès le début, sans intervalles.

4. La sclérose en plaques progressive et récurrente (SEPPR). Forme rare de SEP (5 %), la SEP-PR s'aggrave régulièrement depuis le début, avec des exacerbations aiguës.

Quelques Symptômes Importants

> ### LE TREMBLEMENT

Près de trois quarts des personnes atteintes de sclérose en plaques (SEP) présentent des tremblements. Ce symptôme peut se manifester de différentes manières : pour certains, il est si léger qu'il passe inaperçu, tandis que pour d'autres, il peut être plus évident, provoquant, par exemple, le renversement d'un verre ou des difficultés à écrire. Dans un petit pourcentage de cas, le tremblement est si grave qu'il complique les tâches de base telles que s'habiller ou manger. Quelle que soit son intensité, le tremblement peut être frustrant, gênant et extrêmement fatigant.

Bien que les tremblements soient l'un des symptômes les plus pénibles de la SEP, il existe des méthodes pour en atténuer les effets. La rééducation, les traitements médicamenteux et, dans certains cas, la chirurgie, ont donné de bons résultats chez certains patients.

Types de tremblements dans la SEP

Tremblement d'intention

Chez de nombreuses personnes atteintes de sclérose en plaques (SEP), les tremblements apparaissent lorsqu'elles tentent d'effectuer une action ou d'attraper quelque chose. À leur grande frustration, le tremblement du bras ou de la main s'intensifie au fur et à mesure qu'ils se rapprochent de l'objet. Il s'agit du type de tremblement le plus courant dans la sclérose en plaques et il peut rendre difficiles des activités telles que se raser, manger, s'habiller ou écrire.

Tremblements posturaux

Un autre type de tremblement se produit en position assise ou debout, lorsque les muscles tentent de maintenir le corps stable face à la gravité. Dans la SEP, ces tremblements ne se produisent pas lorsque la personne est allongée ou endormie, c'est-à-dire lorsque les muscles sont complètement détendus.

Caractéristiques du tremblement

Les tremblements intentionnels et posturaux sont les plus fréquents dans la SEP, mais il existe également d'autres types de tremblements plus difficiles à classer. Souvent, les tremblements s'accompagnent d'autres difficultés de mouvement, telles qu'une faiblesse musculaire et des problèmes de coordination. Le terme médical désignant le manque de coordination est l'ataxie, souvent utilisé à la place du terme « tremblement ».

Les tremblements peuvent se manifester sous la forme de petits mouvements fins (tremblement fin) ou de mouvements plus amples (tremblement grossier). Bien qu'ils soient généralement rythmiques et d'avant en arrière, ils peuvent également être irréguliers et imprévisibles.

Il est vrai que les tremblements peuvent avoir des causes diverses et ne sont pas toujours liés à la sclérose en plaques (SEP). Les causes les plus courantes des tremblements sont les suivantes:

- Caféine : une consommation excessive de caféine peut provoquer des tremblements temporaires.
- Alcool : la consommation d'alcool et le sevrage alcoolique peuvent provoquer des tremblements.
- Stress : le stress et l'anxiété peuvent déclencher des tremblements.
- Faiblesse musculaire : le manque de force musculaire peut entraîner des tremblements lorsqu'on tente de maintenir une posture ou d'effectuer des mouvements.
- Problèmes posturaux : une mauvaise posture peut augmenter la tension musculaire et provoquer des tremblements.
- Médicaments : Certains médicaments ont des effets secondaires qui se traduisent par des tremblements.
- Autres maladies neurologiques : des affections telles que la maladie de Parkinson, le tremblement essentiel et d'autres maladies neurologiques peuvent provoquer des tremblements..

Les tremblements se manifestent souvent dans les mains ou les bras, mais ce symptôme peut également affecter les jambes, le tronc ou la tête. En outre, les personnes souffrant de tremblements peuvent avoir des difficultés à parler clairement et à coordonner les mouvements des yeux. Vivre avec un tremblement persistant peut être extrêmement fatigant, car les mouvements continus consomment autant d'énergie que les mouvements volontaires.

Lorsque le tremblement est grave, il peut avoir un impact considérable sur les capacités et l'indépendance d'une personne, entraînant des sentiments de gêne et d'insécurité. Ce symptôme peut rendre les activités quotidiennes extrêmement difficiles et peut être physiquement et émotionnellement épuisant.

➢ LA FATIGUE

La fatigue limite la vie de 85 % des personnes atteintes de sclérose en plaques.
La fatigue liée à la sclérose en plaques varie considérablement d'une personne à l'autre. Pour certaines, elle peut provoquer un épuisement extrême, tandis que pour d'autres, elle peut intensifier des symptômes tels que les troubles visuels, les difficultés de concentration, les problèmes de mémoire, la mobilité et les spasmes musculaires. Cette fatigue peut rendre les activités quotidiennes beaucoup plus difficiles à réaliser.
La fatigue dans la sclérose en plaques (SEP) peut être divisée en deux catégories : la fatigue primaire et la fatigue secondaire.

<u>Fatigue primaire</u>

La fatigue primaire est la conséquence directe d'une atteinte du système nerveux central. Cette atteinte entraîne un ralentissement des réactions de l'organisme, ce qui se traduit par de la fatigue. Les personnes atteintes de SEP peuvent ressentir plusieurs types de fatigue primaire :

- Lassitude : fatigue extrême qui n'est pas liée à la participation à des activités ou à des exercices.
- Fatigue neuromusculaire : elle se manifeste dans des groupes

de muscles spécifiques, par exemple dans la main après avoir écrit.
- Fatigue due à la sensibilité à la chaleur : une augmentation de la température corporelle peut déclencher la fatigue. Ce type de fatigue peut être dû aux changements saisonniers de température ou à d'autres facteurs, tels que les bains chauds ou les aliments chauds.

Fatigue secondaire

La fatigue secondaire est la conséquence de facteurs qui ne sont pas directement liés à la SEP. Parmi ces facteurs, on peut citer:

- Troubles du sommeil : causés par des symptômes tels que la douleur, l'urgence urinaire nocturne, la dépression ou l'anxiété, qui peuvent être soulagés ou réduits.
- Infections : Elles peuvent provoquer des symptômes tels que la fièvre, entraînant une fatigue spécifique à la sclérose en plaques.
- Exercice : l'effort supplémentaire requis en raison d'une mobilité ou d'une coordination réduite peut entraîner de la fatigue.
- Médicaments : de nombreux médicaments peuvent avoir pour effet secondaire la fatigue ou la somnolence. Il est important d'être attentif à toute modification des niveaux de fatigue suite à un changement de médicament et d'en discuter avec votre médecin généraliste.
- Dépression : elle peut être liée aux lésions nerveuses ou à l'adaptation émotionnelle à la sclérose en plaques.
- Environnement local : l'éclairage et la température de l'environnement de travail sont essentiels. Un mauvais éclairage augmente la fatigue visuelle et la chaleur aggrave souvent la fatigue.

➢ DYSFONCTIONNEMENT URINAIRE

La moelle épinière joue un rôle crucial dans les troubles vésicaux liés à la sclérose en plaques. Lorsque la SEP endommage la myéline, les messages entre le cerveau et la partie de la moelle épinière qui contrôle la vessie peuvent être perturbés, entraînant des troubles urinaires.

Perturbation du signal : la myéline endommagée rend difficile la transmission des messages entre le cerveau et la moelle épinière.

Dysfonctionnement de la vessie : ce dysfonctionnement peut entraîner des problèmes pour déclencher la miction, vider complètement la vessie ou maintenir le contrôle de la vessie.

Ces problèmes peuvent avoir un impact significatif sur la qualité de vie.

Types les plus courants de dysfonctionnement urinaire dans la sclérose en plaques:

Les personnes atteintes de sclérose en plaques (SEP) peuvent présenter plusieurs types de dysfonctionnement urinaire. Les symptômes les plus courants sont l'urgence et la fréquence des mictions, ainsi que la difficulté à uriner et la nycturie (besoin d'uriner la nuit). Les principaux types sont décrits ci-dessous:

1. Dysfonctionnement du stockage

Elle survient lorsqu'il y a une perturbation des voies de communication de la moelle épinière, ce qui provoque des contractions involontaires de la vessie. Ce phénomène est connu sous le nom de vessie hyperactive et se caractérise par un besoin fréquent d'uriner, mais en petites quantités.

2. Dysfonctionnement de la décharge

Ce dysfonctionnement est lié à une élimination incomplète de la vessie. Au lieu d'une coordination correcte entre les muscles qui contrôlent la miction, le sphincter de l'orifice de sortie de la vessie se contracte, ce qui entraîne un écoulement d'urine faible et interrompu ainsi qu'une évacuation incomplète de la vessie. L'urine résiduelle laissée dans la vessie peut continuer à stimuler d'autres contractions et augmenter le risque d'infections et d'autres complications.

Des tests simples permettant de mesurer la quantité d'urine résiduelle dans la vessie sont essentiels, car un volume résiduel élevé peut aggraver les symptômes de fréquence et d'urgence, et provoquer des infections.

➤ PROBLÈMES COGNITIFS

Entre 45 % et 60 % des personnes atteintes de SEP présentent des troubles cognitifs, généralement légers.

La cognition englobe diverses capacités mentales qui nous permettent de fonctionner dans notre vie quotidienne. C'est la façon dont nous:

- nous concentrons, maintenons et divisons notre attention.
- apprenons et retenons de nouvelles informations.
- réfléchissons, raisonnons et résolvons des problèmes.
- planifions, exécutons et contrôlons nos activités.
- comprenons et utilisons le langage.
- reconnaissons, classons et localisons des objets dans l'espace..

Ces capacités varient naturellement d'un individu à l'autre, car nous avons tous nos forces et nos faiblesses. La cognition est considérée comme normale lorsque nos capacités cognitives nous permettent d'accomplir correctement les activités quotidiennes.

La sclérose en plaques provoque des changements dans certaines parties du cerveau et de la moelle épinière, ce qui peut affecter la mémoire et la pensée. Les processus cognitifs dépendent de la transmission de messages par les nerfs aux différentes zones du cerveau, et les lésions (plaques de démyélinisation) causées par la SEP peuvent interrompre ou ralentir ces impulsions.

Considérations

- Les traumatismes et les problèmes cognitifs : Les problèmes cognitifs sont plus fréquents chez les personnes ayant subi un plus grand nombre de traumatismes.

- Facteurs temporaires : la dépression, le stress, la douleur, la fatigue, l'anxiété, la nervosité et les poussées peuvent entraîner des difficultés cognitives temporaires. Ces difficultés tendent à s'améliorer lorsque ces symptômes ou ces poussées disparaissent.

Facteurs externes:

- Consommation d'alcool : Une consommation élevée d'alcool peut affecter la concentration, la mémoire et l'apprentissage.

- Nutrition et autres maladies : Une mauvaise alimentation et d'autres maladies peuvent influencer la cognition.

- Médicaments : Certains médicaments (tranquillisants, somnifères, analgésiques) peuvent avoir des effets secondaires qui affectent les fonctions cognitives.

- Tâches physiques : se concentrer sur certaines tâches physiques peut rendre difficile le maintien de la concentration sur d'autres aspects.

- Changements de vie : les changements de vie, tels que le départ du travail ou l'abandon d'activités stimulantes, peuvent entraîner des oublis de dates et d'heures.

Comme d'autres symptômes de la sclérose en plaques (SEP), les troubles cognitifs peuvent varier considérablement d'un individu à l'autre. Le fait d'avoir un problème cognitif ne signifie pas nécessairement que tous les problèmes possibles se produiront.

Problèmes cognitifs courants

- Apprentissage et mémoire : Les problèmes les plus fréquents sont liés au souvenir d'événements récents ou à la façon d'effectuer certaines tâches. En revanche, les compétences telles que la reconnaissance (la capacité de se souvenir de quelque chose en le voyant ou en l'entendant), les compétences acquises (comme faire du vélo), les connaissances générales et les souvenirs du passé sont rarement affectées.

- Attention et concentration : certaines personnes éprouvent des difficultés à se concentrer pendant de longues périodes ou à maintenir leur attention lorsqu'elles sont interrompues. Il peut également être difficile d'effectuer plusieurs tâches à la fois ou de poursuivre une conversation en présence de distractions telles que la télévision ou la radio.

- Vitesse mentale : de nombreuses personnes décrivent cette difficulté comme une incapacité à fonctionner à leur vitesse habituelle. Elles peuvent accomplir n'importe quelle tâche, mais cela leur demande plus de temps et d'efforts qu'auparavant.

- Résolution de problèmes : certaines personnes éprouvent des difficultés à planifier et à résoudre des problèmes. Bien qu'elles sachent ce qu'elles veulent faire, elles ont du mal à savoir par où commencer ou à suivre les étapes nécessaires pour atteindre leurs objectifs. Cette situation peut être source de confusion et de stress, ce qui nuit à l'apprentissage et à la mémoire.

- Vocabulaire : il est parfois difficile de trouver le mot juste (« sur le bout de la langue »). Cela peut rendre la conversation difficile, car il faut plus de temps pour exprimer ses opinions ou trouver les mots justes..

➢ NÉVRALGIE DU TRIJUMEAU

La névralgie du trijumeau est une affection douloureuse touchant le nerf trijumeau, qui transmet les signaux du visage au cerveau. Cette affection se caractérise par des épisodes de douleur soudaine et intense, qui peuvent être décrits comme une décharge électrique. La douleur peut être déclenchée par des activités quotidiennes telles que se brosser les dents, parler ou même toucher le visage.

Cette affection est considérée comme la pire douleur qui soit.

Si vous souhaitez obtenir des informations complètes et une thérapie radicale de la pathologie, mon livre « La Névralgie du Trijumeau Sans Médicaments » est à votre disposition."

NÉVRALGIE DU TRIJUMEAU SANS MÉDICAMENTS

ALEX GUERRERO

" Chaque plante, chaque arbre et chaque fleur a sa propre raison d'être dans le cercle de la vie."

Proverbe ancestral

Histoires Personnelles de SEP

Il existe de nombreux cas de personnes qui vivent et s'épanouissent avec la sclérose en plaques (SEP) malgré les difficultés auxquelles elles sont confrontées. C'est le cas de **Caroline Craven**, athlète et auteur de récits de voyage.

Caroline a été diagnostiquée avec la SEP en 2006, à l'âge de 29 ans, après avoir souffert de symptômes tels que des problèmes de vision, de la fatigue et une faiblesse musculaire. Malgré cette nouvelle choquante, Caroline a décidé de ne pas laisser la maladie la freiner. Au contraire, elle a décidé de mener une vie active et pleine de sens.

Au fil des ans, Caroline a escaladé des montagnes, parcouru plus de 10 000 kilomètres à vélo et participé à plusieurs triathlons. En outre, elle a raconté ses aventures dans son blog et dans des publications de magazines, et a partagé son expérience de la SEP pour inspirer d'autres personnes à vivre avec courage et détermination.

Bien que Caroline ait connu des rechutes et ait dû s'adapter à sa maladie dans certaines situations, elle n'a pas laissé la SEP l'empêcher de faire ce qu'elle aime et de vivre pleinement sa vie. Son histoire est un témoignage inspirant qui montre qu'il est possible de vivre avec la SEP et de surmonter les difficultés avec force, résilience et positivité.

Montel Williams - La sclérose en plaques a été diagnostiquée chez le célèbre présentateur de télévision Montel Williams en 1999, mais il a conservé une attitude positive et proactive à l'égard de la maladie. Il a utilisé sa tribune pour informer les autres sur la sclérose en plaques et a été un défenseur infatigable de la recherche et du traitement de la maladie.

Jamie-Lynn Sigler - L'actrice Jamie-Lynn Sigler, connue pour son rôle dans la série télévisée « Les Sopranos », a appris qu'elle était atteinte de sclérose en plaques en 2002, alors qu'elle n'avait que 20 ans. Malgré les défis physiques et émotionnels, Sigler a continué à travailler dans l'industrie du divertissement et a parlé ouvertement de son expérience avec la maladie. Elle a également milité pour la sensibilisation à la sclérose en plaques et s'est efforcée de collecter des fonds pour la recherche et le traitement.

Jack Osbourne - Le fils du célèbre musicien Ozzy Osbourne, Jack Osbourne, a appris qu'il était atteint de sclérose en plaques en 2012, à l'âge de 26 ans. Depuis lors, il a utilisé sa plateforme pour informer les autres sur la maladie et a parlé ouvertement de son expérience de la maladie. Il a également œuvré à la collecte de fonds pour la recherche et le traitement de la sclérose en plaques et s'est fait l'avocat de la sensibilisation à la maladie.

L'actrice et comédienne **Teri Garr** est une autre survivante de la sclérose en plaques. La sclérose en plaques a été diagnostiquée chez Teri en 1999, après l'apparition de symptômes tels que des douleurs oculaires, des faiblesses musculaires et des problèmes d'équilibre. Malgré les difficultés rencontrées, Teri a refusé de laisser la maladie dicter sa vie.

Au fil des ans, Teri a défendu activement la cause de la sclérose en plaques et s'est efforcée d'améliorer la compréhension de la maladie et la recherche d'un remède. En outre, elle a continué à jouer la comédie et est apparue dans plusieurs films et émissions de télévision depuis son diagnostic.

Bien qu'elle ait dû faire des ajustements dans sa vie et sa carrière à cause de la SEP, Teri a montré qu'il est possible de vivre avec la maladie et de continuer à faire ce que l'on aime. Son courage et sa détermination ont été un exemple pour beaucoup et ont inspiré d'autres personnes à ne pas laisser la maladie les empêcher d'atteindre leurs objectifs et de vivre pleinement leur vie.

Richard Pryor - La sclérose en plaques a été diagnostiquée chez le légendaire comédien américain Richard Pryor en 1986. Plutôt que de se laisser abattre par la maladie, Pryor s'est tourné vers l'écriture et a produit plusieurs films et émissions comiques spéciales salués par la critique. Il s'est également engagé dans la sensibilisation à la sclérose en plaques et a consacré une grande partie de son temps et de ses ressources à la collecte de fonds pour la recherche sur cette maladie. Pryor est décédé en 2005 à la suite de complications liées à la sclérose en plaques, mais son héritage dans la lutte contre la maladie perdure.

Annette Funicello - Annette Funicello était une actrice et chanteuse américaine qui s'est rendue célèbre pour son travail dans les films et les émissions de télévision de Disney. En 1987, on a diagnostiqué chez elle une sclérose en plaques et elle a gardé sa maladie secrète pendant de nombreuses années. Finalement, en 1992, il a été révélé publiquement qu'elle luttait contre la maladie. Malgré son déclin physique, Funicello a continué à défendre la recherche sur la sclérose en plaques et a créé la Fondation Annette Funicello pour la recherche sur la sclérose en plaques. Elle a également écrit un livre sur son expérience de la maladie, intitulé A Dream Is a Wish Your Heart Makes : My Story. Annette Funicello est décédée en 2013, mais son héritage en tant que défenseur de la recherche sur la sclérose en plaques et de la sensibilisation à cette maladie reste dans les mémoires.

Ann Romney - Ann Romney est l'épouse de l'ancien sénateur américain Mitt Romney. En 1998, à l'âge de 49 ans, on lui a diagnostiqué une sclérose en plaques. Après le diagnostic, Ann Romney s'est engagée à en apprendre le plus possible sur la maladie et à trouver des moyens de gérer ses symptômes. En modifiant son régime alimentaire, en faisant de l'exercice et en recourant à des thérapies alternatives, il est parvenu à maîtriser sa maladie. En 2012, pendant la campagne présidentielle de son mari, Mme Romney a parlé publiquement de sa maladie et s'est faite l'avocate de la recherche et du traitement de la sclérose en plaques. Depuis lors, elle continue à œuvrer pour faire connaître la maladie et améliorer la qualité de vie des personnes qui en sont atteintes.

Clay Walker - Clay Walker est un chanteur et auteur-compositeur américain de musique country. En 1996, à l'âge de 26 ans, on lui diagnostique une sclérose en plaques. Plutôt que de laisser la maladie l'arrêter, Walker s'est juré de continuer à se produire et à faire de la musique. Grâce à une combinaison de médicaments, de thérapie physique et de changements de mode de vie, il est parvenu à contrôler ses symptômes et à poursuivre sa carrière. Depuis son diagnostic, il s'est fait l'avocat de la sensibilisation à la sclérose en plaques et s'est efforcé de soutenir ceux qui vivent avec la maladie. En 2003, il a créé la Band Against MS Foundation afin de collecter des fonds pour la recherche et le traitement de la maladie.

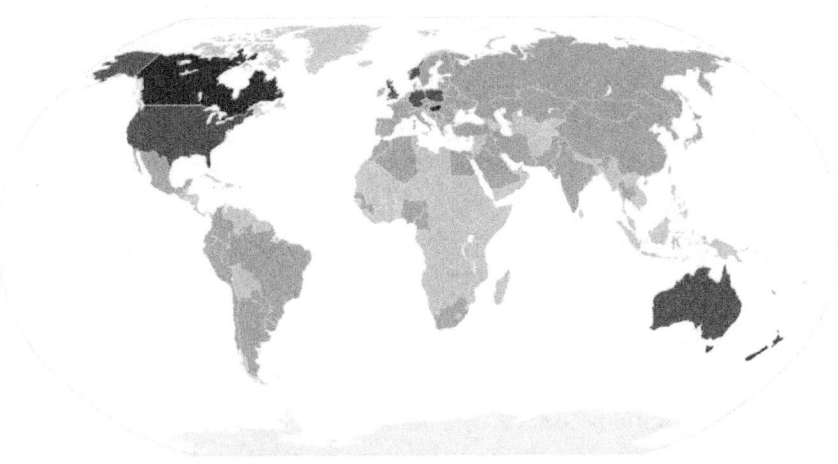

Les endroits de la planète où l'on rencontre le plus de cas de sclérose en plaques.

Espérance de Vie selon la Médecine Allopathique

La sclérose en plaques est une maladie qui touche plus de 2,5 millions de personnes dans le monde.

En général, l'espérance de vie des patients atteints de sclérose en plaques n'est pas significativement réduite par rapport à la population générale. En moyenne, les patients atteints de sclérose en plaques ont une espérance de vie inférieure d'environ 7 ans à celle des personnes non atteintes. Toutefois, cela varie en fonction du sexe, de l'âge d'apparition de la maladie et de la gravité des symptômes.

En résumé, l'espérance de vie des patients atteints de sclérose en plaques dépend de plusieurs facteurs, tels que l'âge du patient, la gravité et l'évolution de la maladie, le traitement reçu et la présence d'autres pathologies.

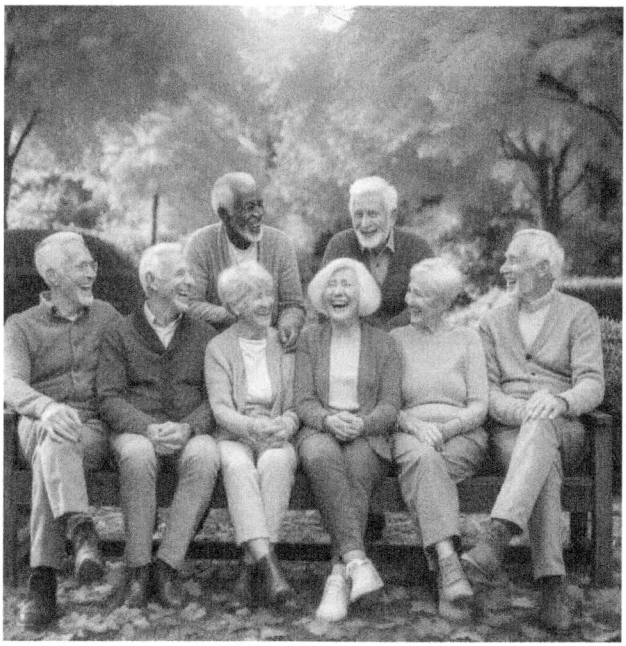

Pourquoi la Médecine Alternative ?

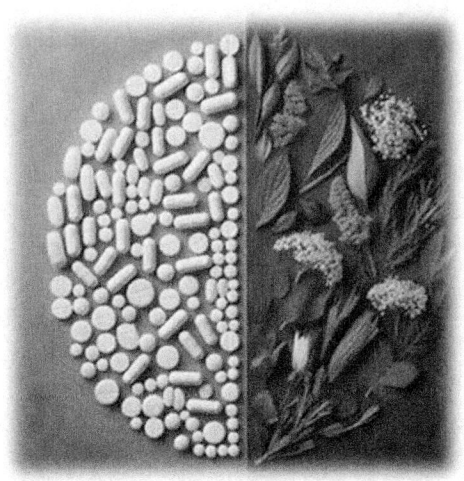

Examinons les différences entre la médecine alternative et la médecine conventionnelle, en nous concentrant sur la manière dont elles abordent les maladies et les symptômes:

Médecine Conventionnelle (allopathique): Couvrir les symptômes, presque jamais les remèdes. La médecine conventionnelle, également connue sous le nom de médecine allopathique, est basée sur la méthode scientifique lorsqu'elle n'est pas imposée par les entreprises pharmaceutiques. Les médecins conventionnels sont censés utiliser des preuves scientifiques pour diagnostiquer et traiter les maladies. Cependant, ils se concentrent sur le soulagement des symptômes sans s'attaquer aux causes sous-jacentes.

Par exemple, lorsqu'une personne a de la fièvre, des antipyrétiques sont prescrits pour réduire la température corporelle. Cela soulage le symptôme, mais ne guérit pas nécessairement l'infection sous-jacente. De plus, en abaissant la température, on prive l'organisme de son mécanisme de défense.

Médecine Naturelle (alternative): Approche holistique :
La médecine alternative considère le corps comme un tout intégré.

Elle cherche à traiter les causes profondes des maladies. Les naturopathes explorent des facteurs tels que l'alimentation, le stress et le mode de vie. Plutôt que de se contenter de masquer les symptômes, ils cherchent à stimuler la capacité d'autoguérison du corps. Cela peut inclure des thérapies telles que l'acupuncture, l'homéopathie et la phytothérapie.

Traitements naturels Vs produits pharmaceutiques:

Médecine Conventionnelle: Elle utilise des médicaments soutenus par de prétendues études cliniques. Ces médicaments ont des effets secondaires et intoxiquent l'organisme.

Médecine Naturelle: Préfère les remèdes naturels, tels que les herbes et les suppléments. Se concentre sur le renforcement du système immunitaire et l'équilibre du corps.

Vue Globale du Patient:

Médecine Conventionnelle: Parfois, elle se spécialise dans des domaines spécifiques et ne prend pas en compte le bien-être global du patient.

Médecine Naturelle: Elle adopte une approche holistique, prenant en compte l'esprit, le corps et l'âme. Elle cherche à prévenir les maladies et à promouvoir la santé globale.

Guérison Vs. Soulagement des Symptômes:

Médecine Conventionnelle: Peut soulager rapidement les symptômes, mais ne guérit pas complètement.

Médecine Naturelle: Recherche une guérison profonde et durable en s'attaquant aux causes sous-jacentes.

Manipulation et Pharmaceutiques:

Médecine Naturelle: est moins susceptible d'être manipulée par les grandes entreprises pharmaceutiques.

Médecine Conventionnelle: est influencée par des intérêts commerciaux.

En résumé, du point de vue d'un naturopathe, les médecines alternatives recherchent une guérison plus profonde et prennent en compte l'individu dans sa globalité. Le choix entre les deux approches doit être basé sur les besoins individuels et la sécurité du patient.

Il est important de préciser que tous les naturopathes ne détiennent pas la vérité absolue ou ne savent pas comment faire les choses correctement, tout comme il n'y a pas deux médecins identiques. Il est vrai qu'il existe encore des canulars dans le monde des médecines naturelles qui font beaucoup de dégâts et qui, à l'ère de l'information numérique, prennent de l'ampleur, comme une boule de neige qui dévale une pente sans que personne ne puisse l'arrêter. Nous allons clarifier certains d'entre eux plus tard.

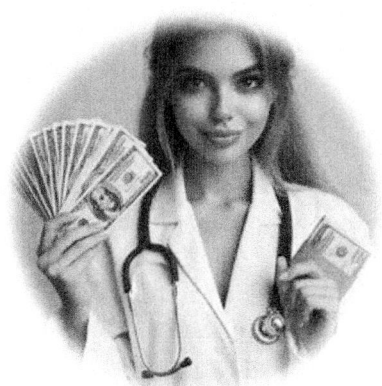

"La vraie médecine ne mesure pas son succès à la richesse qu'elle accumule, mais aux vies qu'elle apaise et guérit."

Alex Guerrero

Un Peu d'Histoire.

Étant donné que les étudiants en médecine n'apprennent pas l'histoire de la médecine, pour une raison étrange, je vais vous éclairer sur ce sujet.

L'histoire résumée de la façon dont Rockefeller a établi la domination de la grande industrie médicale et a mené une campagne contre les thérapies naturelles:

Jusqu'à 1920 et à la fin de cette décennie, il était normal, dans le système de santé américain, d'utiliser des plantes médicinales, des thérapies manuelles, l'homéopathie et d'autres thérapies de guérison naturelles.
Malheureusement, un grand magnat et monopoliste du nom de John Rockefeller a compris qu'il pouvait gagner plus d'argent en vendant des médicaments fabriqués à partir de produits pétrochimiques. C'est cette idée qui a donné naissance à la médecine allopathique en tant que seul traitement alternatif de la maladie.
Au début des années 1900, les scientifiques ont réalisé qu'ils pouvaient fabriquer toutes sortes de produits chimiques (pétrochimiques), des vitamines et de nombreux autres médicaments à partir du pétrole. C'était l'occasion rêvée pour Rockefeller de monopoliser à la fois les secteurs du pétrole, de la chimie et de la médecine !
Mais le projet d'industrie médicale de Rockefeller se heurte à un GROS problème : Les médicaments naturels et les plantes médicinales, qui étaient très populaires à l'époque aux États-Unis. Près de la moitié des facultés de médecine et des médecins utilisaient la médecine holistique.
Pour attirer cette concurrence, il a utilisé la technique classique « Problème - Réaction - Solution ». Il s'agit de créer un problème et d'effrayer les gens, puis de proposer une solution (un peu comme le terrorisme, suivi d'un acte soi-disant patriotique).
La prestigieuse fondation Carnegie a envoyé un génie nommé Abraham Flexner, qui a parcouru le pays et rédigé un rapport détaillé sur l'état de toutes les écoles de médecine et de tous les hôpitaux.

C'est ainsi qu'est né le rapport Flexner, qui a donné naissance à la médecine allopathique que nous connaissons tous aujourd'hui.

Le rapport parlait principalement de la nécessité de rénover et de centraliser toutes les institutions médicales des États-Unis. Sur la base de ce rapport, plus de la moitié des facultés de médecine ont été fermées.

L'homéopathie et les médecines naturelles ont été ridiculisées et diabolisées, et leurs médecins ont été emprisonnés.

Pour faciliter cette transition et changer l'état d'esprit des médecins et des scientifiques, Rockefeller a versé plus de 100 millions de dollars aux écoles de médecine et aux hôpitaux et a fondé un groupe philanthropique appelé « Board for General Education » (Conseil pour l'éducation générale).

En très peu de temps, les écoles de médecine ont été alignées et homogénéisées. Tous les étudiants apprennent les mêmes choses et toute la médecine est basée sur l'utilisation de médicaments brevetés.

Des scientifiques sont payés à prix d'or pour étudier comment les plantes guérissent les maladies, mais leur objectif est d'identifier les substances chimiques de la plante qui sont efficaces, puis de recréer en laboratoire une substance chimique similaire - mais pas identique - qui puisse être brevetée.

C'est ainsi qu'une pilule pour une maladie est devenue un mantra de la médecine moderne.

100 ans plus tard, les médecins ne savent rien des bienfaits de la nutrition, des plantes ou de toute autre pratique holistique. Nous avons une société entière qui est sous l'emprise des grandes entreprises.

L'American Cancer Society est d'ailleurs une autre société fondée par Rockefeller en 1913.

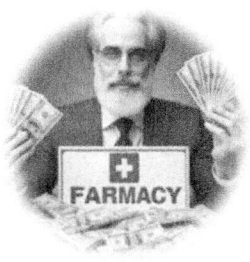

Nouvelle Découverte

Un article récent paru dans la revue Science a été très médiatisé pour avoir montré que la grande majorité des cas de sclérose en plaques sont liés à une infection virale qui provoque également la maladie du baiser. Cette étude confirme que l'infection virale est le facteur important dans l'apparition de la maladie. Ce lien entre infection virale et sclérose en plaques n'est pas nouveau, il était déjà connu auparavant.

Mais qu'est-ce qu'un virus ? Un virus est un agent infectieux microscopique qui ne peut se répliquer qu'à l'intérieur des cellules d'autres organismes. Les virus peuvent infecter toutes sortes d'êtres vivants, qu'il s'agisse d'animaux, de plantes, de bactéries ou d'autres virus. Les virus ont des formes et des tailles différentes et sont constitués d'une molécule d'acide nucléique (ADN ou ARN) entourée d'une capside protéique. Certains virus sont également recouverts d'une enveloppe lipidique.

Les virus sont responsables de nombreuses maladies, telles que la grippe, le sida, Ebola, Covid-19 et la rage. Cependant, tous les virus ne sont pas pathogènes ; certains peuvent être bénéfiques pour leurs hôtes ou pour l'environnement. Par exemple, les virus peuvent transférer des gènes entre organismes, générer une diversité génétique, réguler des populations de microbes ou servir d'outils pour la biotechnologie.

Les virus sont les organismes les plus abondants et les plus diversifiés sur Terre. On estime qu'il existe des millions d'espèces de virus, dont seulement 5000 ont été décrites. On trouve des virus dans tous les écosystèmes terrestres, ainsi que dans l'eau et dans l'air. Les virus peuvent survivre à des températures, des pressions, des acidités et des radiations extrêmes. Les virus peuvent également évoluer et s'adapter rapidement aux changements environnementaux ou aux défenses de leurs hôtes.

La maladie du baiser, également connue sous le nom de mononucléose infectieuse, est une maladie virale courante transmise par la salive. Elle est causée par le virus d'Epstein-Barr, qui appartient à la famille des herpèsvirus.

Les symptômes de la maladie du baiser sont la fièvre, les maux de gorge, le gonflement des ganglions lymphatiques et la fatigue. La plupart des personnes se rétablissent complètement de la maladie en quelques semaines, mais certaines peuvent présenter des symptômes persistants pendant plusieurs mois.

Bien que la maladie du baiser soit généralement bénigne, elle peut, dans de rares cas, entraîner des complications graves, telles que des problèmes hépatiques, des inflammations cardiaques et des problèmes neurologiques. Elle a également été associée à un risque accru de développer certains types de cancer, comme le lymphome de Hodgkin.

La maladie du baiser se transmet principalement par contact étroit avec une personne infectée, par exemple en l'embrassant ou en partageant des ustensiles pour manger ou boire. Selon la médecine allopathique, il n'existe pas de traitement spécifique pour la maladie du baiser. Le traitement se concentre donc sur le soulagement des symptômes et la prévention des complications.

Cette étude, qui a duré 20 ans et impliqué plus de 10 millions de soldats américains, montre que le virus est le facteur de développement de la maladie.

Depuis 40 ans, les experts accumulent les preuves de ce lien.

Bien que cette étude soit précieuse et confirme un soupçon longtemps attendu, il est important de rappeler que les traitements antiviraux et d'immunothérapie de la sclérose en plaques, qui attaquent le virus là où il se cache, ont déjà été testés. En résumé, l'étude ne change pas la vision actuelle de la maladie, mais elle peut être utile pour développer de nouvelles formes de traitement et de prévention.

La sclérose en plaques est une maladie complexe dans laquelle notre système immunitaire s'attaque par erreur à la myéline (selon la médecine conventionnelle), la couche protectrice qui recouvre un grand nombre de nos neurones et les aide à transmettre efficacement les signaux. La maladie se manifeste généralement par des poussées et peut être grave, avec des symptômes tels que la fatigue, la douleur, les troubles visuels et les problèmes de mobilité. Elle est la principale cause d'invalidité chez les jeunes adultes et, bien qu'il existe des traitements qui améliorent le pronostic, il n'y a toujours pas de remède définitif.

L'étude militaire a révélé que le risque de sclérose en plaques est 32

fois plus élevé en présence du virus qu'en son absence, ce qui suggère que la plupart des cas de sclérose en plaques sont causés par le virus Epstein Barr.
Selon Celia Oreja Guevara, experte en neurologie et coordinatrice de l'unité de sclérose en plaques à l'hôpital Clínico San Carlos de Madrid, l'étude est très précieuse et confirme ce que l'on soupçonne depuis longtemps : le lien entre le virus Epstein Barr et la sclérose en plaques. Bien que l'échantillon de l'étude soit important, certaines erreurs dans l'analyse des échantillons pourraient affecter les résultats. En outre, la sclérose en plaques touche principalement les femmes, alors que l'armée américaine est essentiellement composée d'hommes. Malgré cela, les auteurs estiment que les proportions sont similaires à celles d'autres études. L'étude montre également qu'après une infection par le virus, mais avant l'apparition des symptômes de la maladie, les concentrations d'un marqueur de lésions neuronales augmentent. Par ailleurs, l'infection par d'autres virus, dont le cytomégalovirus, n'est pas associée à la sclérose. En conclusion, si le virus d'Epstein Barr est un facteur de risque de sclérose, on ne peut pas dire qu'il soit la seule cause de la maladie (selon la médecine allopathique).
Quatre-vingt-quinze pour cent de la population peut être infectée par le virus sans pour autant souffrir de mononucléose infectieuse ou de sclérose en plaques. Seule une très faible proportion d'entre eux développera cette dernière.
Le concept de causalité a une connotation intuitive d'action-réaction déterministe, mais dans le cas de la relation entre le virus d'Epstein-Barr et la sclérose en plaques, de nombreux facteurs interviennent et seule une petite proportion de personnes développera la maladie après l'infection. La théorie selon laquelle la sclérose en plaques est une maladie multifactorielle est bien connue, et le virus d'Epstein-Barr en fait clairement partie. Bien que les mécanismes impliqués ne soient pas encore totalement compris, l'élimination du virus pourrait réduire le risque de développer la maladie. Des pistes de recherche sont déjà en cours, notamment l'utilisation d'antiviraux et de lymphocytes T modifiés, et cette nouvelle étude pourrait donner un nouvel élan à ces recherches.
L'impact de l'étude a été énorme, même au sein de la communauté scientifique. Trois jours seulement après sa publication dans Science,

la revue Nature a publié un article montrant qu'une protéine du virus était très similaire à une protéine de notre myéline, qui pourrait perturber notre système immunitaire et provoquer une maladie chez certains patients. Bien que cette protéine ne soit présente que chez un patient sur quatre, sa découverte pourrait ouvrir la voie à la création de vaccins spécifiques et ciblés. Cette avancée nous rapproche des thérapies de tolérance, un axe de recherche qui a été exploré l'été dernier sur des modèles murins de la maladie, mais qui n'avait toujours pas de cible connue. Selon M. Querol, cette nouvelle découverte est également importante et pourrait contribuer à la mise au point de traitements plus efficaces.

L'immunologie est une science si complexe qu'elle fait l'objet de plaisanteries et que les immunologistes sont parfois obligés de répondre « eh bien, c'est très compliqué » pour se défendre. Dans le cas de la sclérose en plaques, le virus d'Epstein-Barr infecte les lymphocytes B, se cache en eux et les active en contournant les étapes de contrôle normales qui les empêchent d'attaquer nos propres cellules. Ce phénomène est également lié à d'autres maladies auto-immunes, comme le lupus.

Il existe des théories compatibles mais divergentes quant à l'action directe du virus ou à la confusion de certaines de ses protéines avec celles de la myéline. Ces mécanismes peuvent activer les lymphocytes T et d'autres cellules de défense, qui dépendent à leur tour de la génétique et de leur vitrine moléculaire, c'est-à-dire des fragments de protéines qu'elles présentent. En outre, des facteurs de risque environnementaux connus, tels que l'obésité, le tabagisme, le sexe féminin ou un faible taux de vitamine D, peuvent également influer sur la maladie.

On a découvert que les lymphocytes B, qui hébergent le virus d'Epstein Barr, jouent un rôle central dans le développement de la sclérose en plaques. Les thérapies les plus efficaces aujourd'hui, les anticorps anti-CD-20, détruisent les lymphocytes B pour réduire les poussées et ralentir la progression de la maladie. Par conséquent, le développement de thérapies et de vaccins contre le virus pourrait présenter des avantages et diminuer les effets secondaires (selon la médecine classique), ainsi que prévenir de nombreux cas de maladie. Actuellement, deux projets de vaccins contre le virus d'Epstein Barr sont en cours de développement.

La récente étude sur le lien entre le virus d'Epstein Barr et la sclérose en plaques a suscité beaucoup d'attention dans les médias et dans les pratiques médicales. Cette découverte ouvre la voie à de nouvelles recherches pour trouver des moyens plus précis de traiter ou de prévenir la maladie. Les patients ont réagi avec scepticisme et certains ont exprimé leur inquiétude pour leurs enfants, mais les experts ont souligné que le risque de développer une sclérose en plaques après une infection par le virus d'Epstein-Barr est très faible et n'est pas affecté par cette étude.

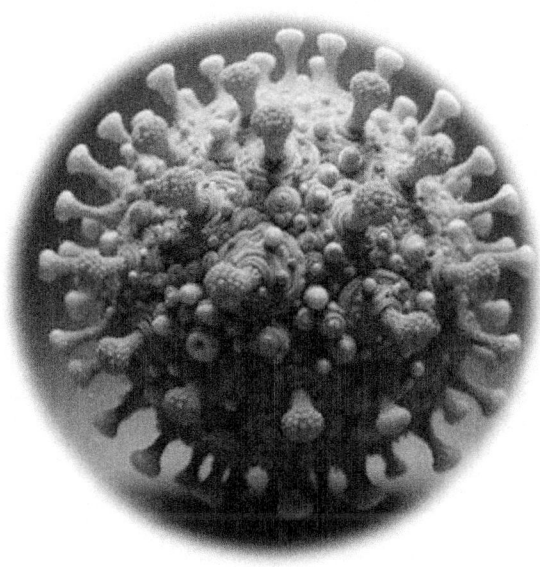

Définition de la Sclérose en Plaques du point de vue de la Médecine Naturelle:

On distingue deux grandes catégories de sclérose en plaques (SEP). Dans la première, l'inflammation du système nerveux central est la conséquence d'une infection par le virus d'Epstein-Barr. Ce virus, qui provient du foie, libère des neurotoxines qui déclenchent une série de symptômes qui seront finalement diagnostiqués comme une SEP. Dans l'autre scénario, le virus d'Epstein-Barr pénètre directement dans le cerveau ou le tronc cérébral, provoquant une inflammation et parfois des altérations du tissu cérébral. Il est important de noter qu'il existe un large éventail de symptômes qui peuvent amener un médecin à soupçonner à tort qu'un patient souffre de sclérose en plaques.

Il est essentiel de noter que le simple développement de lésions cérébrales ne signifie pas toujours qu'elles sont responsables des symptômes présentés. Il peut arriver qu'un patient présente une lésion cérébrale sans qu'aucun symptôme ne lui soit associé. Lorsque les symptômes de la sclérose en plaques se manifestent chez une personne présentant des lésions, il est probable que ces symptômes soient liés à une inflammation du système nerveux central, qui peut être déclenchée par des neurotoxines libérées par le virus d'Epstein-Barr. En effet, même si l'infection par le virus d'Epstein-Barr se déplace vers le cerveau ou le tronc cérébral, le virus peut encore libérer des neurotoxines à partir de son emplacement d'origine dans le foie. En outre, il est fréquent que de grandes quantités de neurotoxines s'accumulent dans le foie au fil du temps, et qu'elles soient également libérées en raison d'une charge hépatique excessive. Ces neurotoxines, tant les nouvelles libérées par le cerveau que les anciennes libérées par le foie, sont susceptibles d'aggraver les symptômes neurologiques ressentis par le patient.

Les Grandes Erreurs Médicales

Les maladies chroniques sont devenues une épidémie préoccupante qui touche des millions de personnes, limitant leur qualité de vie et les privant du droit de jouir d'une bonne santé. Cependant, les causes et les traitements de ces maladies sont souvent mal compris en raison d'importantes idées fausses dans le domaine de la médecine. Ces idées fausses, enracinées dans notre société, nous semblent être des vérités irréfutables, mais en réalité il s'agit de théories, de tendances et d'idées fausses qui entravent le progrès et affectent les générations actuelles et futures.

Certaines de ces idées fausses, comme la croyance que l'on a créé sa propre maladie, sont relativement nouvelles et peuvent être corrigées. D'autres, en revanche, comme la théorie de l'auto-immunité, se sont répandues à une vitesse alarmante et nécessitent une action urgente pour en limiter l'impact. Ces principales idées fausses comprennent la confusion entourant l'auto-immunité, la conception erronée des maladies mystérieuses, l'utilisation d'étiquettes basées sur la réponse, la vision de l'inflammation comme cause principale de la maladie, le mythe du métabolisme, l'accusation des gènes, l'ignorance des vrais ennemis tels que les virus, les radiations, le DDT et les métaux lourds, la croyance que tout est le fruit de l'imagination et le fait de rendre l'individu responsable de sa propre maladie.

Ces erreurs engendrent une souffrance généralisée, privent les gens de choix, de liberté et de droits, et les culpabilisent. Dans de nombreux cas, ces erreurs sont le résultat du refus de la communauté médicale d'accepter de nouvelles approches et découvertes. Il est important de reconnaître que l'évolution des connaissances médicales est sujette à des changements et que ce qui était considéré comme étant à la pointe du progrès peut devenir obsolète face à de nouvelles données.

Nous pouvons nous référer à des cas historiques, tels que l'ablation systématique des amygdales ou la désapprobation de l'allaitement maternel, qui, à l'époque, étaient acceptés sans discussion, mais qui se sont révélés par la suite être des approches erronées. Nous devons être ouverts à de nouvelles perspectives et ne pas nous limiter à accepter uniquement les recherches financées par l'industrie pharmaceutique, car il existe des découvertes précieuses faites par des chercheurs indépendants qui méritent notre attention.

Il en va de même pour la sclérose en plaques : les naturopathes affirment depuis longtemps qu'il s'agit d'un problème viral et les médecins allopathes nous ignorent. Aujourd'hui, ils nous donnent à nouveau raison.

À l'avenir, nous considérerons les maladies chroniques sous un angle totalement nouveau. Il est essentiel de remettre en question les idées fausses enracinées dans la médecine d'aujourd'hui et de s'ouvrir à des approches plus complètes, fondées sur des preuves, afin de traiter ces maladies efficacement et de donner aux gens les soins médicaux qu'ils méritent.

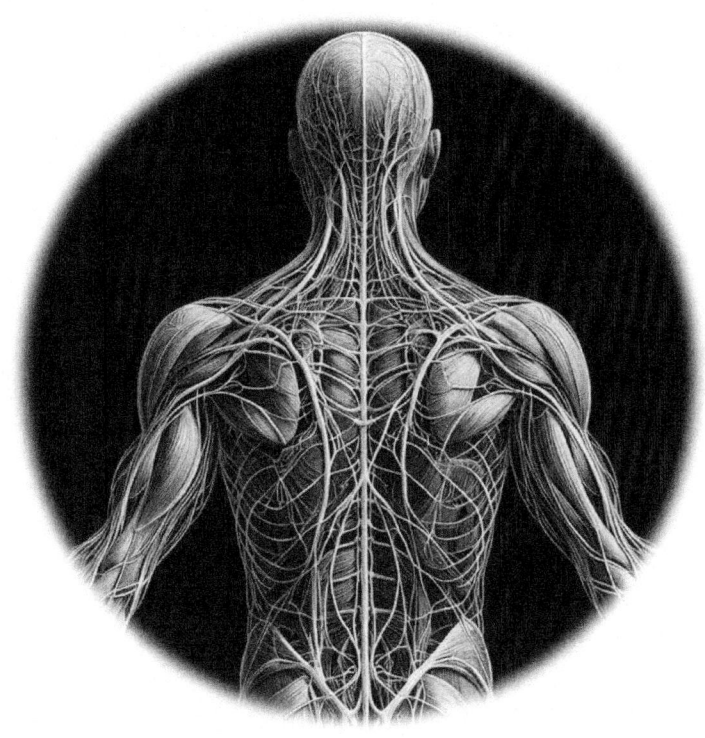

La première Grande Erreur Médicale

La grande erreur commise est d'exclure le virus d'Epstein-Barr comme seule cause de la maladie. Alors pourquoi n'est-il pas détecté dans certains cas ? La réponse est simple : les tests conventionnels ne détectent le virus que dans le sang, pas dans les organes. Il faut savoir que le virus d'Epstein-Barr, comme la plupart des virus de la famille de l'herpès, a tendance à se réfugier dans le noyau profond du foie, où il recevra sa « nourriture » préférée, comme nous le verrons plus loin.

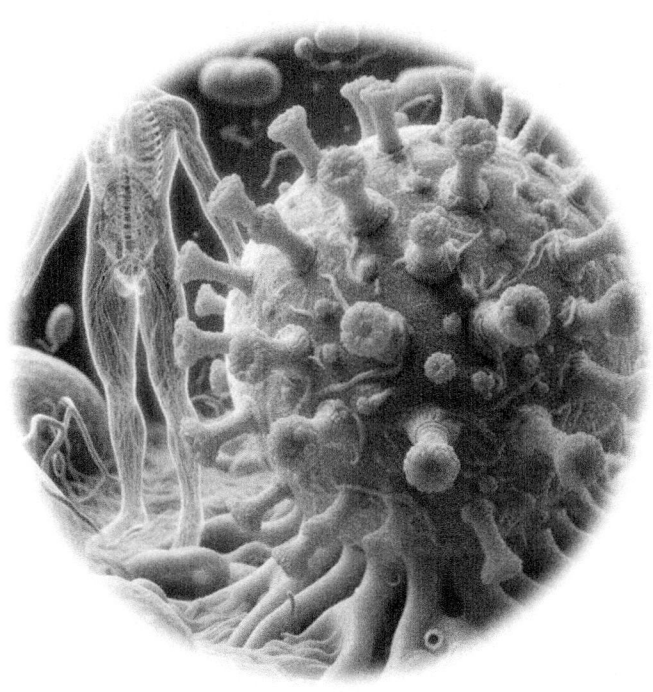

La Contagion du Virus d'Epstein-Barr

La transmission du virus d'Epstein-Barr peut passer inaperçue dans ses premiers stades. À ce moment-là, elle se manifeste généralement par des symptômes légers et transitoires, tels qu'une légère démangeaison de la gorge et une légère fatigue. Pendant l'enfance, l'adolescence ou même l'âge adulte (même chez les nourrissons), vous pouvez ressentir une fatigue inexpliquée pendant une semaine ou deux, qui disparaît ensuite. Cet épisode peut passer inaperçu, ni pour vous ni pour votre famille, et n'est donc pas enregistré dans votre mémoire.

Il est également possible que le virus se manifeste de manière plus visible après sa période d'incubation, entraînant une fatigue extrême, de la fièvre, des maux de gorge, des maux de tête, un gonflement des ganglions, voire des éruptions cutanées. Il se peut que vous connaissiez une période prolongée de maladie mémorable qui semble suivre son cours et se terminer.

Cependant, même si les premiers symptômes disparaissent, le virus continue à s'installer dans votre corps, à y pénétrer et à s'y répliquer. Finalement, à un moment donné, peut-être des semaines ou des décennies plus tard, lorsque les bons déclencheurs et les bonnes circonstances coïncident, le virus peut affecter certains organes, gagnant suffisamment de force pour devenir actif ou affecter le système nerveux central, comme c'est le cas dans les maladies communément appelées à tort maladies auto-immunes.

La Deuxième Grande Erreur Médicale.

La deuxième grande erreur consiste à croire que le corps s'attaque à lui-même. Le corps est une grande machine parfaite qui cherche toujours à survivre et ne s'attaquerait jamais à lui-même. Une croyance très répandue veut que les maladies auto-immunes soient le résultat d'une attaque de l'organisme contre lui-même. Le terme « auto-immune » lui-même est une erreur. Le préfixe « auto » vient du grec et signifie « soi-même », ce qui implique que le système immunitaire s'en prend à vous - à votre être même ! Cette notion transforme le terme « auto-immune » en une étiquette qui vous blâme, vous et votre corps, pour votre maladie. C'est une appellation erronée qui nous empêche de dire la vérité sur les maladies auto-immunes sans perpétuer le malentendu. L'organisme ne s'attaque jamais à lui-même, il s'attaque aux agents pathogènes. Un terme plus approprié pourrait être « virus immunitaire » ou « pathogène immunitaire », car le système immunitaire s'attaque à des envahisseurs tels que le virus d'Epstein-Barr, l'herpès zoster, le cytomégalovirus, le HHV-6, d'autres virus de l'herpès ou même des bactéries spécifiques. Parmi les maladies que la communauté médicale considère comme auto-immunes figurent la polyarthrite rhumatoïde, la thyroïdite de Hashimoto, le lupus et bien d'autres. Il faut savoir que ces noms cachent une histoire bien plus profonde.

Dans certaines sources, vous pouvez trouver des informations qui prétendent que le corps se défend contre un déclencheur, tel qu'un virus ou du gluten, mais qu'il est confus parce qu'il ne peut pas faire la distinction entre une substance étrangère et ses propres tissus. Cependant, du point de vue de la médecine naturelle, une autre interprétation est proposée. Permettez-moi de développer et de vous offrir une autre perspective.

Les déclencheurs des maladies auto-immunes ne sont pas considérés comme la cause directe du problème. Au contraire, ces déclencheurs sont connus pour agir comme un stimulus qui active une réponse immunitaire exacerbée chez les individus sensibles. Cette réponse peut être liée à la présence de virus latents dans l'organisme.

Ces virus latents restent en équilibre avec le système immunitaire jusqu'à ce qu'ils soient stimulés par certains facteurs, tels que le stress, l'exposition à des toxines environnementales ou un régime alimentaire malsain. La réponse immunitaire est alors déclenchée et peut se manifester sous la forme d'une maladie auto-immune.

Nous insistons sur le fait que l'organisme ne devient pas « fou » et ne commence pas à s'autodétruire dans ces conditions. Au contraire, nous savons que toute activité des anticorps indique que le système immunitaire attaque et élimine activement les agents pathogènes ou les virus présents dans l'organisme. Cette distinction est essentielle pour comprendre la nature des maladies auto-immunes du point de vue de la médecine alternative.

Les céréales et autres aliments inflammatoires sont souvent désignés comme les coupables des maladies auto-immunes. Les personnes souffrant de ces maladies ont dans leur organisme des virus ou d'autres agents pathogènes qui se nourrissent de céréales et de mycotoxines, générant des neurotoxines plus puissantes qui provoquent l'inflammation. Cela explique pourquoi certaines personnes éprouvent des difficultés à penser clairement et de la fatigue après avoir consommé du pain ou des pâtisseries. Les céréales ne sont pas considérées comme inflammatoires en elles-mêmes, mais elles déclenchent une réponse inflammatoire chez les personnes dont l'organisme est chargé en agents pathogènes et en neurotoxines. Il est important de comprendre ce point de vue afin d'appréhender les réactions aux céréales d'un point de vue naturopathique.

Il est important de reconnaître que les maladies auto-immunes peuvent avoir de multiples déclencheurs, qui peuvent nourrir les agents pathogènes dans notre corps ou affaiblir notre système immunitaire, permettant à des virus latents de devenir actifs. Ces déclencheurs vont de l'exposition aux radiations et aux pesticides tels que le DDT et les herbicides, à l'inhalation de vapeurs de peinture, à la présence de moisissures, aux carences nutritionnelles, à la toxicomanie, aux piqûres d'insectes, aux blessures physiques, à l'exposition à des métaux lourds toxiques et aux traumatismes émotionnels.

Pour améliorer notre santé et lutter contre les maladies auto-immunes, il ne suffit pas d'éviter les facteurs déclenchants et d'être conscient des autres facteurs. Il est également essentiel d'incorporer des aliments qui combattent spécifiquement les virus, les bactéries et les toxines présents dans notre corps, en nous libérant de leur influence. En ce sens, il est important d'élargir notre perspective au-delà des aliments spécifiquement liés à notre maladie ou de ceux qui sont censés calmer les réponses inflammatoires. Tout aliment qui possède des propriétés antivirales ou antibactériennes peut contribuer à notre processus de guérison..

Il est essentiel de s'attaquer aux facteurs déclencheurs sous-jacents et de renforcer notre système immunitaire pour atténuer l'inflammation et faire reculer les maladies auto-immunes. Cela implique d'adopter un régime alimentaire équilibré et nutritif, riche en aliments qui favorisent la santé et la réponse immunitaire. En outre, il est essentiel de prendre soin de notre environnement et de réduire l'exposition aux substances toxiques, ainsi que de gérer correctement le stress émotionnel et de rechercher le soutien nécessaire à une guérison holistique.

En adoptant une approche holistique du point de vue de la naturopathie, nous pouvons nous attaquer aux déclencheurs sous-jacents des maladies auto-immunes et promouvoir la santé et le bien-être par le biais d'une alimentation appropriée, d'une protection de l'environnement et d'un équilibre émotionnel.

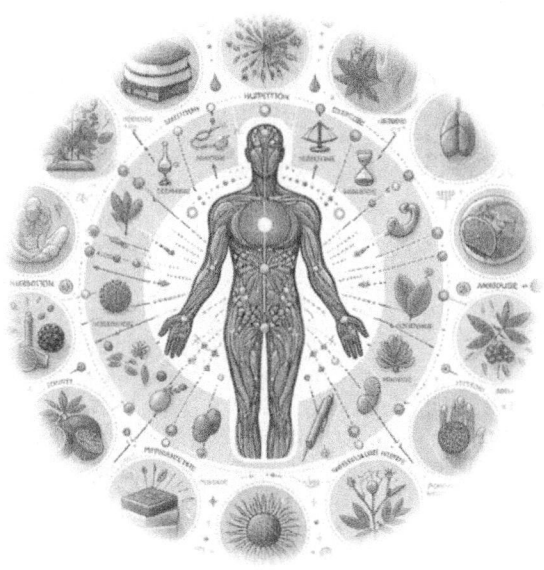

Pathologies pouvant être causées par le virus d'Epstein-Barr:

- Hypothyroïdie
- Hyperthyroïdie et maladie de Graves
- Inflammation, hypertrophie thyroïdienne et thyroïdite de Hashimoto
- Arthrite psoriasique
- Atrophie du nerf optique
- Nodules, kystes et tumeurs de la thyroïde
- Dégénérescence maculaire
- Maladies de la cornée
- Prise de poids mystérieuse
- Fatigue
- Changements dans les niveaux d'énergie
- Confusion mentale et difficultés de concentration
- Perte de mémoire
- Sensibilité accrue au froid
- Mains et pieds froids
- Frissons et tremblements
- Bouffées de chaleur et sueurs nocturnes
- Transpiration excessive
- Fluctuation de la température corporelle
- Œdème
- Visage et yeux bouffis
- Gonflement des mains et des pieds
- Sauts d'humeur
- Irritabilité
- Anxiété
- Anxiété
- Dépression
- Inquietud
- Difficultés de concentration
- Jambes inquiètes
- Malaise généralisé
- Maux de tête et migraines
- Douleurs articulaires

- Crampes musculaires
- Faiblesse musculaire
- Fourmillements et engourdissements
- Tics et spasmes
- Tremblements des mains
- Palpitations cardiaques, battements ectopiques, arythmie
- Changements du rythme cardiaque
- Oppression thoracique
- Hypertension artérielle
- Cholestérol élevé
- Acouphènes
- Étourdissements, maladie de Ménière, vertiges, troubles de l'équilibre
- Goitre
- Oppression dans la gorge
- Inflammation de la langue
- Altérations du goût et de l'odorat
- Goût métallique dans la bouche
- Enrouement ou modification de la voix
- Ongles fragiles ou striés
- Peau sèche et craquelée
- Constipation
- Diarrhée chronique
- Périodes menstruelles anormales
- Vision floue et autres troubles visuels
- Myodésopsie
- Yeux exorbités
- Décoloration de la peau
- Infertilité, fausses couches et complications de la grossesse
- Syndrome des ovaires polykystiques (SOPK)
- Cancer du sein
- Mutations du gène MTHFR
- Lésions non cicatrisantes
- Fibromyalgie
- Syndrome de fatigue chronique
- Syndrome de dysfonctionnement immunitaire
- Encéphalomyélite myalgique
- Maladie systémique d'intolérance à l'effort physique

- Eczéma et psoriasis
- Lupus
- Diabète (type 1 et 2)
- Densité mammaire
- Sclérose en plaques
- Polynévralgie
- Maladie de Lyme
- Polyarthrite rhumatoïde
- Troubles du tissu conjonctif (y compris Ehlers-Danlos)
- Sarcoïdose
- Fibrose pulmonaire, mucoviscidose, maladie pulmonaire interstitielle
- Hypoglycémie et diabète de type 2
- Reflux acide
- Streptocoque
- Maladie cœliaque
- Syndrome de Raynaud
- Syndrome de Cushing
- Fasciite plantaire
- Maladie parathyroïdienne
- Cirrhose et péri-cirrhose
- Fibromes
- Glaucome
- Hépatite
- Infections de l'oreille
- Infertilité
- Insomnie
- Insuffisance hépatique pédiatrique
- Mononucléose
- Papillomavirus humain
- Problèmes surrénaliens
- Problèmes de méthylation
- Kystes de l'appareil reproducteur (y compris utérins, ovariens, vaginaux et cervicaux)
- Sensibilités aux produits chimiques alimentaires
- Syndrome de Raynaud
- Symptômes de la ménopause
- PANDAS

- Tumeurs et kystes bénins
- Vessie hyperactive

Il est très probable que cette liste vous ait surpris, surtout si vous ne connaissez pas le monde de la naturopathie. De plus, il se peut que vous soyez ou ayez été confronté à plus d'une des pathologies mentionnées.
Cela signifie-t-il que vous souffrez de plusieurs maladies ? Logiquement, non. Tout se résume à un seul coupable : le virus d'Epstein-Barr.

Inflammation des Nerfs Crâniens

L'inflammation des nerfs crâniens joue un rôle crucial dans les maladies chroniques souvent considérées comme énigmatiques. Il est important de reconnaître que le terme « maladie mystérieuse » englobe plus de choses qu'on ne le pense généralement. Bien que nous puissions nommer certaines affections telles que l'anxiété, la fatigue, le syndrome de tachycardie orthostatique posturale, les vertiges, la paralysie faciale, la neuropathie, la migraine oculaire, entre autres, cela ne signifie pas que nous comprenions parfaitement leur nature. Ceux qui ont connu des problèmes de santé prolongés savent que le fait d'avoir un nom pour les symptômes ne garantit pas la compréhension de leurs causes. Que nous ayons un diagnostic clair, un diagnostic erroné ou aucun diagnostic du tout, l'exploration du fonctionnement du tronc cérébral et des nerfs crâniens peut nous éclairer sur ces inconnues.

L'origine de nombreuses maladies chroniques se trouve dans les nerfs crâniens, qui comprennent le nerf vague, le nerf trijumeau et le nerf facial. Ces nerfs, qui se ramifient à partir du tronc cérébral, peuvent s'enflammer pour diverses raisons, telles que l'exposition à des neurotoxines virales, à des poisons chimiques, à des métaux lourds toxiques ou à des blessures physiques. Lorsque cela se produit, des symptômes associés apparaissent. En outre, les nerfs crâniens sont sensibles à l'état des neurones. Si ces neurones sont compromis, contaminés ou enflammés, ils peuvent interférer avec les messages qu'ils transmettent au tronc cérébral et aux nerfs crâniens, déclenchant ainsi des symptômes supplémentaires.

L'inflammation chronique des nerfs crâniens est fréquente chez les patients atteints de maladies chroniques et n'est généralement pas associée à une blessure physique évidente. Cette inflammation peut être déclenchée par des infections virales persistantes, telles que le virus d'Epstein-Barr, l'herpès zoster, l'herpès simplex 1, l'herpès simplex 2, ainsi que le HHV-6 ou le HHV-7. Plus précisément, cette inflammation virale peut se produire dans le tronc cérébral, où les nerfs crâniens prennent naissance, ou dans n'importe quelle partie des nerfs crâniens eux-mêmes.

Lorsqu'un nerf crânien est temporairement endommagé, à la suite d'un traumatisme crânien consécutif à un accident, par exemple, la guérison peut être entravée si une infection virale chronique est également présente. La lésion d'un nerf crânien entraîne la désintégration de petits capillaires fibreux dans la zone affectée du nerf. En cas d'infection virale de faible intensité, telle que le virus d'Epstein-Barr, l'herpès zoster ou l'herpès simplex, ces virus peuvent s'attacher aux capillaires nerveux endommagés, déclenchant ainsi une inflammation prolongée dans le nerf crânien, même après la guérison de la lésion initiale. Comme les poux s'accrochent aux cheveux, ces virus peuvent se loger dans la partie endommagée du nerf. Certains virus peuvent même pénétrer plus profondément dans le nerf, exacerbant l'inflammation en libérant des neurotoxines plus profondément dans le nerf.

Les problèmes liés aux nerfs crâniens peuvent survenir même si les nerfs eux-mêmes ne sont pas enflammés. Dans ce cas, les nerfs peuvent être affectés par les informations qu'ils reçoivent d'autres zones du cerveau qui sont enflammées ou contaminées.

Par exemple, la présence de palpitations cardiaques, de battements ectopiques, d'arythmies et de fibrillation auriculaire n'implique pas toujours un dysfonctionnement direct du nerf vague. Lorsqu'aucun problème cardiaque n'est détecté par le médecin mais que les symptômes persistent, ils peuvent être dus à des irrégularités électriques. Les informations transmises par nos nerfs vagues peuvent être déformées par la contamination d'un groupe de neurones situés au sommet du cerveau. Ces neurones peuvent être exposés à divers polluants, tels que des métaux lourds toxiques, des parfums contenant des métaux lourds, des produits chimiques présents dans les détergents pour le linge et les tapis, des pesticides ou des neurotoxines virales provenant d'infections virales ailleurs dans le corps. Lorsque les nerfs vagues reçoivent ces informations déformées, cela peut entraîner des troubles du rythme cardiaque.

L'une des raisons pour lesquelles les symptômes nerveux peuvent être si déroutants pour les médecins est qu'une même personne peut présenter une variété de facteurs contributifs. Par exemple, un groupe de neurones peut être contaminé et/ou enflammé à la suite d'une exposition à des métaux lourds toxiques, à des neurotoxines virales, au glutamate monosodique, aux fragrances des bougies ou des parfums, aux désodorisants, aux produits chimiques contenus dans les vêtements ou les tapis, aux tatouages (qui peuvent être des sources de contamination par des métaux lourds toxiques), ou même à la consommation de caféine.

Parallèlement, ils peuvent présenter une inflammation du tronc cérébral inférieur, moyen ou supérieur due à l'action de neurotoxines virales ou, dans de rares cas, à une infection virale directe. Elles peuvent également avoir un tronc cérébral contaminé par des métaux lourds. En outre, elles peuvent souffrir d'une inflammation chronique dans diverses zones des nerfs crâniens à la suite d'infections virales et de neurotoxines virales. Certaines personnes peuvent présenter une combinaison de tous ces facteurs (inflammation du cerveau, du tronc cérébral et des nerfs crâniens), tandis que d'autres peuvent présenter une prévalence plus élevée d'un facteur par rapport à un autre. Cette complexité peut rendre difficile le diagnostic et le traitement efficace des symptômes nerveux. Il est vrai que nous pouvons rencontrer plusieurs scénarios différents. Par exemple, un nerf vague peut être enflammé dans sa partie inférieure (dans l'abdomen) et dans sa partie moyenne (dans la poitrine), mais ne présenter aucun signe d'inflammation dans sa partie supérieure (dans le tronc cérébral) ; il est également possible que le tronc cérébral présente une inflammation accrue dans une zone spécifique, ce qui pourrait déclencher une inflammation des nerfs crâniens à leur point d'origine. En outre, il est possible que l'inflammation soit plus importante dans une région particulière du cerveau, ce qui peut fausser les messages envoyés par les neurones au tronc cérébral et aux nerfs. Par exemple, une personne peut présenter une inflammation plus importante dans l'hémisphère gauche que dans l'hémisphère droit, ou dans le lobe frontal ou occipital plutôt que dans le lobe temporal, le thalamus ou le cervelet. Si l'inflammation se situe dans une glande endocrine (comme l'hypothalamus, la glande pinéale ou l'hypophyse), elle peut exercer une pression sur le tissu cérébral environnant, affectant les neurones de ce tissu et perturbant les messages qu'ils envoient au tronc cérébral et aux nerfs. Il est vrai que la localisation précise de l'inflammation peut varier d'une personne à l'autre, et peut même changer chez une même personne au fil du temps. Dans de nombreux cas, cette inflammation est d'un type que les tests médicaux conventionnels ne peuvent pas facilement détecter. La zone où se produit l'inflammation du nerf crânien détermine le type de symptômes ressentis (picotements et engourdissements, douleur, raideur ou sensation de brûlure) ; l'endroit du corps où ces symptômes se produisent (langue, gencives, mâchoire, tempes, cou, dos ou sommet de la tête, poitrine ou estomac) ; et les fonctions corporelles qui sont affectées (comme la déglutition ou l'action péristaltique du tractus intestinal).

La liste des symptômes mystérieux associés aux nerfs crâniens est longue et comprend un large éventail de manifestations. Voici quelques-uns de ces symptômes:

- Vision floue
- Problèmes de focalisation de la vue
- Mouvements étranges des globes oculaires, y compris des problèmes avec les muscles autour des yeux
- Troubles visuels
- Douleur à la mâchoire
- Sensation de brûlure dans la langue
- Douleur au niveau du cou
- Maux de tête et migraines
- Sensation de vibration au niveau du visage ou de la tête
- Bouchage des oreilles
- Sensation de bourdonnement dans le corps
- Sensation d'élancement dans la tête
- Sensation de brûlure sans fièvre
- Troubles de l'équilibre et vertiges
- Sensation de recevoir des chocs électriques au visage ou à la tête
- Incapacité à avaler et troubles de l'élocution
- Perte d'audition
- Affaissement des muscles faciaux et perte de mouvement du visage
- Douleur faciale à différents endroits

- Sensation de mâchoire tordue et de crispation du visage
- Spasmes erratiques dans la tête et le visage
- Nausées
- Grincement des dents et douleurs dentaires
- Douleur gingivale et difficulté à mâcher
- Perte de l'odorat et du goût
- Démangeaisons mystérieuses sans éruption cutanée

Ces symptômes et d'autres liés à l'inflammation des nerfs crâniens peuvent être le résultat d'une inflammation quelque part le long du nerf crânien ou dans le tronc cérébral, où ces nerfs sont ancrés.

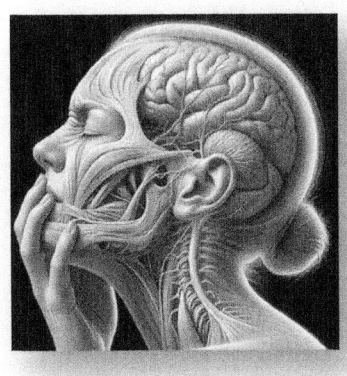

En réalité, l'inflammation est une conséquence secondaire de ces symptômes. Le problème sous-jacent réside dans ce qui déclenche l'inflammation : une infection virale de faible ou de forte intensité et/ou une exposition à des métaux lourds toxiques et à des produits chimiques. Il est important de noter que les industries ont introduit des métaux lourds toxiques dans de nombreux produits chimiques, portant cette contamination à un niveau supérieur. Dans la plupart des cas, l'inflammation résulte de la combinaison d'une infection virale et d'une exposition aux métaux lourds, d'autant plus que les métaux lourds (ainsi que d'autres toxines présentes dans notre environnement quotidien) constituent un milieu propice à la prolifération virale. Les virus se nourrissent de ces métaux et autres toxines, ce qui leur permet de produire davantage de neurotoxines. Ces neurotoxines, à leur tour, augmentent l'inflammation des nerfs et aggravent les symptômes.

Des possibilités infinies: La source de l'inflammation peut impliquer plusieurs nerfs crâniens dans plusieurs régions. Par exemple, il peut arriver que deux nerfs crâniens s'enflamment indépendamment l'un de l'autre et provoquent des symptômes multiples. Il peut également arriver que l'inflammation se situe dans le tronc cérébral et soit si grave que deux ou trois nerfs crâniens sont touchés en même temps. L'inflammation du tronc cérébral peut exercer une pression sur les nerfs trijumeau et vague simultanément, de sorte que la personne atteinte peut ressentir un affaissement des muscles faciaux, des douleurs à la mâchoire, des courants faciaux et des grincements de dents, ainsi que des vertiges, des étourdissements et une sensation d'oppression dans la poitrine. Il est important de noter que, bien que les nerfs phréniques ne soient pas des nerfs crâniens, ils ont une connexion importante avec le tronc cérébral et peuvent subir une inflammation similaire à celle des nerfs crâniens. L'inflammation des nerfs phréniques peut provoquer des spasmes. Cette inflammation peut se manifester par des symptômes tels qu'une sensation d'anxiété ou d'oppression dans la poitrine, des douleurs dans le haut du dos, des picotements et des engourdissements dans les bras et les épaules, ou une sensation de démangeaison profonde sous la peau dans le haut du corps, qui peut être difficile à soulager.

Les nerfs phréniques sont également importants. Les nerfs phréniques sont une paire de nerfs qui prennent naissance dans la moelle épinière, plus précisément dans les vertèbres cervicales C3, C4 et C5. Ces nerfs sont responsables de l'innervation (alimentation nerveuse) du diaphragme, le principal muscle impliqué dans la respiration. Les nerfs phréniques contrôlent la contraction du diaphragme, qui permet l'expansion et la contraction des poumons pendant la respiration. Lorsque les nerfs phréniques sont blessés ou affectés d'une autre manière, des difficultés respiratoires et d'autres symptômes associés peuvent apparaître.

Les nerfs phréniques sont différents des nerfs crâniens en ce sens qu'ils prennent naissance dans la colonne vertébrale plutôt que dans le crâne. Malgré cela, ils reçoivent des signaux du tronc cérébral de la même manière que les nerfs crâniens. Lorsque ces nerfs sont enflammés, il est fréquent qu'ils se contractent. Les symptômes d'une inflammation des nerfs phréniques peuvent inclure une sensation d'anxiété ou d'oppression dans la poitrine, des douleurs dans le haut du dos, des picotements et des engourdissements dans les bras et les épaules, ou une sensation de démangeaison sous la peau dans le haut du corps, qui peut être difficile à soulager.

Les nerfs crâniens, tels que le trijumeau, le nerf facial, le nerf vague, le nerf vestibulocochléaire, le nerf optique, le nerf olfactif et le nerf hypoglosse, sont généralement désignés au singulier, bien qu'ils forment en réalité des paires. Par exemple, il existe une paire de nerfs vagues qui prennent naissance dans le tronc cérébral, tout comme il existe une paire de nerfs trijumeaux, et ainsi de suite.

Ces nerfs crâniens sont comme les branches d'un arbre, ce qui signifie que si une branche est endommagée en raison d'une inflammation, d'une blessure ou d'une exposition à des substances toxiques, une autre branche du même nerf peut être moins affectée, voire intacte. Cette structure ramifiée permet de s'assurer que la douleur ou la faiblesse ne se propage pas dans tout le corps, mais se concentre dans des zones spécifiques de la tête, du visage, du cou ou du tronc. Bien que l'inflammation de certains points nerveux puisse être très douloureuse, la localisation spécifique peut rendre l'expérience plus tolérable, nous permettant de continuer à fonctionner, de mener une vie relativement normale et même de faciliter le processus de récupération et de guérison. Ce phénomène est connu sous le nom d'« effet de branche » et il est fascinant de voir comment la conception du système nerveux permet cette capacité à concentrer les symptômes. Lorsque l'un des nerfs crâniens est enflammé ou affecté, comme dans le cas du nerf facial ou du nerf trijumeau, la manifestation des symptômes peut être limitée à une région spécifique du corps en raison de la distribution des branches nerveuses. Par exemple, si un nerf facial s'enflamme et paralyse certains muscles du visage, la paralysie ne sera observée que du côté du visage correspondant à ce nerf. De même, dans le cas de la névralgie du trijumeau, si seules certaines zones de la branche du trijumeau sont enflammées, la douleur sera limitée à ces zones spécifiques, telles que la mâchoire et la joue, alors que d'autres régions du visage peuvent rester indolores. Cette capacité du système nerveux à localiser et à délimiter les symptômes permet à l'individu de conserver un certain degré de fonctionnement et de qualité de vie malgré les difficultés, car tous les aspects du système nerveux ne sont pas simultanément compromis.

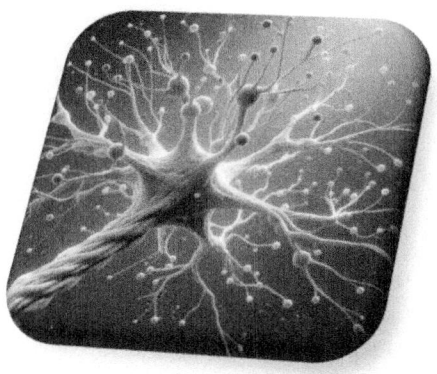

Les nerfs crâniens, tels que le nerf trijumeau, le nerf facial, le nerf vague, le nerf vestibulocochléaire, le nerf optique, le nerf olfactif et le nerf hypoglosse, forment des paires dans le corps humain. Ils sont souvent désignés au singulier comme le nerf vague, bien qu'en réalité il existe une paire de nerfs vagues provenant du tronc cérébral, comme pour les nerfs trijumeaux, entre autres.

Ces nerfs crâniens peuvent être comparés aux branches d'un arbre. Si une branche d'un nerf est endommagée par une inflammation, une blessure ou une exposition à des substances toxiques, il y a une chance qu'une autre branche du même nerf soit moins touchée ou indemne. Ce système de ramification permet de s'assurer que la douleur ou la faiblesse ne s'étend pas à l'ensemble de la tête, du visage, du cou ou du tronc, mais qu'elle se concentre dans des zones spécifiques.

Bien que l'inflammation de certains points nerveux puisse être très douloureuse, une localisation spécifique peut rendre l'expérience plus tolérable, nous permettant de continuer à fonctionner, de mener une vie relativement normale et même de faciliter le processus de récupération et de guérison.

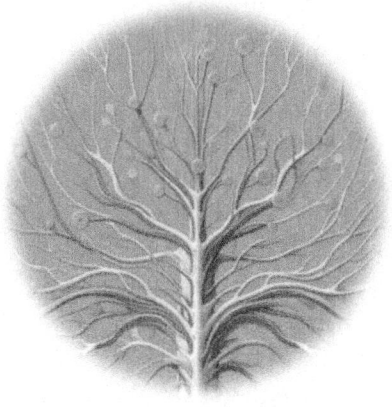

L'« effet de branche » est un phénomène fascinant du système nerveux. Lorsqu'un nerf facial, par exemple, s'enflamme et se paralyse, n'affectant qu'un seul côté du visage, c'est parce qu'un seul des deux nerfs faciaux a été compromis. Cela signifie que la paralysie faciale sera limitée au côté affecté, tandis que l'autre côté restera fonctionnel. Dans le cas de la névralgie du trijumeau, si seules certaines zones de la branche du nerf trijumeau sont enflammées, la douleur se concentrera dans ces zones spécifiques, telles que la mâchoire et la joue, tandis que d'autres régions du visage pourront rester indolores. De même, en cas d'inflammation d'une partie du nerf facial ou du nerf vestibulocochléaire, une personne peut ressentir une douleur intense dans une partie de l'oreille alors que l'autre oreille reste indolore. Ce phénomène démontre que le système nerveux est conçu de manière complexe pour permettre une localisation précise des symptômes, ce qui peut contribuer à rendre l'expérience de la douleur ou de la faiblesse plus supportable en limitant sa portée à des zones spécifiques du corps.

Parler des **nerfs vagues** est essentiel dans le cadre de cette pathologie, car ils sont généralement toujours touchés.

Les nerfs vagues sont une paire de nerfs crâniens qui s'étendent du tronc cérébral à diverses parties du corps. Voici une représentation plus détaillée:

Origine et parcours:
Nerfs vagues (Vagus en latin) émergent du bulbe rachidien à la base du cerveau.
Ils descendent le long du cou et se ramifient dans le thorax et l'abdomen.
En chemin, ils sont reliés à divers organes, notamment le cœur, les poumons, l'œsophage, l'estomac et les intestins.

Branches et fonctions:
Branche cardiaque : innerve le cœur et régule le rythme cardiaque.
Branche pulmonaire : contrôle la fonction pulmonaire, y compris la respiration.
Branche gastrique : innerve l'estomac et l'intestin grêle, participant à la digestion et à la motilité intestinale.
Branche pharyngée et laryngée : contrôle les muscles de la gorge et du larynx, affectant la voix et la déglutition.
Branche auriculaire : innerve l'oreille externe et la peau près de l'oreille.

Fonction autonome:
Les nerfs vagues font partie du système nerveux autonome, qui régule les fonctions involontaires telles que la digestion, la respiration et le rythme cardiaque.
Ils sont également impliqués dans la réaction de « lutte ou de fuite » et dans la relaxation (« se reposer et digérer »).

Importance clinique:
Les nerfs vagues peuvent affecter la santé générale et sont liés à des pathologies telles que la bradycardie (rythme cardiaque lent), la dyspepsie (troubles digestifs) et la stimulation du nerf vague pour traiter l'épilepsie.

Il est important de comprendre que les nerfs vagues ne sont pas un simple nerf épais allant d'un point à un autre en ligne droite. Il s'agit plutôt d'une paire de nerfs étendus qui prennent naissance dans la région de la tête et s'étendent le long du tronc. Leur taille et leur étendue les rendent plus complexes que les nerfs crâniens plus courts,

ce qui justifie l'attention que nous leur portons dans ce contexte.
Imaginez les nerfs vagues comme une vigne enchevêtrée. Comme les autres nerfs du crâne, cette « liane » se divise en deux branches indépendantes, chacune suivant son propre chemin, lorsqu'elle quitte le tronc cérébral. Si l'une de ces branches est enflammée ou endommagée, l'autre peut continuer à fonctionner, offrant ainsi une forme de protection au corps humain. Ce mécanisme garantit que même si une branche du nerf vague est touchée, l'autre branche a encore une chance de maintenir les fonctions vitales.
Dans certaines conditions, certaines sections des nerfs vagues ont la capacité de se régénérer. La structure anatomique de ces nerfs n'est pas figée. En effet, les nerfs vagues ne se forment pas de la même manière chez toutes les personnes. Dans certains cas, les branches des nerfs vagues peuvent ne pas se connecter complètement au tronc. Dans d'autres cas, les deux branches de la « vigne » peuvent simplement se croiser et se toucher, sans véritable connexion. En outre, la longueur de ces nerfs peut également varier d'une personne à l'autre.
Le nerf vague ne se limite pas à une structure solide unique, mais constitue un réseau complexe de cellules nerveuses. Cette caractéristique complexe est bénéfique. Lorsqu'une inflammation est présente dans le nerf vague, elle peut n'affecter que certaines fibres du nerf, au lieu de toucher l'ensemble du nerf. Par conséquent, les symptômes peuvent changer si l'inflammation est déplacée. L'agressivité de l'inflammation peut déterminer si elle s'étend à d'autres fibres nerveuses ou si elle fluctue en intensité, entraînant des symptômes « fantômes » moins prononcés et temporaires. Cette variabilité peut rendre difficile la communication avec les médecins. Cependant, ces symptômes « fantômes », ainsi que les symptômes plus évidents, sont souvent moins graves que si l'inflammation touchait l'ensemble du nerf, ce qui exacerberait la souffrance du patient.
En raison de leur étendue et de leur localisation, les nerfs vagues peuvent présenter un large éventail de symptômes en cas d'inflammation du tronc cérébral qui les affecte. Ces symptômes peuvent inclure:

- Sensation d'oppression dans la poitrine ou la gorge.

- Légers vertiges.
- Sentiment de déséquilibre.
- Problèmes de digestion.
- Anxiété
- Légère difficulté à avaler
- Difficulté à respirer profondément.
- Mal de gorge
- Nausées
- Troubles du rythme cardiaque.

Lorsque l'inflammation affecte les nerfs vagues à partir des régions supérieures du corps, les symptômes peuvent être divers.
Comme l'inflammation fluctue dans le tronc cérébral, son impact sur les nerfs vagues peut varier. Cette fluctuation semble être liée aux habitudes de sommeil de la personne affectée, car pendant le repos, le corps travaille à la réparation des nerfs enflammés et le système immunitaire se concentre sur la lutte contre les virus. Outre le sommeil, des facteurs tels que le stress, l'alimentation et l'activité physique peuvent également influencer ce processus inflammatoire, les résultats dépendant de l'intensité du stress, de la qualité de l'alimentation et du niveau d'activité physique.
Les jours où le gonflement est moindre, nous pouvons encore ressentir une oppression thoracique, mais avec moins de pression ou de douleur abdominale, moins d'anxiété et pas de vertiges ou d'étourdissements. Si l'inflammation du tronc cérébral s'aggrave, tous ces symptômes peuvent s'intensifier à nouveau simultanément.
Lorsque cette inflammation virale est combinée à l'action de métaux lourds toxiques et de toxines chimiques présents dans le cerveau (près des nerfs vagues), presque tous les symptômes décrits ci-dessus peuvent apparaître, dans des combinaisons et à des degrés divers.
Dans de nombreux cas d'inflammation, l'infection ne se produit pas directement dans le tronc cérébral ou les nerfs. Une infection virale (telle que le virus d'Epstein-Barr, l'herpès zoster, l'herpès simplex 1 ou l'herpès simplex 2) peut être présente dans le foie ou même la rate. Si une infection virale libère des neurotoxines, celles-ci peuvent circuler dans la circulation sanguine et atteindre différentes zones du tronc cérébral et des nerfs vagues, provoquant une inflammation supplémentaire et d'autres symptômes.

Les nerfs vagues sont essentiels à la transmission d'informations aux poumons, au cœur et au tractus intestinal. Cependant, lorsque les neurones du cerveau sont affectés par des métaux lourds toxiques, la caféine, le glutamate monosodique, les produits pétrochimiques, les parfums chimiques, les neurotoxines virales et d'autres agents nocifs, cette communication peut être perturbée. Ces polluants interfèrent avec les signaux que les neurones envoient au tronc cérébral, ce qui affecte les informations que les nerfs crâniens, y compris les nerfs vagues, transmettent au tronc cérébral.

Cette rupture de communication peut conduire à ce que des organes tels que le cœur et le tractus intestinal reçoivent des signaux erratiques et déformés, entraînant des problèmes cardiaques électriques sans blocage d'une valve coronaire ou autre problème cardiaque structurel. En outre, si le tronc cérébral est enflammé dans les zones où émergent les nerfs vagues, des problèmes électriques similaires peuvent survenir. La transmission des signaux neuronaux peut être temporairement bloquée dans le tronc cérébral, s'accumuler puis être libérée avec force, provoquant des palpitations cardiaques et des spasmes dans diverses parties du corps.

L'inflammation du nerf vague peut provoquer des douleurs d'estomac, des spasmes ou des problèmes de motilité intestinale, souvent diagnostiqués comme une gastroparésie, sans qu'il y ait nécessairement une lésion physique du tractus gastro-intestinal. Les neurones affectés (que ce soit par l'accumulation de caféine, de glutamate monosodique, de métaux lourds toxiques, de produits pétrochimiques, de parfums chimiques, d'assainisseurs d'air, de produits chimiques pour tapis, de nouveaux produits chimiques toxiques dans les vêtements tels que les fongicides, ou d'autres polluants) envoient des signaux déformés au tronc cérébral. Ces signaux passent ensuite par le nerf vague pour atteindre l'intestin grêle ou le côlon. Ce phénomène peut se produire par simple contamination neuronale, sans inflammation du nerf vague. Cependant, dans de nombreux cas, les nerfs vagues sont enflammés dans les zones proches du côlon, de l'intestin grêle ou de l'estomac en raison de neurotoxines virales provenant d'une infection virale bénigne ou d'une contamination par des solvants ou des métaux lourds qui affectent spécifiquement le nerf vague.

Il est important que vous ne manquiez pas de GLUCOSE.

Le glucose est un monosaccharide dont la formule moléculaire est $C_6H_{12}O_6$, également connu sous le nom de dextrose. C'est un type de sucre que l'on trouve à l'état libre dans les fruits et le miel. Dans l'organisme, le glucose est oxydé pour produire de l'énergie, du dioxyde de carbone et de l'eau. Il est essentiel à la vie car il constitue la principale source d'énergie pour les cellules et intervient dans de nombreuses voies métaboliques.

Le glucose est également le principal composant des polymères structurels tels que la cellulose et des polymères de stockage de l'énergie tels que l'amidon et le glycogène.

Le glucose (un type de sucre qui n'a rien à voir avec le sucre de table raffiné) n'est pas exactement un nutriment traditionnel. Bien qu'il soit désigné comme tel, sa fonction n'est pas la même que celle des vitamines, minéraux, oligo-éléments et autres éléments nutritionnels essentiels à la santé du cerveau, des nerfs et du corps. Pourquoi le glucose est-il différent ? Parce que c'est un véritable aliment pour le cerveau. Le cerveau utilise le glucose comme principale source d'énergie (et non les graisses). Pouvez-vous imaginer ce qui se passerait si vous ne mangiez jamais de fruits ?

Le glucose refroidit les cellules et les tissus du cerveau. Notre cerveau est conçu pour stocker de grandes quantités de glucose en cas de pénurie. Cependant, ces réserves sont souvent épuisées. Un exemple courant de ce phénomène est le jeûne intermittent mal exécuté, c'est-à-dire lorsque l'on consomme beaucoup de caféine et pas de glucose pendant plusieurs heures, et que l'organisme compte sur l'adrénaline pour se maintenir en vie.

Lorsque les réserves de glucose et d'oligo-éléments sont faibles, le cerveau surchauffe car l'adrénaline devient la principale source d'énergie de son réseau électrique. Ce manque de glucose nous rend plus vulnérables aux chocs émotionnels, quelle que soit l'ampleur de l'événement qui les provoque. Si nous ne disposons pas de suffisamment de glucose pour refroidir le cerveau lors de situations émotionnelles difficiles, le tissu cérébral peut être endommagé, formant une dureté et des cicatrices. Heureusement, ce tissu a la capacité de guérir et de se rétablir. Avec du temps, les bons outils et une bonne compréhension du fonctionnement du cerveau et des nerfs, il est possible de parvenir à cette guérison.

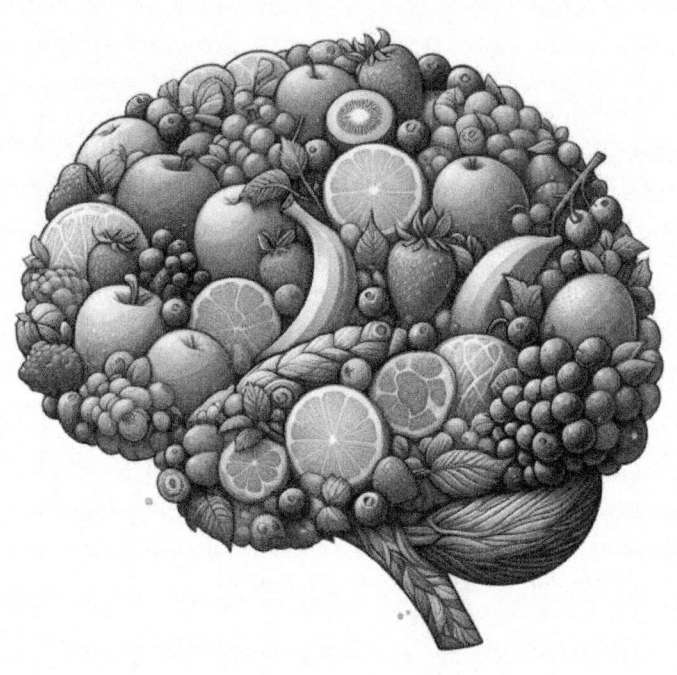

Il est important que vous ne manquiez pas d'OLIGOELEMENTS

Les oligo-éléments sont des minéraux essentiels en très petites quantités qui ont un impact significatif sur notre santé. Voici comment ils nous affectent :

Fonctions métaboliques : ils agissent comme cofacteurs enzymatiques, ce qui signifie qu'ils aident les enzymes à effectuer les réactions biochimiques nécessaires au métabolisme cellulaire.

Croissance et réparation : ils sont importants pour la synthèse des protéines et la production d'énergie, ainsi que pour le renouvellement et la cicatrisation des tissus.

Santé osseuse et musculaire : des éléments tels que le calcium sont essentiels à la structure osseuse et à la fonction musculaire, et leur déséquilibre peut entraîner des affections telles que l'ostéoporose ou des spasmes musculaires.

Équilibre psychologique : certains oligo-éléments, comme le lithium, ont des effets bénéfiques sur les états dépressifs et peuvent influencer le comportement et les émotions.

Système immunitaire : ils contribuent à renforcer les défenses de l'organisme et à réduire les réactions allergiques.

Prévention des maladies : Un bon équilibre en oligo-éléments est indispensable pour prévenir des maladies telles que l'anémie ferriprive, liée à une carence en fer.

Les conducteurs électriques sont indispensables à l'activité cérébrale et nerveuse, et cette fonction est assurée par les électrolytes, qui sont composés de sels d'oligo-éléments. Ces sels sont une partie essentielle du cerveau et sont même plus importants que les acides gras essentiels. Sans eux, l'électricité ne pourrait pas circuler dans les tissus cérébraux (il ne faut pas confondre ces sels d'oligo-éléments avec le sel que nous consommons dans notre alimentation).

Tous les électrolytes ne sont pas identiques. Certains électrolytes sont rapidement consommés et se dissipent, quittant le cerveau sous l'effet des courants électriques. Ces électrolytes sont constitués de macro-minéraux tels que le potassium, le magnésium et le sodium. D'autre part, il y a les électrolytes fondamentaux, qui restent plus longtemps dans le cerveau. Ces électrolytes, composés de sels d'oligo-éléments, se lient aux neurotransmetteurs et les aident à rester hydratés. Contrairement aux électrolytes qui provoquent une chaleur extrême et explosive, les électrolytes fondateurs agissent comme un bouclier, réfléchissant la chaleur et protégeant les neurotransmetteurs. De plus, ils ne sont pas consommés rapidement, mais restent actifs plus longtemps.

Les impulsions électriques dans le cerveau ne peuvent être générées en continu que si l'approvisionnement en électrolytes et en sels d'oligo-éléments est constant. Si une région du cerveau manque totalement de ces éléments, la charge électrique dans cette région diminuera de manière significative, ce qui peut entraîner un « trou de mémoire » momentané chez la personne concernée.

Les cellules cérébrales sont uniques par rapport aux autres types de cellules du corps. De même, les cellules nerveuses du cerveau sont différentes des autres cellules nerveuses. Elles ont besoin de quantités beaucoup plus importantes d'oligo-éléments pour fonctionner correctement.

Il est important de considérer que les sels d'oligo-éléments, biodisponibles et liés à d'autres minéraux, diffèrent considérablement du sel ordinaire. L'ingestion de sel ordinaire s'apparente à la consommation de sucre raffiné. Ce type de sucre n'est pas ce dont le cerveau a besoin, car il a perdu la plupart de ses minéraux et se transforme en quelque chose d'autre dans le corps. Il en va de même pour le sel transformé, qui ne possède pas la même structure d'oligo-éléments autour du sodium, ce qui entraîne une déshydratation de l'organisme.

Le sel gemme et le sel de mer ne compensent pas la carence en oligo-éléments. Bien qu'ils constituent de meilleurs choix que le sel de table ordinaire, leur composition est altérée parce qu'ils ont été isolés et séparés de leur environnement naturel, ce qui entraîne une concentration excessive. Par exemple, le sel de mer, extrait de sa solution aqueuse, contient plus de minéraux que le sel de table ordinaire, mais ne fournit toujours pas une quantité adéquate de minéraux. En outre, la forte concentration de sel de mer et de sel gemme peut provoquer un « choc salin » dans l'organisme, ce qui le met en alerte et réduit la biodisponibilité des oligo-éléments présents dans ces sels. Les meilleures sources de sels d'oligo-éléments, avec la biodisponibilité la plus élevée, se trouvent dans des aliments tels que le jus de citron et de céleri.

Les oligo-éléments sont essentiels au fonctionnement des hormones neurotransmetteurs et travaillent en étroite collaboration. En cas de carence en oligo-éléments dans le cerveau, des épisodes temporaires de maladie peuvent survenir. Cela se produit lorsque l'activité électrique passe par des zones « rapiécées » du cerveau où ces éléments manquent. Dans ces sections de l'autoroute électrique du cerveau, l'intensité électrique diminue, ce qui entraîne des incohérences et des problèmes dans la réception ou la transmission d'informations, que ce soit à l'oral ou à l'écrit. La présence de métaux lourds toxiques et de neurotoxines virales dans le cerveau exacerbe cette carence en oligo-éléments. Plus la quantité d'oligo-éléments dans le cerveau est faible, plus l'échauffement du tissu cérébral est important, car ces minéraux sont destinés à le protéger. Alors que le glucose a un effet refroidissant, les oligo-éléments aident à réguler la chaleur. Si une personne est gravement carencée en ces minéraux, et par conséquent en électrolytes, l'excès de pensée peut être presque douloureux. En effet, les cellules cérébrales proches du courant électrique surchauffent lors de la transmission des informations, faute d'oligo-éléments pour modérer la température. Cette surchauffe peut conduire certaines personnes à se déconnecter, c'est-à-dire à éviter de trop penser. Dans ce cas, le tissu cérébral se refroidit plus que de raison : les oligo-éléments régulent la température à la fois vers le haut et vers le bas. Ainsi, le tissu cérébral peut passer de la surchauffe au froid extrême. Ces fluctuations thermiques dans le cerveau peuvent entraîner des fluctuations de la clarté mentale. La surchauffe et le refroidissement excessif réduisent la puissance du réseau électrique, ce qui signifie essentiellement une perte d'énergie pour le cerveau et les nerfs.

Il est important que vous ne manquiez pas de B12.

La vitamine B12 est essentielle pour le cerveau et les nerfs, car elle renforce le tissu cérébral et l'aide à soutenir l'activité électrique. Chaque cellule nerveuse et cérébrale dépend de cette vitamine pour sa survie et sa longévité. La vitamine B12 s'intègre dans les parois des cellules cérébrales, ce qui leur permet de se rétablir rapidement lorsqu'elles sont empoisonnées ou endommagées. Comme nous l'avons vu, l'activité électrique augmente la température du cerveau, que ce soit en raison de conflits émotionnels ou du stress de la vie quotidienne. L'exercice physique augmente également la température du cerveau, qui reste en alerte et envoie des signaux à tous les muscles du corps. Le tissu cérébral fonctionne comme un moteur, et la quantité de vitamine B12 présente dans chaque cellule influence sa capacité à récupérer après une épreuve.

Pour une récupération optimale, chaque cellule cérébrale doit contenir au moins 60 % de vitamine B12 biodisponible. La B12 est distribuée dans les cellules, le foie et le cerveau étant les principaux organes récepteurs. Si une cellule cérébrale a moins de 60 % de vitamine B12, elle subira des dommages mineurs. Avec moins de 30 %, les dommages seront plus importants, et avec moins de 5 %, les dommages seront extrêmes, et les parois cellulaires pourraient ne pas être réparables.

Les pensées négatives n'épuisent pas les réserves de B12 dans les cellules, tout comme les pensées positives ne les augmentent pas. Toutefois, les expériences négatives (trahison, perte, problèmes relationnels ou événements majeurs) et positives peuvent épuiser les niveaux de B12. Le bonheur, la joie, le plaisir et le jeu consomment également de la B12. Si nos réserves de cette vitamine sont épuisées, nous pouvons nous sentir épuisés par trop de plaisir et avoir du mal à récupérer, voire avoir besoin de vacances. Il en va de même après un problème émotionnel : si nos cellules cérébrales manquent de B12, nous risquons de nous épuiser. Sans ces réserves de B12, la récupération devient très difficile.

Notre alimentation fournit trop peu de vitamine B12 et les carences sont aussi fréquentes que les carences en zinc. En outre, la quantité de B12 que nous obtenons en mangeant de la viande, des œufs, du fromage ou d'autres produits animaux n'atteint pas toujours nos cellules cérébrales dans la quantité nécessaire pour qu'elles fonctionnent de manière optimale. La B12 animale est spécifiquement conçue pour les cerveaux animaux et est une coenzyme différente. Les analyses de sang ne reflètent pas cette réalité. Bien qu'elles puissent montrer des niveaux élevés de B12, il ne s'agit pas toujours de la forme correcte de B12. En outre, ces tests ne mesurent la B12 que dans le sang, et non dans les cellules du cerveau. Il n'existe pas de tests accessibles au public permettant de déterminer la quantité de B12 dans une cellule cérébrale, son type (qu'elle soit utilisable ou non) ou la quantité utilisée par une cellule.

Aussi incroyable que cela puisse paraître, la vitamine B12 présente dans notre cerveau peut encore se développer à partir d'un morceau de légume que nous avons mangé il y a des années. Cela est dû aux biotiques, des micro-organismes présents dans les aliments cultivés ou achetés sur les marchés de producteurs. Lorsque nous consommons ces aliments, les biotiques se logent dans l'iléon, une section de l'intestin grêle, où ils contribuent à la fabrication de la vitamine B12.

Une fois la B12 produite, le foie agit comme un réservoir de stockage. Que la B12 provienne de l'alimentation ou de suppléments, elle doit être convertie par le foie pour que la méthylation se produise. Cependant, la B12 produite dans l'iléon par les biotiques n'a pas besoin de cette conversion, elle doit simplement être stockée dans le foie. Si le foie ne fonctionne pas correctement, c'est-à-dire s'il ne stocke pas la B12 et ne la convertit pas pour la rendre plus accessible aux cellules cérébrales, une carence en B12 se développera.

Certaines personnes utilisent leurs réserves de B12 plus rapidement que d'autres, mais personne n'est en excès. Toutes les cellules nerveuses ont besoin d'une certaine quantité de B12, et beaucoup d'entre nous ont des cellules contenant moins de 30 % de B12, ce qui nous est préjudiciable.

L'une des conséquences de cette carence est la sensation d'épuisement, de « burn out » ou de crises répétées de sclérose en plaques. Une carence en B12 affecte également la rapidité avec laquelle une maladie neurologique chronique nous affecte et la durée de certains symptômes, même lorsque la cause première de la maladie a été éliminée. Pendant la convalescence, les nerfs peuvent mettre plus de temps à guérir en raison de cette carence.

Lorsque vous achetez de la B12, recherchez TOUJOURS de l'adénosylcobalamine avec de la méthylcobalamine (de préférence liquide) et prenez-la avec un peu d'eau.

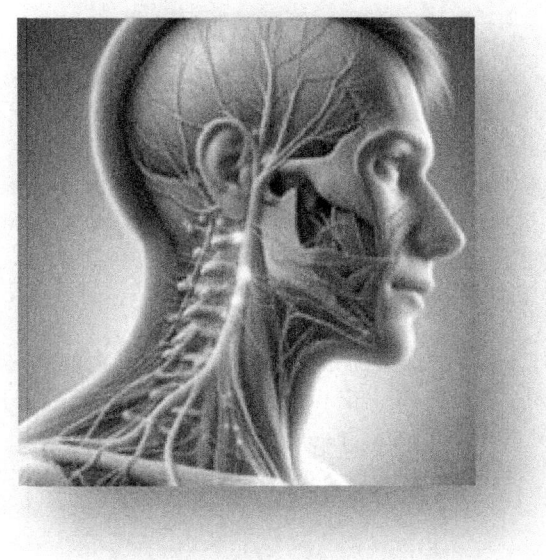

Il est important de ne pas manquer d'HORMONES DU CERVEAU.

En plus de produire des hormones de reproduction, les glandes surrénales fabriquent diverses hormones neurotransmetteurs et substances hormonales pour le cerveau. Lorsque les glandes surrénales sont épuisées et affaiblies, elles provoquent une carence de ces substances chimiques hormonales dans le cerveau. Lorsqu'il fonctionne correctement, notre foie a également la capacité de produire certaines hormones cérébrales. Comme nous le verrons plus loin, le foie de la plupart des gens ne fonctionne pas à plein régime, ce qui contribue également aux carences en hormones cérébrales.

Enfin, il y a les hormones neurotransmetteurs conçues pour être produites dans le cerveau lui-même, qui sont capables de se reproduire à l'infini et sont destinées à s'associer à des neurones spécifiques. En d'autres termes, lorsqu'un neurone se développe, un neurotransmetteur chimique est généré en son sein. Si nous ne disposons pas des composants nécessaires au développement de certaines hormones neurotransmetteurs, nous risquons de souffrir d'une carence en ces substances chimiques. Nous n'en développerons pas suffisamment. La vérité est que le cerveau a une capacité miraculeuse à développer des neurones, même en cas de graves déficiences. Les théories selon lesquelles les neurotransmetteurs sont générés dans le tractus intestinal sont erronées. Dans certains cas, certains aliments que nous consommons transmettent des hormones neurotransmetteurs ou des composants importants de neurotransmetteurs par l'intestin. Par exemple, des antioxydants cérébraux tels que la mélatonine peuvent se trouver dans des aliments comme les cerises, mais cela ne signifie pas qu'ils proviennent de l'intestin. Notre intestin peut canaliser les neurotransmetteurs, mais pas les produire. Les neurotransmetteurs sont produits par le cerveau, le foie et le système endocrinien (y compris les glandes surrénales, l'hypothalamus et la glande pinéale), et non par l'intestin.

Les gens se trompent souvent sur l'origine de leurs maladies et mettent tous leurs problèmes sur le compte de l'intestin. En effet, la médecine alternative a répandu l'idée que tous les maux trouvent leur origine dans l'estomac, l'intestin grêle et le côlon. Mais ces mêmes médecines alternatives recommandent également la consommation de caféine, de vin et d'huile de cannabidiol. Nous partageons des fluides corporels dans nos relations et sommes exposés à des produits chimiques dangereux dans les bougies parfumées et les parfums, qui sont censés favoriser le bien-être.

Rares sont ceux qui considèrent que ces éléments sont à l'origine du problème. Par exemple, le café agit comme un acide de batterie, détruisant les micro-organismes bénéfiques de l'intestin, malgré les études qui prouvent le contraire. Même si l'intestin pouvait produire des neurotransmetteurs, ceux-ci ne survivraient pas. En outre, lorsque la caféine et l'alcool atteignent le cerveau, ils endommagent les neurotransmetteurs. L'affirmation simpliste selon laquelle « l'intestin est tout » et le manque d'attention aux autres facteurs sont des échecs de la médecine alternative. Elle montre à quel point les communautés médicales sont déconcertées par la multitude de personnes qui cherchent des solutions à leur épuisement et à d'autres symptômes chroniques.

Si les gens comprenaient le pouvoir de guérison ou de destruction de chaque élément qu'ils intègrent dans leur alimentation, les maladies n'auraient pas leur place dans le monde.

Alex Guerrero

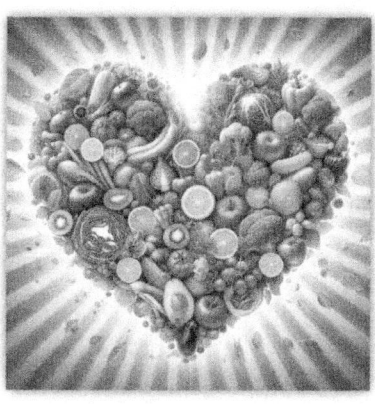

Il est important de ne pas manquer d'HYDRATATION

Le cerveau a besoin d'eau, qu'il reçoit par le biais de la circulation sanguine. Lorsque notre sang manque d'eau, le cerveau s'en aperçoit. Avec le glucose, l'eau présente dans la circulation sanguine contribue à refroidir le cerveau. L'eau fluidifie le sang, ce qui permet au glucose d'atteindre correctement le cerveau. Si le sang ne contient pas suffisamment d'eau, le glucose ne parvient pas non plus au cerveau en quantités suffisantes, quelle que soit la quantité d'aliments riches en ce nutriment que nous consommons. Il s'agit d'une relation à double sens : le glucose est nécessaire au bon fonctionnement de l'eau. L'effet rafraîchissant de l'eau sur le cerveau ne se produit qu'en présence d'une quantité suffisante de glucose. Cette combinaison d'eau et de glucose est également nécessaire pour transporter les électrolytes et les oligo-éléments, qui permettent au cerveau et aux nerfs de fonctionner sans être surchauffés et hyperactifs ou inactifs. Lorsque nous parlons de déshydratation chronique, nous ne faisons pas référence à la présence d'électrolytes dans l'eau que nous consommons. Il s'agit de la nécessité de boire de l'eau, tout simplement. Consommer de l'eau sans électrolytes ou oligo-éléments ne signifie pas que l'eau de notre sang en manque, car elle peut les puiser dans l'alimentation. D'autre part, la déshydratation chronique ne signifie pas que l'on a soif dans un désert. La plupart des personnes souffrent de déshydratation chronique en raison des aliments et boissons déshydratants qu'elles consomment. Pour lutter contre la déshydratation chronique, il est essentiel de s'interroger sur l'épaisseur de notre sang. S'il est trop épais, cela signifie qu'il n'y a pas assez d'eau, quelle que soit la quantité d'électrolytes ou d'oligo-éléments présents. Le manque d'eau dans le cerveau est un élément clé de la déshydratation chronique. De nombreuses personnes ont, sans le savoir, une alimentation riche en graisses, ce qui épaissit le sang et rend difficile le transport adéquat du glucose et de l'eau vers le cerveau.

Notre sang peut également s'épaissir en raison de la déshydratation, d'un excès d'adrénaline dû à la caféine ou au stress, ou d'un foie paresseux et inefficace chargé de toxines et de métaux lourds. La caféine et l'adrénaline sont déshydratantes, ce qui complique encore la lutte contre la déshydratation chronique. Le sang épais et visqueux ne peut pas transporter correctement le glucose, les oligo-éléments, les électrolytes et l'oxygène, ce qui rend les cellules cérébrales et nerveuses inefficaces. Cela nous prédispose à l'épuisement et au burn-out."

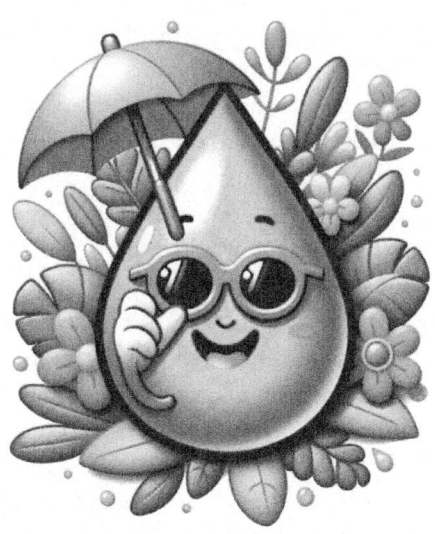

Alimentation : Savoir, c'est prévenir

Au cœur de la naturopathie se trouve la connaissance que la nature possède la sagesse nécessaire pour guérir et maintenir la santé. Nous nous appuyons sur le principe « primum non nocere » ou « d'abord, ne pas nuire ». Par conséquent, plutôt que de se concentrer sur les remèdes à la maladie, la naturopathie met l'accent sur l'importance de comprendre quels aliments peuvent être nocifs pour notre santé.

La prévention, un pilier fondamental:

La prévention est la pierre angulaire de la naturopathie. Il est essentiel de savoir quels aliments sont nocifs pour nous, car cela nous permet de prendre des mesures proactives pour prévenir l'apparition d'une maladie. Plutôt que d'attendre que la maladie se manifeste et d'en traiter les symptômes, la naturopathie cherche à identifier et à éliminer les causes sous-jacentes du déséquilibre de l'organisme.

Les aliments nocifs : l'impact sur la santé:

Certains aliments peuvent être nocifs en raison de leur capacité à déclencher des réactions inflammatoires, à perturber l'équilibre hormonal ou encore à contenir des toxines qui surchargent nos organes d'élimination. Par exemple, les aliments transformés, riches en sucres raffinés et en graisses trans, peuvent contribuer au développement de maladies chroniques telles que le diabète de type 2 et les maladies cardiovasculaires.

La puissance de l'alimentation consciente:

En comprenant les effets négatifs de certains aliments, nous pouvons faire des choix conscients qui favorisent la santé et le bien-être. L'alimentation consciente ne consiste pas seulement à éviter ce qui nous nuit, mais aussi à nourrir notre corps avec des aliments qui le renforcent et le régénèrent.

Conclusion : la sagesse de la nature:

La naturopathie nous enseigne que la véritable guérison commence par la prévention et la connaissance. En identifiant et en évitant les aliments qui nous nuisent, nous pouvons vivre en harmonie avec la sagesse de la nature et profiter d'une vie pleine et saine.

Cette approche holistique de la santé et de la nutrition est ce qui distingue la naturopathie des autres pratiques médicales. En donnant la priorité à la connaissance des aliments malsains, la naturopathie nous permet de prendre notre santé en main et de prévenir les maladies avant qu'elles ne nécessitent un traitement. Nous commençons donc par identifier les éléments qui vont ralentir notre guérison ou même augmenter les symptômes de la pathologie.

Parfois, en examinant les listes d'aliments considérés comme nocifs pour le cerveau, on peut être surpris de trouver ceux qui sont communément présentés comme sains. Il s'agit là d'un exemple clair de la manière dont les tendances alimentaires et les conseils nutritionnels peuvent être trompeurs. Dans ces listes, on trouve des aliments qui peuvent inhiber ou entraver la guérison, exacerber les symptômes neurologiques ou les maladies chroniques, voire provoquer de nouveaux problèmes de santé.

Il peut être décourageant d'envisager d'éliminer ces aliments « traîtres » de son alimentation, surtout si l'on est déjà confronté à des problèmes de santé. Cependant, prendre la décision de les éviter peut constituer un pas important vers l'amélioration de votre bien-être.

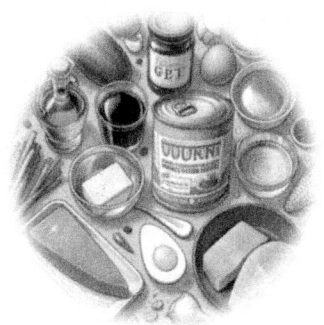

Top 20 des aliments à ÉVITER

1. Les Oeufs

Vers les années 1910, des recherches médicales confidentielles associées à des avancées scientifiques ont révélé que les protéines immatures présentes dans les œufs constituaient une source de nourriture pour les virus et les bactéries. Au cours du siècle dernier, ces connaissances ont conduit au développement de techniques de propagation de pathogènes à partir d'œufs, qui sont ensuite introduits dans l'environnement. De nombreux virus ont été identifiés comme étant à l'origine de symptômes auto-immuns et de troubles neurologiques chroniques, souvent liés à une inflammation du cerveau. La consommation d'œufs peut donc nourrir ces virus, perpétuant ainsi les maladies neurologiques et les symptômes auto-immuns qui nous affectent.

On entend souvent dire que les œufs représentent un aliment idéal. Leur présence est profondément ancrée dans nos traditions alimentaires, étant un pilier de l'alimentation humaine depuis des générations. Cependant, les pathologies d'aujourd'hui étaient à peine connues dans le passé. La contribution positive des œufs à notre alimentation a changé ; aujourd'hui, ils peuvent être contre-productifs en favorisant la prolifération virale, en particulier les virus associés aux maladies auto-immunes et oncologiques. Cette situation prévaut même avec des œufs provenant d'oiseaux élevés en plein air.

On prétend souvent que les œufs sont bénéfiques pour le cerveau en raison de leur teneur en acides gras oméga. Cependant, on oublie souvent que les avantages potentiels peuvent être neutralisés par les hormones présentes dans les œufs, qui peuvent interférer avec les hormones saines qui régulent les fonctions cérébrales. Il est essentiel de se montrer critique à l'égard des campagnes de promotion alimentaire soutenues par les grandes entreprises agroalimentaires. Cette mise en garde s'applique également aux produits laitiers. Les œufs et les produits laitiers, même ceux qui sont produits de manière biologique et naturelle, contiennent des hormones qui peuvent perturber et désorienter les hormones essentielles à nos systèmes corporels.

Les toxines virales présentes dans les œufs peuvent provoquer une rigidité du foie, qui peut à son tour affecter le système lymphatique en raison de sa dépendance à l'égard de la fonction hépatique pour la désintoxication. Les œufs, riches en graisses, peuvent contribuer à augmenter la viscosité du sang. Cela peut ralentir la circulation et réduire les niveaux d'oxygène, ce qui peut favoriser la prolifération virale, car les virus ont tendance à être moins actifs dans des environnements riches en oxygène. En outre, une teneur élevée en graisses peut entraîner une augmentation de l'acidité dans le sang, créant ainsi un environnement favorable aux virus. La présence accrue de cellules virales peut augmenter la probabilité d'interaction et de renforcement des virus avec des métaux lourds toxiques tels que le mercure, entre autres.

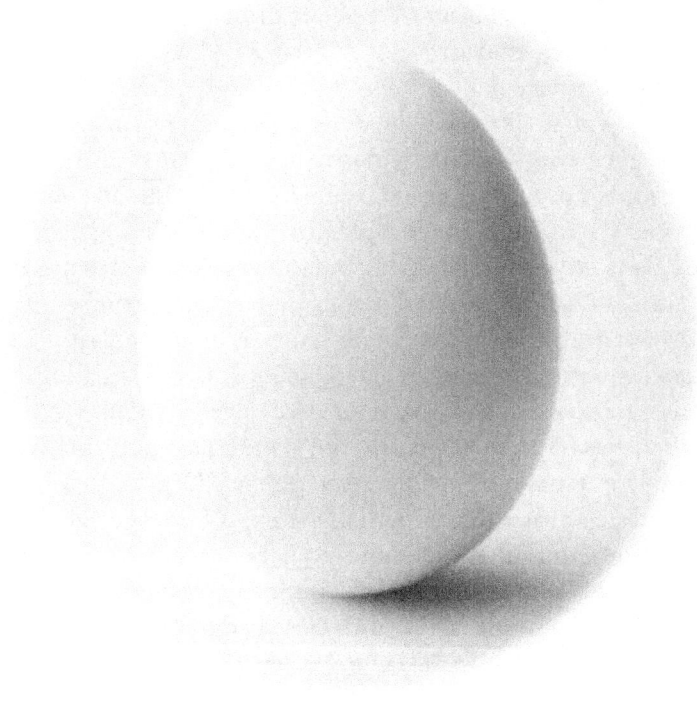

2. Produits laitiers

Les produits laitiers sont des produits dérivés du lait et peuvent inclure une variété d'aliments tels que le fromage, le yaourt, le beurre, la crème, le ghee, la crème et le kéfir.
Depuis des générations, de l'enfance à la vieillesse, nous sommes bombardés par l'idée que la consommation de produits laitiers est cruciale pour la croissance, la santé des os et la masse musculaire. Mais la réalité est plus complexe. Contrairement aux idées reçues, les produits laitiers ne sont pas la meilleure source de nutriments pour le développement musculaire, car leur assimilation par le corps humain est limitée. Le lait de vache est conçu pour nourrir les veaux, pas les humains, et cette idée reçue est difficile à remettre en cause, même si de nombreuses études scientifiques le prouvent.
Le mythe selon lequel les enfants devraient consommer des produits laitiers est ancien et persistant, alimenté par une confiance aveugle dans les conseils médicaux. Cependant, la recherche a montré qu'une consommation excessive de produits laitiers peut être contre-productive, en particulier en ce qui concerne la santé des os. Contrairement à la croyance populaire, la consommation de produits laitiers peut augmenter le risque d'ostéoporose. En comparant les données des pays asiatiques, où la consommation de lait est faible, à celles des pays occidentaux comme les États-Unis, où elle est élevée, on constate que le taux d'ostéoporose est significativement plus faible dans les premiers. En effet, le lait acidifie l'organisme et peut déminéraliser les os, comme en témoignent les études montrant une perte de masse osseuse plus importante chez les personnes qui consomment régulièrement des produits laitiers que chez celles qui n'en consomment pas, en particulier chez les femmes.
Il est vrai que le lait et les produits laitiers peuvent déclencher toute une série de réactions indésirables chez certaines personnes. Des réactions allergiques telles que l'asthme, les otites, la congestion nasale et les éruptions cutanées aux problèmes digestifs tels que la constipation et les troubles gastro-intestinaux, la consommation de lait et de produits laitiers peut provoquer toute une série de réactions indésirables chez certaines personnes. En outre, pour les personnes qui ne possèdent pas l'enzyme lactase, responsable de la décomposition du lactose dans le lait, la consommation de produits

laitiers peut provoquer une gêne abdominale et d'autres symptômes digestifs.

L'un des effets notables de la consommation de produits laitiers est sa capacité à augmenter la production de mucus chez certaines personnes. Il a été observé qu'en éliminant le lait de l'alimentation des enfants et en le remplaçant par des substituts à base de céréales, les problèmes typiques associés à l'accumulation de mucus, tels que la toux, la congestion nasale, l'otite et les réactions allergiques, tendent à diminuer.

En outre, des études ont montré que la consommation de lait et de produits laitiers peut avoir un effet négatif sur la santé artérielle, en particulier chez les enfants. Il a été observé que les artères des enfants qui consomment du lait de vache et ses dérivés sont en moins bon état que celles des enfants qui n'en consomment pas.

Ces résultats soulignent l'importance d'évaluer individuellement la façon dont le corps réagit aux produits laitiers et d'envisager des alternatives en cas d'effets négatifs importants.

Le mélange de sucres et de graisses que l'on trouve dans les produits laitiers peut avoir un impact négatif sur le fonctionnement du foie et du pancréas, entraînant parfois une résistance accrue à l'insuline. En outre, cette combinaison peut favoriser la croissance d'agents pathogènes sous diverses formes.

Les composants des produits laitiers, y compris le lactose et diverses protéines, sont des sources de nourriture pour des virus tels qu'Epstein-Barr, le VIH, le VPH et d'autres, ainsi que pour des bactéries nocives telles que les streptocoques et *Helicobacter pylori*, que l'on peut trouver dans le foie et le système digestif.

Les graisses contenues dans les produits laitiers peuvent entraîner une augmentation des lipides dans le système circulatoire, ce qui peut réduire la disponibilité de l'oxygène et faciliter la propagation et la fixation des agents pathogènes dans la circulation sanguine et les organes internes, avec pour conséquence potentielle une intensification des symptômes et des troubles neurologiques.

Bien que le fromage relève techniquement de la catégorie des produits laitiers, sa réputation d'aliment de longévité est un sujet récent qui mérite l'attention. Toutefois, il est important de préciser qu'il n'offre aucune protection à cet égard. Cela montre à quel point la science est parfois déformée pour favoriser certains intérêts. Le fromage, bien que délicieux, est une source de nourriture pour les agents pathogènes qui peuvent avoir des effets néfastes sur le foie. Il contribue également de manière importante à des problèmes tels que le diabète, malgré son association trompeuse à un choix sain pour les diabétiques. Ce malentendu nous amène à nous interroger sur la véracité d'autres conseils de santé qui peuvent être tout aussi déconnectés de la réalité. Une consommation excessive de fromage, comme d'autres produits laitiers, peut entraîner des problèmes hépatiques, en affaiblissant le système immunitaire de cet organe vital. Si vous aimez le fromage, il est conseillé de limiter sa consommation aux occasions spéciales.

De nombreux adultes qui choisissent d'éliminer les produits laitiers de leur alimentation constatent une amélioration significative de leur santé à plusieurs égards. Le lait, en particulier, peut contribuer à la congestion du foie, qui peut à son tour être à l'origine de l'accumulation de mucus. Ces produits laitiers peuvent obstruer le système digestif, créant un environnement propice à la croissance des agents pathogènes dans l'intestin grêle et le côlon. Les produits laitiers peuvent également obstruer les vaisseaux lymphatiques, interférant avec le processus naturel de détoxification du corps. Si l'élimination des toxines ne se fait pas correctement, les agents pathogènes peuvent proliférer plus facilement. Les œufs et les produits laitiers ont été associés à l'aggravation des maladies chroniques et auto-immunes. Quel est l'intérêt de rechercher des traitements pour cette maladie si nous continuons à consommer des aliments qui peuvent contribuer à son développement et à sa progression ?

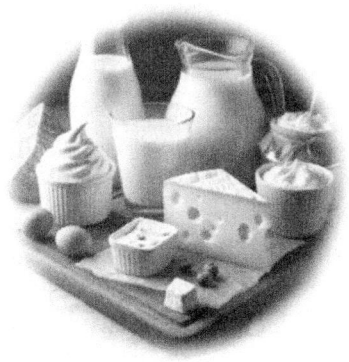

3. La Caféine

La caféine est un composé chimique naturel qui agit comme un stimulant du système nerveux central. On la trouve couramment dans des plantes telles que le café, le thé (vert et matcha), le cacao en poudre, le chocolat, dans les boissons et les aliments transformés, ainsi que dans une multitude de médicaments.

La caféine ne peut pas être simplement considérée comme une drogue psychoactive en raison de sa capacité à modifier le comportement et l'humeur. Pour être classée parmi les drogues psychoactives, une substance doit être toxique pour le cerveau et provoquer des déséquilibres et des perturbations chimiques. C'est cette intoxication des cellules cérébrales qui déclenche les changements émotionnels et intellectuels, car la drogue stimule les cellules pour qu'elles réagissent à la substance toxique.

La caféine déclenche une réaction du cerveau, qui tente de l'éliminer en raison de sa nature toxique. Lorsque les cellules cérébrales tentent d'expulser la caféine, elles éliminent également des substances chimiques et des nutriments essentiels. Ce processus d'expulsion peut entraîner la destruction d'acides aminés, ce qui peut avoir un effet négatif sur le fonctionnement des cellules et, en fin de compte, sur le bien-être général de l'organisme.

La réaction du cerveau à la caféine génère un sentiment d'excitation et de stimulation qui nous libère d'un état passif. La caféine induit une sorte de vibration dans les cellules du cerveau, produisant une secousse subtile au niveau microscopique. Cet effet peut contribuer à augmenter la vigilance et l'énergie, ce qui est souvent perçu comme un sentiment de plus grande vitalité et de clarté mentale.

Dans le foie, la caféine a pour effet d'amincir les parois cellulaires, ce qui peut rendre les cellules plus sensibles à l'invasion par des agents pathogènes tels que les virus. Bien que les cellules se régénèrent généralement rapidement, une consommation constante de caféine peut entraver la capacité du foie à se défendre. Cette situation peut entraîner des dommages cellulaires, car les parois cellulaires continuellement amincies deviennent plus vulnérables. En outre, le taux de saturation de la caféine dans le foie est plus élevé que celui d'autres ennemis alimentaires.

La caféine elle-même agit comme un diurétique, quelle que soit sa source, qu'il s'agisse de thé, de café, de cacao ou de boissons gazeuses. Cependant, sa nature diurétique est unique. Contrairement à d'autres diurétiques naturels présents dans les plantes, qui aident à éliminer les liquides non essentiels du système lymphatique, du foie, des reins ou du tractus intestinal, la caféine n'a pas cette capacité. Au contraire, elle déshydrate les cellules en modifiant leur composition liquide et en éliminant leurs fluides essentiels.

Cette propriété déshydratante de la caféine affecte particulièrement le cerveau en retirant le liquide de ses cellules. Comme une drogue psychoactive, la caféine pénètre dans les cellules telles que les cellules gliales, modifiant leur composition liquide et laissant des toxines à leur place. Ce processus ressemble à la distillation de l'eau : lorsqu'elle est chauffée, l'eau s'évapore, laissant derrière elle une grande partie des toxines présentes.

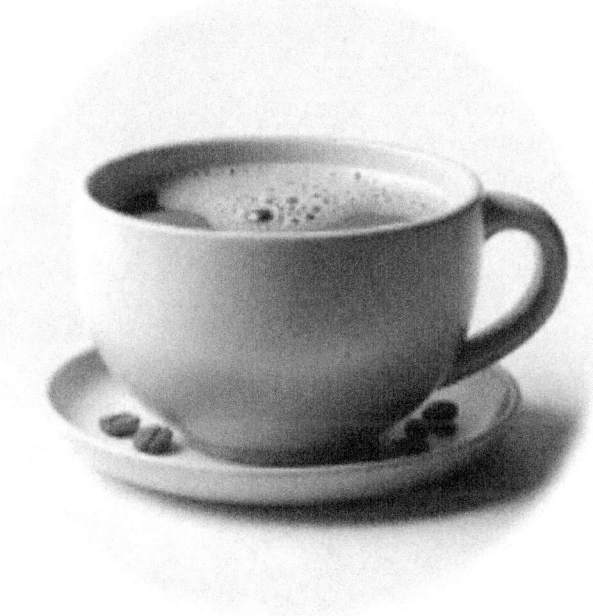

4. L'Alcool

L'alcool est une substance psychoactive présente dans des boissons telles que la bière, le vin et les spiritueux. D'un point de vue chimique, l'alcool le plus courant dans ces boissons est l'éthanol (alcool éthylique), qui est produit par la fermentation de sucres par des levures. L'alcool est connu pour ses effets sédatifs et dépresseurs du système nerveux central, qui peuvent entraîner des changements d'humeur, de perception et de coordination motrice. Une consommation excessive peut avoir des effets néfastes sur la santé, notamment des lésions hépatiques, des problèmes cardiovasculaires et un risque accru de dépendance et d'accident.

L'alcool affaiblit le système immunitaire, ce qui est particulièrement crucial dans cette pathologie. Dans un premier temps, il provoque des carences en acide chlorhydrique en pénétrant dans les glandes de l'estomac responsables de sa production, ce qui, avec le temps, en réduit la production. En outre, l'alcool exerce un stress sur le foie, dont il affecte le fonctionnement.

Je ne pense pas qu'il soit néccssaire d'en dire plus, nous savons tous que l'alcool ne fait que causer des problèmes.

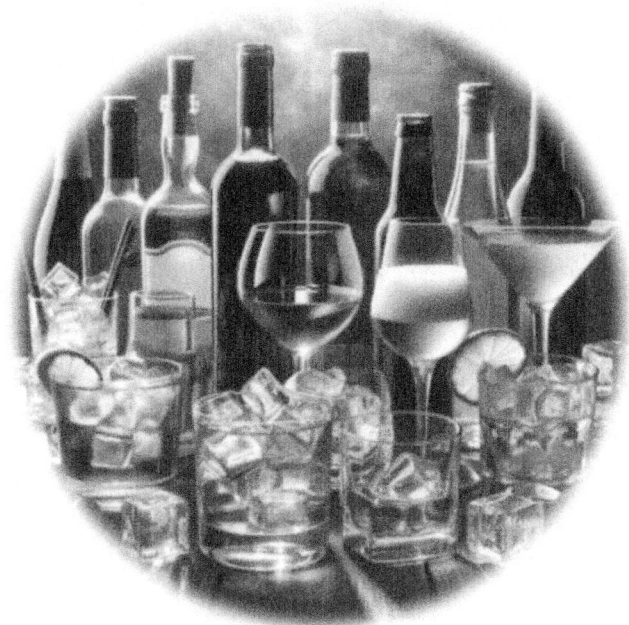

5. Vinaigre (y compris le vinaigre de cidre de pomme)

Le vinaigre est un liquide acide et astringent, produit par la fermentation acide du vin et composé principalement d'acide acétique et d'eau. Il est surtout utilisé comme condiment dans la gastronomie. Le processus de production du vinaigre commence avec le vin qui a été soufré et qui, grâce à l'action des bactéries du groupe Mycoderma aceti, se transforme en ce liquide caractéristique.
Le terme « vinaigre » vient de l'expression latine vinum acre, qui signifie « vin aigre ». Il existe plusieurs types de vinaigre, comme le vinaigre de vin, le vinaigre balsamique, le vinaigre de pomme, et d'autres comme le vinaigre de xérès ou le vinaigre de porto, chacun ayant des caractéristiques différentes qui lui permettent d'être utilisé différemment dans la cuisine.
Ne vous laissez pas abuser par le canular imparable selon lequel le vinaigre de cidre de pomme est bon et alcalinise l'organisme. En fait, c'est le contraire qui est vrai. La confusion est due au fait que la pomme est bonne et alcaline, mais que sa consommation sous forme de vinaigre provoque le contraire. Le vinaigre agit presque exactement comme l'alcool.
L'acide acétique contenu dans le vinaigre a la capacité de réduire l'activité des neurotransmetteurs et de ralentir le renouvellement des cellules gliales du cerveau en les déshydratant. En outre, l'acidité du vinaigre accélère le processus d'oxydation des métaux lourds toxiques en les corrodant plus rapidement, ce qui a pour effet de décomposer ces métaux et de les disperser dans les tissus cérébraux voisins en tant que sous-produits, augmentant ainsi leur distribution dans le cerveau. Les personnes ont tendance à avoir un pH chroniquement acide dans leurs systèmes corporels, ce qui signifie que le corps lutte déjà constamment pour atteindre un état d'équilibre au moins neutre, connu sous le nom d'homéostasie. Le vinaigre peut interférer avec ce processus de recherche de l'homéostasie. Même lorsque le vinaigre est incorporé dans un régime réputé alcalin, tel qu'un régime à base de légumes ou de protéines animales, le vinaigre rend difficile l'alcalinisation de tous les systèmes organiques. Même avec un régime à base de plantes, il est possible que le corps reste dans un état acide.
Ne vous fiez pas entièrement aux bandelettes de pH qui mesurent l'acidité de l'organisme, il faut les interpréter justement 'a l'envers vu

que l'urine est une excression.
Le vinaigre va puiser du calcium dans les os et les dents pour contrer son effet acide. Le calcium est une substance alcaline. Lorsque nous éliminons le calcium par l'urine sur une bandelette pH, le résultat est parfois « alcalin », alors que nous perdons en fait notre alcalinité et que le corps devient plus acide. Tant que vous consommez du vinaigre ou d'autres substances acides, les bandelettes de pH peuvent ne pas refléter avec précision l'état réel de l'organisme.

L'équilibre électrolytique est essentiel au fonctionnement optimal de notre corps et de notre esprit. Parmi ces électrolytes, le sodium joue un rôle crucial, car il contribue à la santé du cerveau et du corps. Des quantités adéquates de sodium actif et bénéfique, que l'on trouve naturellement dans les sources végétales, sont essentielles pour assurer le bon fonctionnement neuronal et cellulaire.

Cependant, une consommation excessive de vinaigre peut perturber cet équilibre en interférant avec la régulation du sodium dans l'organisme. Au lieu de permettre au sodium bénéfique de faire son travail, le vinaigre peut provoquer un déséquilibre en amenant le sodium à agir à l'encontre de sa fonction naturelle. Il peut en résulter une déshydratation cellulaire au lieu de l'hydratation nécessaire au bon fonctionnement de l'organisme.

Le sodium naturellement présent dans les aliments végétaux ne porte pas en lui d'instructions qui le poussent à agir au détriment de nos cellules. C'est le sel ajouté à notre alimentation, même les versions les plus saines comme le sel de mer ou le sel gemme, qui peut intrinsèquement avoir des effets déshydratants.

Le vinaigre, quant à lui, contient de petites armes biologiques qui peuvent affecter même les sels des micro-éléments présents dans les fruits, les légumes-feuilles, les aliments sauvages et les légumes. L'acide acétique contenu dans le vinaigre se lie au sodium, empêchant son fonctionnement normal. Lorsque cet acide acétique lié au sodium pénètre dans nos cellules, celles-ci sont forcées d'excréter des liquides, ce qui entraîne la déshydratation des cellules cérébrales et, par conséquent, leur conservation.

6. Le Porc (sous toutes ses formes)

La consommation de viande de porc peut avoir des effets négatifs sur la santé du cerveau en raison de sa teneur élevée en graisses. Ces graisses peuvent avoir un impact sur l'apport d'oxygène aux cellules cérébrales, réduisant leur niveau et entraînant une diminution de leur fonctionnement optimal. En outre, lorsque les graisses du porc pénètrent dans le cerveau par la circulation sanguine, elles peuvent accélérer l'oxydation des métaux lourds toxiques présents dans le cerveau, ce qui peut nuire à la santé cérébrale à long terme.

La présence de graisses de porc peut également contribuer à l'atrophie cérébrale, entraînant une diminution du volume du cerveau avec l'âge. En effet, ces graisses peuvent entraver la pénétration du glucose, principale source de carburant du cerveau, dans les cellules cérébrales, ce qui entraîne une privation de nutriments essentiels.

En outre, une consommation excessive de graisse de porc peut affaiblir le pancréas, entraînant une réduction de la capacité digestive et de la production d'insuline. Cela peut avoir des effets néfastes sur la régulation de la glycémie et sur la santé métabolique en général.

C'est aussi la viande la plus contaminée par toutes sortes d'agents pathogènes, d'hormones et de médicaments. C'est aussi la graisse qui prend le plus de temps à être transformée dans l'organisme, parfois jusqu'à 10 heures de plus que les autres viandes.

Les saucisses sont également un mauvais choix car elles contiennent souvent du porc (graisses radicales), des sels de mauvaise qualité, des produits laitiers, des conservateurs, des particules de fumée et Dieu sait quoi d'autre.

Pour favoriser une récupération et un bien-être optimaux pendant votre processus de guérison, il est conseillé d'éviter les aliments tels que le bacon, les saucisses, le jambon, la couenne de porc, le rôti de longe de porc, les côtes, les côtelettes, l'aloyau, les produits transformés à base de porc et le saindoux, aussi tentants qu'ils puissent être. Ces aliments riches en graisses saturées et autres composants malsains peuvent entraver le processus de guérison et compromettre votre bien-être général. Optez plutôt pour des options plus saines et plus nutritives qui favorisent la guérison et la santé à long terme.

7. Le Thon

Il est vrai que nous associons souvent le thon à des niveaux élevés de mercure, mais il est également important de noter que le thon peut contenir une variété de métaux lourds. Outre le mercure, le thon peut contenir des quantités importantes de cuivre, d'aluminium, de cadmium et même de plomb.

Lorsque nous consommons du thon, ces métaux lourds peuvent être absorbés par l'organisme et atteindre rapidement le foie, où ils peuvent être oxydés. Les sous-produits de cette oxydation, ainsi que les métaux lourds, sont libérés dans le sang et le liquide biliaire, qui sont ensuite distribués dans tout le corps. Cela signifie que les matériaux oxydés peuvent atteindre diverses parties du corps, y compris le cerveau, par le biais de la circulation sanguine.

Il est donc important d'être conscient des risques potentiels associés à la consommation de thon et d'envisager d'en limiter la consommation. En outre, le fait de choisir des variétés de thon plus petites et plus jeunes peut contribuer à réduire l'exposition à ces contaminants.

Il est vrai que certains virus et autres agents pathogènes peuvent être attirés par les métaux lourds tels que le mercure, et la consommation d'aliments tels que le thon, qui contiennent des niveaux élevés de ces métaux, peut fournir un environnement propice à leur croissance et à leur reproduction. Lorsque ces agents pathogènes sont exposés à des métaux lourds tels que le mercure, ils peuvent les utiliser pour renforcer leur structure et accroître leur capacité à causer des dommages.

Par exemple, lorsqu'un virus se combine au mercure, il peut produire des neurotoxines à base de mercure, qui ont le potentiel d'accélérer le développement de maladies neurologiques du cerveau. Ce processus peut être particulièrement préoccupant dans le cas de maladies telles que la sclérose en plaques, la maladie d'Alzheimer ou la maladie de Parkinson, où la présence de neurotoxines peut aggraver les symptômes et la progression de la maladie.

Il est donc important d'être conscient des risques potentiels liés à la consommation d'aliments contaminés par des métaux lourds, comme le thon, et de prendre des mesures pour limiter l'exposition à ces contaminants.

Il est vrai que certains poissons contiennent une quantité importante d'huiles, comme le thon, alors que d'autres en contiennent moins. Lorsque vous consommez des poissons riches en huile, comme le thon, le processus de digestion peut jouer un rôle dans l'absorption de métaux lourds tels que le mercure.

Lorsque vous mangez du thon, votre corps augmente la production de bile pour décomposer les huiles présentes dans le poisson. Cette bile, qui contient les huiles du thon, peut également disperser le mercure et d'autres métaux lourds présents dans le poisson. Lorsque les huiles se dispersent, les métaux lourds font de même, ce qui peut faciliter leur absorption à travers la muqueuse intestinale et dans la circulation sanguine. De là, ces métaux peuvent atteindre le cerveau et d'autres organes du corps.

Il est important de noter que le mercure et d'autres métaux lourds peuvent également pénétrer dans le foie par la veine porte hépatique, ce qui constitue une autre voie de pénétration de ces polluants dans l'organisme.

Il est donc essentiel d'être conscient des risques potentiels associés à la consommation de poissons contenant des niveaux élevés de métaux lourds, comme le thon, et d'envisager de modérer leur consommation ou de rechercher des alternatives plus sûres et peu polluantes.

La consommation fréquente de thon en conserve peut présenter des risques pour la santé en raison de l'exposition potentielle aux métaux lourds, tels que le mercure, ainsi que de l'interaction entre le métal contenu dans la boîte, tel que l'aluminium, et le contenu du thon. Cette combinaison peut avoir des conséquences négatives à long terme sur la santé.

L'interaction entre le mercure du thon et l'aluminium de la boîte de conserve peut générer des sous-produits dangereux qui peuvent être plus nocifs que les métaux seuls. Bien que la consommation occasionnelle d'une boîte de thon n'entraîne aucun problème de santé, l'inclusion régulière dans le régime alimentaire peut avoir des conséquences importantes sur la santé.

8. Le Gluten

Le gluten est une combinaison de protéines, principalement la gliadine et la gluténine, que l'on trouve dans le blé, l'orge, le seigle et d'autres céréales. Il est connu pour donner de l'élasticité et de la consistance aux aliments tels que le pain et les pâtes, et il est essentiel pour la fermentation, car il aide la pâte à lever et à retenir l'humidité. En soi, le gluten n'est pas inflammatoire. C'est la raison pour laquelle de nombreuses personnes peuvent en consommer sans avoir de problèmes de santé. Cependant, l'inflammation et les troubles auto-immuns ne sont pas causés directement par le gluten, mais par des agents pathogènes tels que les virus et les bactéries qui utilisent le gluten comme exhausteur. Ces agents pathogènes profitent de la présence de gluten pour se multiplier dans l'organisme, ce qui finit par déclencher les symptômes et les troubles qui affectent de nombreuses personnes, y compris celles qui pensent être intolérantes au gluten. Les problèmes intestinaux qui semblent être aggravés par la consommation de gluten sont dus au fait que les bactéries et les virus nuisibles, présents dans le tractus intestinal, se nourrissent de cette protéine, générant ainsi les symptômes observés.

Heureusement, de plus en plus de personnes reconnaissent que le gluten peut être problématique pour les personnes souffrant de problèmes de santé chroniques. Cette prise de conscience a conduit à une plus grande disponibilité de produits et de recettes sans gluten par rapport aux années précédentes, ce qui signifie qu'il n'est plus si difficile de trouver des alternatives et de dire que l'on évite le blé. Toutefois, cette tendance à supprimer le gluten des menus et des listes d'ingrédients ne s'explique pas uniquement par la compréhension généralisée des problèmes qu'il peut causer. C'est plutôt parce que le processus d'élimination du gluten a démontré à de nombreux médecins et patients que vivre sans gluten peut avoir un impact significatif sur l'amélioration de la santé d'une personne. Cette reconnaissance progressive modifie la perception du gluten et conduit à une adoption plus large des régimes sans gluten en tant qu'option permettant d'améliorer la qualité de vie des personnes souffrant de problèmes de santé liés au gluten.

Lorsque vous êtes confronté à une infection virale et que vous consommez du gluten, le virus peut se renforcer, ce qui entraîne la production de sous-produits, notamment de neurotoxines. Ces sous-produits peuvent déclencher toute une série de symptômes, tels que des picotements, une absence de sensation, des maux de tête, des migraines, de la fatigue, des névralgies, une confusion mentale, une vision floue, un malaise général et des sautes d'humeur. Par conséquent, l'élimination du gluten de votre alimentation constitue une étape supplémentaire dans la lutte contre les virus et le traitement de votre maladie chronique. Il est courant de constater des améliorations significatives de votre santé lorsque vous évitez le gluten, car vous réduisez ainsi le potentiel de renforcement du virus et minimisez la production de neurotoxines, ce qui peut conduire à une diminution des symptômes et à une amélioration globale de votre bien-être.

Le changement de perception du gluten et de son impact sur la santé est en partie dû à l'évolution de son utilité au fil des ans. Ce qui était autrefois considéré comme un aliment de base pour la survie a été modifié depuis les années 1950 en raison de l'intervention humaine. Les manipulations récentes, en particulier celles du blé, en ont fait un aliment hautement inflammatoire en nourrissant les agents pathogènes présents dans l'organisme. Non seulement le gluten lui-même pose un problème à de nombreuses personnes, mais d'autres composants stimulent la croissance de ces agents pathogènes, ce qui entraîne l'apparition d'un large éventail de symptômes.

Si vous pouvez consommer du blé sans ressentir de gêne, vous êtes probablement à l'abri des différents virus (et parfois des bactéries) qui déséquilibrent l'organisme et déclenchent des maladies souvent qualifiées d'auto-immunes. Toutefois, si vous êtes confronté à des problèmes de santé, il est conseillé d'éviter le blé jusqu'à ce que votre état s'améliore. Ensuite, si vous décidez de réintroduire le blé dans votre alimentation, il est important de surveiller vos sensations pour déterminer si votre corps le tolère correctement.

9. Le Maïs

Le maïs, appelé mahis en Taino, est une plante de la famille des graminées. Il peut atteindre une hauteur de trois mètres, possède une tige épaisse, des feuilles longues, plates et pointues, des fleurs mâles en grappes terminales et des fleurs femelles en épis axillaires protégés par une gaine. Originaire d'Amérique tropicale, il est cultivé en Europe et constitue l'une des cultures les plus importantes au monde pour sa valeur nutritionnelle. Il produit des épis aux grains épais, jaunes et hautement nutritifs.

Le maïs est utilisé dans une grande variété d'aliments et de produits, des épis entiers bouillis aux grains décortiqués pour les soupes, les salades et les ragoûts. L'huile de maïs et la farine de maïs sont également fabriquées à partir du maïs, qui peut être consommé directement ou comme ingrédient dans d'autres recettes. Le maïs frit, les corn flakes, le pop-corn, les humitas, les tamales, la polenta, les tortillas, le locro, la soupe paraguayenne, les tacos et les arepas sont autant d'exemples de produits fabriqués à partir du maïs.

Le maïs était autrefois considéré comme un allié alimentaire, fournissant une source de nutrition saine et abondante pendant de nombreuses années. Toutefois, à la fin des années 1930 et dans les années 1940, l'utilisation généralisée de pesticides, d'herbicides et de fongicides sur les cultures de maïs a commencé à augmenter de manière alarmante. Ces solutions chimiques, conçues pour lutter contre les ravageurs et les maladies, ont en fait servi de carburant aux virus en créant un environnement propice à leur prolifération.

La consommation de maïs traité avec ces substances toxiques, comme le DDT, a entraîné un renforcement des virus. Ces pathogènes ont commencé à associer le maïs à ces toxines, car on les trouvait souvent ensemble. Ce cycle s'est poursuivi les années suivantes, les virus se nourrissant de maïs cultivé traditionnellement et traité chimiquement.

Cependant, l'avènement du maïs génétiquement modifié a marqué un tournant dans ce problème. La modification génétique du maïs l'a rendu encore plus sensible aux virus, exacerbant ainsi les problèmes liés à sa consommation. Cette modification importante de la composition génétique du maïs a exacerbé les problèmes existants et posé de nouveaux défis en termes de santé et de sécurité alimentaire.

La question des OGM et de leur présence dans le maïs est préoccupante. Les industries, y compris l'industrie pharmaceutique, ont fait du maïs une ressource dont les implications vont au-delà de son utilisation alimentaire traditionnelle. Le maïs est désormais utilisé pour la production d'une large gamme de produits, y compris des médicaments. Le maïs transgénique a été développé à l'échelle industrielle à l'aide de techniques de bio-ingénierie, et ces produits ont dépassé les limites de sécurité établies. Cela soulève des questions sur la sécurité et le contrôle réglementaire des OGM dans la chaîne alimentaire et dans la fabrication de médicaments.

La différence entre le glucose génétiquement modifié et le glucose naturel est un sujet de débat à la pointe de la recherche scientifique. Nous savons que le glucose génétiquement modifié, dépourvu de certains des composants présents dans le glucose naturel, peut avoir des effets déroutants sur le cerveau. Le glucose n'est pas un simple sucre ; c'est un composé chimique complexe dont les fonctions et les propriétés vont au-delà de ce qui est généralement compris dans la pratique médicale conventionnelle. Le glucose naturel contient une série de composants qui fournissent efficacement de l'énergie aux cellules cérébrales. En revanche, le glucose transgénique peut être dépourvu de ces composants essentiels et, en outre, en introduire d'autres qui sont étrangers aux besoins du cerveau. Cela signifie que le glucose génétiquement modifié peut ne pas fournir au cerveau les nutriments dont il a besoin pour fonctionner de manière optimale, tout en introduisant des éléments qui peuvent être inutiles, voire préjudiciables à la santé du cerveau.

Il est vrai que la contamination croisée est un défi, même dans la production de maïs biologique. Même si des pratiques agricoles biologiques strictes sont appliquées pour éviter l'utilisation de pesticides et d'engrais chimiques, le maïs biologique risque toujours d'être contaminé par le pollen ou les semences génétiquement modifiées du maïs conventionnel qui sont disséminés par le vent, la pluie, les machines agricoles ou d'autres moyens. Cette contamination peut se produire à n'importe quel stade, de la plantation à la récolte et à la transformation, ce qui pose des problèmes pour garantir la pureté du maïs biologique. Par conséquent, pour ceux qui sont sensibles aux OGM ou qui souhaitent les éviter complètement, il peut être important de rechercher des produits certifiés sans OGM ou, dans le cas du maïs, de prendre des précautions supplémentaires pour minimiser la possibilité de contamination croisée.

Le chlorpyrifos est l'un des pesticides les plus utilisés dans l'agriculture, en particulier sur des cultures telles que le maïs. Initialement commercialisé dans les années 1960 par la société Dow Chemical, ce produit a été présenté comme un pesticide domestique sûr et efficace. Cependant, les preuves de son impact sur la santé humaine et l'environnement s'accumulant, l'Agence américaine pour la protection de l'environnement a restreint son utilisation en 2001, en la limitant aux plantations agricoles.

Bien que le chlorpyrifos ne soit pas bioaccumulable dans l'environnement et qu'il se dégrade rapidement dans l'atmosphère, son utilisation généralisée dans l'agriculture reste préoccupante. Ce pesticide a été identifié comme l'un des neurotoxiques les plus dangereux, ce qui signifie qu'il peut avoir des effets néfastes sur le système nerveux humain. Bien qu'il ne s'accumule pas dans l'environnement de la même manière que d'autres composés, sa présence sur nos cultures présente des risques pour la santé humaine et la consommation d'aliments contaminés par ce pesticide reste une préoccupation majeure.

Il est regrettable de constater qu'un aliment qui a été une source de subsistance pour de nombreuses cultures tout au long de l'histoire est aujourd'hui entouré de tant d'inquiétudes. Cependant, il est important de rester informé et de faire des choix conscients concernant notre alimentation afin de protéger notre santé autant que possible. Il existe toujours des alternatives plus saines, et il est bon de les explorer et de choisir ce qui nous convient le mieux.

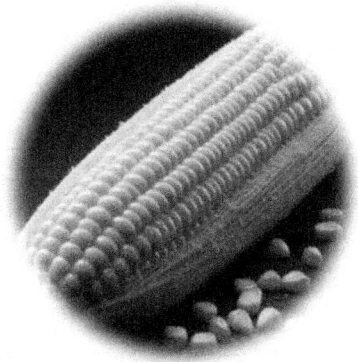

10. Les Huiles Alimentaires Industrielles.

Parmi ces huiles, je citerai les huiles végétales, de palme, de palmiste, de colza (principalement), de maïs, de carthame, de soja, de coton, d'arachide, les huiles hydrogénées et la margarine.

Les huiles industrielles, bien que dérivées de sources naturelles à l'origine, ne sont pas reconnues par notre organisme de la même manière que les huiles extraites naturellement, telles que celles que l'on trouve dans les noix ou les graines lorsqu'on les mâche. Si le processus naturel d'obtention d'huiles à partir de sources saines est familier à notre organisme, ce n'est pas le cas des huiles industrielles. Par conséquent, leur consommation peut ne pas être perçue par notre organisme comme une source bénéfique de nutriments. Il est important de faire attention à la publicité trompeuse qui présente parfois ces produits comme équivalents à des huiles naturelles dont notre corps peut facilement bénéficier.

Les huiles industrielles peuvent entraver l'accès des électrolytes au cerveau et peuvent même être phagocytées par le cerveau. Leur nature collante peut les faire adhérer au tissu cérébral, ce qui les rend difficiles à éliminer une fois à l'intérieur. En revanche, les huiles d'olive, de noix ou de coco ont tendance à être moins collantes en raison des composés antiadhésifs présents dans les fruits et les noix dont elles proviennent. Il est donc plus facile pour le cerveau d'éliminer la plupart de ces huiles après leur absorption. En outre, les huiles industrielles peuvent obstruer les voies de passage, s'agglutiner et adhérer au tissu cérébral, affectant ainsi les neurones et les neurotransmetteurs, tout en interférant avec l'absorption des nutriments en bloquant l'assimilation du glucose.

La consommation prolongée d'huiles industrielles peut entraîner une accumulation excessive de graisse dans le cerveau, ce qui peut provoquer une atrophie et une dégénérescence du tissu cérébral. Cette accumulation de graisse peut entraîner une réduction de la taille du cerveau, car les tissus perdus peuvent être remplacés par des dépôts graisseux. En effet, des dépôts graisseux ont été observés dans le cerveau de cadavres, ce qui suggère un parallèle avec le processus d'accumulation de dépôts graisseux dans le cœur, notamment dans les valves, les artères et les ventricules. Ce phénomène peut avoir des conséquences importantes sur la santé du cerveau à long terme.

La dénaturation des huiles alimentaires industrielles atteint un niveau encore plus élevé lorsqu'elles sont soumises à des processus de cuisson ou de friture. Ces huiles de mauvaise qualité, qui sont déjà dénaturées et rances en raison du traitement industriel, deviennent complètement étrangères à l'organisme lorsqu'elles sont exposées à la chaleur lors de la cuisson ou de la friture. Ce processus thermique supplémentaire peut encore altérer la structure et la composition des huiles, les rendant encore moins reconnaissables et bénéfiques pour le corps humain.

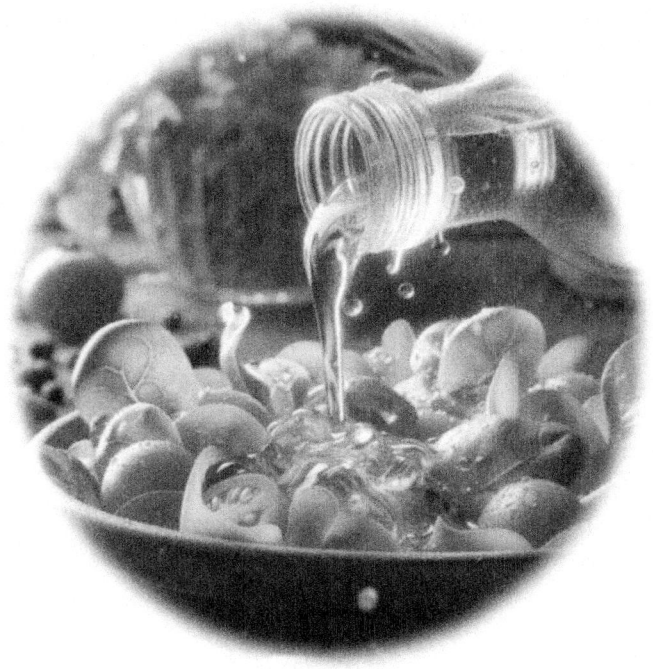

11. Le Kombucha

Le kombucha est une boisson fermentée d'origine traditionnelle fabriquée à partir de thé sucré et d'une colonie de micro-organismes. Cette colonie, souvent qualifiée à tort de « champignon », est en fait une association symbiotique de bactéries et de levures. La boisson a un goût légèrement acide, semblable à celui du cidre de pomme, et on lui attribue à tort des propriétés antioxydantes et des bienfaits pour la santé, tels que le soutien du système immunitaire et l'amélioration de la digestion.

Le kombucha est consommé depuis l'Antiquité, d'abord en Chine vers 220 avant J.-C. pour traiter les affections gastro-intestinales, et au fil du temps il s'est répandu dans le monde entier.

Le kombucha a fait l'objet de nombreux débats et d'une grande confusion. Il est souvent perçu comme une boisson pouvant aider à prévenir les maladies, alors qu'il peut avoir l'effet inverse. Tous les symptômes et troubles qui conduisent à la maladie sont aggravés lorsque les systèmes corporels deviennent acides, et le Kombucha, en contribuant à l'acidité, intensifie ce problème. Il est curieux de constater que certaines personnes, bien qu'elles comprennent l'importance de maintenir le corps alcalin, choisissent de consommer du Kombucha, qui acidifie le corps.

Le kombucha contient de l'acide acétique, qui est nocif pour le cerveau. L'environnement interne et externe du cerveau doit être alcalin pour le protéger, favoriser son développement, générer de nouvelles cellules cérébrales et lutter contre les maladies. Par conséquent, chaque fois qu'une personne consomme du Kombucha, l'environnement du cerveau est acidifié, ce qui interrompt le processus de rajeunissement ou de guérison du cerveau et favorise au contraire le développement de maladies.

L'acide acétique présent dans le Kombucha diffère de celui que l'on trouve dans le vinaigre, bien qu'ils aient des similitudes. Tous deux sont considérés comme nocifs. Cependant, l'acide acétique présent dans le Kombucha est lié à l'acide glutamique, un composant du glutamate monosodique, ainsi qu'à des traces d'alcool. Ces trois substances sont considérées comme des risques biologiques pour le cerveau. Bien que l'industrie du Kombucha tente de décourager cette idée, il est vrai qu'en présence de levure, la présence d'acide glutamique est presque inévitable.

L'acide acétique présent dans l'infusion de Kombucha augmente l'oxydation des métaux lourds toxiques dans le cerveau, ce qui peut intensifier la dépression et l'anxiété. De nombreuses personnes ne sont pas conscientes des effets négatifs possibles du Kombucha (il en va de même pour le café, les œufs ou le vinaigre).

Le thé Kombucha contient également de la caféine, qui peut entraîner une augmentation temporaire de l'adrénaline. Une fois de plus, nous voyons comment l'industrie du café a créé une dépendance à un autre produit. La popularité persistante de l'infusion Kombucha n'est pas seulement due à des stratégies de marketing et de financement ; elle persiste parce que la caféine qu'elle contient donne aux gens une sensation d'énergie supplémentaire, même si cette énergie est artificielle.

Il est important de reconnaître que l'utilisation historique du thé Kombucha ne garantit pas sa salubrité. Dans l'Antiquité, de nombreux aliments fermentés étaient consommés pour survivre, apportant les nutriments nécessaires lorsque les autres options étaient rares. Le Kombucha n'était pas nécessairement la clé d'une vie plus longue et plus saine, mais plutôt un choix fait en période de pénurie de fruits frais, de légumes verts, d'herbes et d'autres aliments qui favorisent le bien-être.

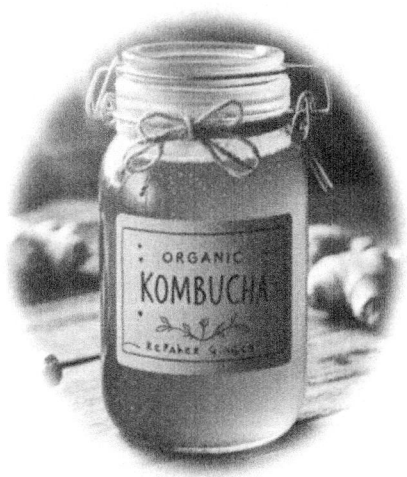

12. La Levure Nutritionnelle

La levure nutritionnelle est un produit dérivé de la levure Saccharomyces cerevisiae, un champignon unicellulaire. Elle est cultivée dans la mélasse de canne à sucre et subit un processus d'inactivation thermique pour arrêter sa croissance. Ce processus permet d'obtenir la levure nutritionnelle sous forme de flocons ou de poudre.

Elle est connue pour son goût de noisette et de fromage, ce qui la rend populaire en tant que condiment dans la cuisine végétalienne et végétarienne, car elle peut donner un goût de fromage aux plats qui ne contiennent pas de produits laitiers.

La levure nutritionnelle peut être saupoudrée sur des aliments tels que le pop-corn, les pâtes, les salades, les soupes ou les sauces pour leur donner de la saveur et une valeur nutritionnelle. Elle peut également être utilisée pour préparer des vinaigrettes, des sauces au fromage végétaliennes ou pour épaissir les soupes et les ragoûts. Il s'agit d'un ingrédient polyvalent qui est devenu de plus en plus populaire parmi les personnes qui suivent des régimes alimentaires malencontreusement spécifiques.

Il est communément admis que la levure nutritionnelle est naturellement riche en vitamine B12, ce qui serait bénéfique pour la santé. Or, ce n'est pas tout à fait vrai. En réalité, la vitamine B12 contenue dans la levure nutritionnelle a été ajoutée artificiellement au cours de son processus de fabrication. De plus, la forme de vitamine B12 ajoutée n'est pas la plus bénéfique pour le cerveau et le système nerveux.

Ce processus d'ajout de nutriments est similaire à celui utilisé dans la fabrication du pain blanc transformé. Lors de la fabrication de ce type de pain, les nutriments naturels contenus dans les céréales sont éliminés, puis d'autres nutriments sont ajoutés artificiellement pour l'« enrichir ». De même, la levure nutritionnelle doit être enrichie car elle manque de nombreux nutriments essentiels à l'état naturel.

La levure nutritionnelle contient naturellement un type d'acide glutamique connu sous le nom de MSG (glutamate monosodique), qui est différent de l'acide glutamique que l'on trouve dans d'autres aliments. Au cours de son processus de croissance, la levure produit de l'acide glutamique, qui est spécifiquement conçu pour les besoins de la levure elle-même et non pour ceux du corps humain.

Lorsque l'acide glutamique provenant de la levure nutritionnelle pénètre dans l'organisme, il devient un défi pour le cerveau. Cet acide glutamique est perçu comme un envahisseur étranger par le cerveau, car il ne peut pas être facilement purifié, éliminé ou dissous. En effet, il a tendance à se cristalliser autour des neurones, ce qui peut avoir des implications en termes de toxicité et de difficultés d'élimination.

Les petits cristaux d'acide glutamique, contrairement aux dépôts toxiques de métaux lourds, n'affectent pas l'organisme de la même manière en raison de leur conductivité. Cependant, ces cristaux peuvent avoir des effets néfastes sur l'organisme. Lorsque les neurones sont recouverts de ces dépôts de MSG durcis et cristallisés, ils peuvent provoquer une surchauffe excessive lorsqu'une personne éprouve de l'excitation, que ce soit de la joie ou de la tristesse, car les cristaux agissent comme des isolants thermiques autour des neurones. La chaleur supplémentaire générée par le courant électrique circulant dans les neurones recouverts de ces dépôts d'acide glutamique durci peut déclencher des migraines, une faiblesse du système nerveux central, une légère fatigue et une incohérence lorsque le taux de sucre dans le sang chute, ce qui peut rendre une personne plus capricieuse et encline à s'enflammer plus facilement.

En outre, ces dépôts de MSG peuvent contribuer à accélérer la surchauffe des neurones. En résumé, l'acide glutamique joue un rôle de tampon électrique pour le cerveau, mais lorsqu'il se cristallise et forme des dépôts, il peut avoir des effets négatifs sur la fonction neuronale et la santé en général.

Il est vrai que dans votre cas, les cristaux d'acide glutamique peuvent aggraver vos problèmes si leur quantité est importante. Une consommation excessive de levure nutritionnelle peut entraîner une accumulation supplémentaire de ces cristaux d'acide glutamique, conduisant à la formation de dépôts plus importants et plus nombreux dans votre corps.

Il est donc important d'envisager une consommation modérée de levure nutritionnelle afin d'éviter d'éventuels effets néfastes à long terme sur votre santé. Une surconsommation de ce produit pendant de nombreuses années peut vous être préjudiciable. Il est essentiel d'équilibrer votre consommation avec d'autres aliments et de la limiter.

13. Le Soja

Dans ce terme, j'inclurai évidemment : le tofu, l'edamame, le lait de soja, la sauce de soja, le miso, les tiges de soja, les protéines végétales texturées, la poudre de protéines de soja et les substituts de viande à base de soja.

Le soja est une légumineuse qui fait partie du régime alimentaire de l'Extrême-Orient depuis des millénaires. Il est connu pour sa teneur élevée en protéines d'excellente qualité, presque deux fois supérieure à celle de la viande, avec près de 37 grammes de protéines pour 100 grammes. Le soja contient également des acides gras essentiels tels que les oméga-3 et les oméga-6, des vitamines B, de la vitamine E, des minéraux tels que le fer, le calcium, le phosphore, le potassium et le zinc, ainsi que des isoflavones, qui agissent comme des antioxydants.

En cuisine, il est utilisé pour fabriquer des produits tels que l'huile de soja, le lait de soja, le tofu et les germes de soja. Le soja a également gagné en popularité dans les pays occidentaux en raison de ses propriétés nutritionnelles et de ses prétendus bienfaits pour la santé. Qu'est-ce que le soja ?

Le cerveau joue un rôle clé dans la collecte et la distribution des informations dans le corps humain. C'est le centre de commande qui envoie des signaux à toutes les parties du corps. En outre, il est important de reconnaître que les aliments possèdent également une forme d'information. Depuis l'Antiquité, les hommes communiquent avec les aliments qu'ils consomment, et cette interaction est un élément essentiel de notre histoire et de notre évolution.

Il est essentiel que les aliments naturels conservent leur intégrité sans être manipulés au point de perdre leur nature originelle. En effet, il existe une communication intrinsèque entre ces aliments et le cerveau humain, qui permet aux informations qu'ils contiennent d'être transmises efficacement au cerveau et au corps. En revanche, les aliments génétiquement modifiés (OGM) comme le soja interfèrent avec cette communication naturelle. Notre cerveau n'est pas adapté à la transformation des aliments génétiquement modifiés. En fait, tous les produits génétiquement modifiés ont un impact négatif sur les fonctions cérébrales. Ils sont les adversaires par excellence du cerveau, car les informations qu'ils contiennent sont intrinsèquement destructrices. Leur but est de déséquilibrer et d'affecter négativement la santé du cerveau, un message que notre cerveau reconnaît et comprend.

Aujourd'hui, la plupart du soja souffre de contamination croisée. Dans le cas des cultures vivrières naturelles, les plantes développent leurs composants comestibles dans l'intention d'être consommées par les animaux et les humains. Cela signifie que les nutriments et les composés phytochimiques qu'elles contiennent sont conçus pour être bénéfiques à l'organisme humain, en lui donnant la capacité de guérir, de fonctionner et de se développer correctement. Cependant, les aliments génétiquement modifiés ne sont pas conçus dans le même but. Au lieu d'être destinés à la consommation humaine, ils sont principalement conçus pour se protéger. Cela signifie que les plantes génétiquement modifiées ne sont pas conçues pour nourrir les personnes qui les consomment. Par conséquent, la modification génétique altère la mission naturelle de la plante. Il est essentiel de souligner ces différences pour comprendre que les aliments génétiquement modifiés ne sont pas alignés sur la fonction première de nourrir et d'alimenter les humains.

Nous consommons des aliments pour nourrir et protéger notre cerveau contre le stress oxydatif et les radicaux libres. Cependant, les aliments génétiquement modifiés, tels que le soja, semblent avoir l'effet inverse. Au lieu de protéger le cerveau, ils pourraient le rendre plus vulnérable. On a constaté que le soja génétiquement modifié pouvait renforcer les virus et les bactéries. Étant donné que le soja biologique est également exposé à la contamination croisée de nos jours, il est important de ne pas prendre cette question à la légère.

La perception populaire du soja comme source précieuse de protéines peut être trompeuse. Bien qu'il soit considéré comme tel, il est en réalité riche en graisses, qui ne sont pas des graisses saines. L'huile de soja, par exemple, n'est pas considérée comme une graisse saine. Le soja doit plutôt être considéré comme une source évidente et considérable de graisses, plutôt que comme une source importante de protéines. En outre, en raison de sa teneur en lipides, le soja peut avoir des effets inhibiteurs sur le glucose. Il est important de garder ces aspects à l'esprit lorsque l'on considère le rôle du soja dans le régime alimentaire.

Il est vrai que le soja est rarement consommé seul ; il est souvent associé à des graisses ajoutées, telles que l'huile de canola ou d'olive, dans les produits dérivés du soja. En outre, nombre de ces produits contiennent des organismes génétiquement modifiés (OGM), ce qui est une raison suffisante pour envisager d'éviter leur consommation. Il est donc important de connaître les ingrédients et la qualité des produits à base de soja que vous consommez, surtout si vous voulez éviter les OGM et maintenir une alimentation saine.

Il est important de noter qu'en petites quantités, le soja non génétiquement modifié peut ne pas poser de problèmes aux personnes ne souffrant d'aucune maladie particulière. Cependant, pour une personne atteinte de sclérose en plaques, le soja peut être perturbateur. En effet, le soja peut interférer avec les hormones neurotransmetteurs ou les supprimer, ainsi qu'avec d'importants acides aminés, enzymes et composés chimiques essentiels à la préservation de la santé du cerveau. Il est donc conseillé d'être particulièrement attentif aux effets potentiels du soja dans le cas de pathologies spécifiques telles que la sclérose en plaques.

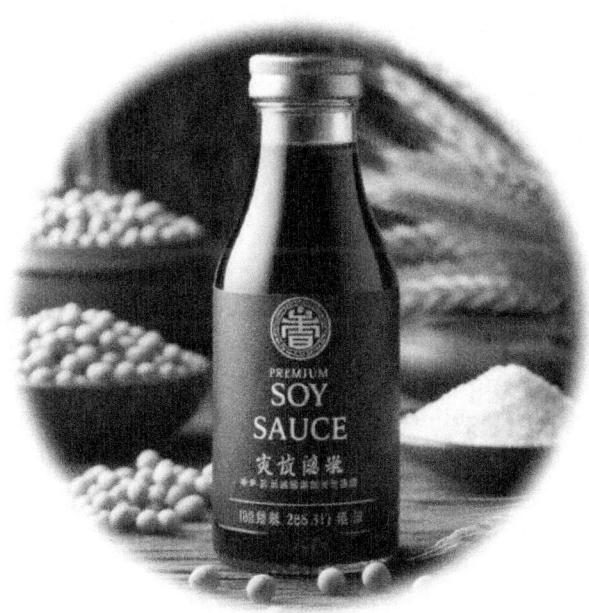

14. Les Aliments OGM (organismes génétiquement modifiés)

Il est intéressant de noter l'évolution des termes utilisés pour décrire les aliments génétiquement modifiés. Le terme « bio-ingénierie » semble émerger comme une alternative au terme « OGM » sur certaines étiquettes de produits alimentaires. Quel que soit le terme utilisé, l'information reste la même : il s'agit d'aliments qui ont été génétiquement modifiés. Il est donc important que les consommateurs connaissent ces termes et en comprennent la signification, afin qu'ils puissent prendre des décisions éclairées sur les produits qu'ils choisissent de consommer.

Il est important de reconnaître que les aliments génétiquement modifiés (GM) et leur impact sur la santé suscitent de plus en plus d'inquiétudes. Certaines recherches suggèrent que les aliments génétiquement modifiés peuvent épuiser ou interférer avec l'absorption des nutriments par l'organisme. En outre, le cerveau pourrait interpréter les aliments génétiquement modifiés de la même manière que les agents chimiques industriels, ce qui pourrait avoir des conséquences sur la santé.

Il est essentiel de comprendre que le simple fait qu'un aliment soit comestible et puisse être mangé ne garantit pas automatiquement qu'il s'agit d'une source naturelle de carburant acceptable pour le cerveau. La qualité nutritionnelle et la provenance des aliments sont des aspects importants à prendre en compte dans le cadre d'un régime alimentaire équilibré et sain.

Les aliments génétiquement modifiés, issus du génie génétique et formulés par l'industrie chimique, peuvent avoir une composition chimique que le corps humain ne reconnaît pas comme naturelle. Cela peut conduire le cerveau à interpréter ces composés comme des substances synthétiques ou manufacturées, même s'ils proviennent de plantes ou d'arbres qui poussent dans le sol.

Lorsque nous consommons des aliments génétiquement modifiés, notre cerveau peut déclencher une réaction des glandes surrénales, en libérant un mélange spécifique d'adrénaline qui nous avertit d'une possible invasion chimique génétique dans le corps. Cette perception d'invasion peut susciter des inquiétudes quant à la sécurité et à la compatibilité des aliments génétiquement modifiés avec la santé humaine.

Les aliments génétiquement modifiés ne présentent pas de propriétés antivirales ou antibactériennes. Leur capacité à combattre les virus, les bactéries et les agents pathogènes est réduite. Par exemple, la vitamine C générée dans un produit génétiquement modifié est considérée comme étrangère par le corps humain. Même si un laboratoire peut confirmer l'abondance de vitamine C dans un aliment génétiquement modifié, le fait de compter uniquement sur l'aliment génétiquement modifié pour obtenir cette vitamine pourrait aggraver les carences nutritionnelles.

Les aliments génétiquement modifiés agissent comme des perturbateurs hormonaux. Cette perturbation hormonale est un mécanisme de survie que les plantes génétiquement modifiées utilisent pour dégrader les hormones du consommateur, protégeant ainsi leurs propres hormones et raccourcissant la durée de consommation de la plante modifiée par le consommateur. Dans le contexte de la survie des plantes, il s'agit de tuer ou d'être tué. Comme les aliments génétiquement modifiés contiennent des inhibiteurs d'hormones qui affectent les glandes endocrines telles que les glandes surrénales, la thyroïde et le pancréas, ces aliments obligent ces glandes à lutter pour maintenir une production normale d'hormones. Cela peut avoir des effets néfastes sur le cerveau. Si les composés chimiques des aliments génétiquement modifiés pénètrent dans l'hypothalamus ou l'hypophyse, la production d'hormones diminue, ce qui réduit le niveau optimal de production d'hormones.

L'hypothalamus et l'hypophyse sont liés à des processus qui transcendent notre conscience. Ces glandes jouent un rôle dans notre intuition et notre capacité à recevoir des informations de l'environnement extérieur à notre corps.

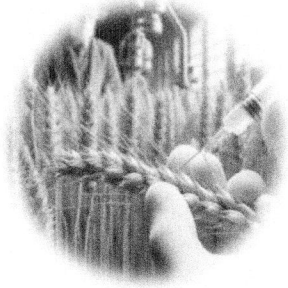

15. Le Bouillon d'Os

Le bouillon d'os est une préparation culinaire traditionnelle obtenue par la cuisson lente d'os d'animaux, tels que le poulet, le bœuf ou le porc, avec des légumes et des herbes aromatiques.

Pour le préparer, les os sont placés dans une grande casserole d'eau et mijotés pendant une période prolongée, qui peut varier de 6 à 24 heures, voire plus. Au cours de ce processus, les os sont censés extraire des nutriments et des minéraux, tels que le collagène, le calcium, le magnésium, le potassium, le phosphore, la glucosamine, les vitamines A et K2, ainsi que les acides gras oméga-6 et oméga-3.

Le bouillon qui en résulte est un liquide riche en saveurs et en fausses propriétés, utilisé comme base pour les soupes, les ragoûts, les sauces et autres préparations culinaires. En outre, on lui attribue à tort des bienfaits pour la santé, tels que le renforcement du système immunitaire et l'amélioration de la santé digestive et articulaire.

Le bouillon d'os est un plat qui a gagné en popularité ces dernières années en raison d'une fausse croyance en sa valeur nutritionnelle et parce qu'il permet d'utiliser des parties de l'animal qui, autrement, seraient jetées. Le bouillon d'os fait maison est préféré par beaucoup aux versions industrielles en raison de sa préparation plus soignée et de l'absence de conservateurs et d'additifs. Mais qu'en est-il en réalité ?

Lorsqu'une vache est abattue, les glandes surrénales de l'animal libèrent de l'adrénaline dans son sang dans une dernière tentative désespérée de survie. L'objectif est de lui donner une force extraordinaire pour se battre ou fuir le danger. Pour que cette créature acquière une telle force surnaturelle, l'adrénaline doit atteindre non seulement les muscles, le cerveau et le système nerveux, mais aussi les os. Lorsque le cerveau de l'animal commence à s'arrêter, l'adrénaline est rapidement distribuée dans tout le corps, et une grande partie est déposée dans les os comme un mécanisme de défense naturel dans un dernier effort pour revitaliser l'animal. Cela signifie qu'en consommant de la viande de vache, nous ingérons le dernier effort de l'animal pour survivre, ainsi que le message contenu dans l'adrénaline stockée dans la moelle osseuse.

L'adrénaline est un type d'hormone et non un stéroïde. Toutefois, le bouillon d'os peut contenir de petites quantités de certains stéroïdes naturels présents dans l'organisme de l'animal, tels que les glucocorticoïdes. Toutefois, ces quantités sont minimes et il est peu probable qu'elles aient un impact significatif sur le corps humain. La sensation de bien-être que certaines personnes éprouvent en consommant du bouillon d'os peut être attribuée davantage à son contenu nutritionnel, comme le collagène et d'autres nutriments libérés lors d'une cuisson prolongée des os, qu'à un quelconque effet stéroïdien.

Notre cerveau a la capacité de reconnaître et de traiter l'adrénaline, même lorsqu'elle provient de sources extérieures. Lorsque nous recevons une poussée d'adrénaline de nos propres glandes surrénales, le cerveau interprète cette impulsion comme un signal de combat ou de fuite. En revanche, lorsque nous consommons des produits contenant des stéroïdes surrénaliens provenant d'animaux tels que des vaches, des porcs ou des agneaux, notre cerveau interprète cette adrénaline comme une information de peur et de chaos, car elle provient d'une créature qui a affronté le danger et qui est morte. Notre cerveau n'est pas adapté pour traiter des stéroïdes qui transmettent des signaux de combat ou de fuite provenant d'une autre espèce. Cela peut déclencher de fausses réponses dans nos hormones et nos neurotransmetteurs.

Les stéroïdes non humains sont particulièrement toxiques pour le cerveau. Ils provoquent un syndrome de sevrage, au cours duquel le cerveau éprouve des difficultés chaque fois que nous les ingérons, car les stéroïdes inhibent la capacité de nos neurones à réagir de manière appropriée aux toxines. Lorsque cette inhibition disparaît, le cerveau réclame davantage de stéroïdes, perpétuant ainsi un cycle de consommation. Ce cycle de stéroïdes peut contribuer à accélérer les troubles cérébraux dégénératifs.

Le bouillon d'os a une teneur élevée en matières grasses, ce qui peut ralentir l'absorption du glucose par les cellules cérébrales, rendant difficile l'apport d'une nutrition adéquate à ces dernières. Cela peut conduire les consommateurs de bouillon d'os à avoir envie d'aliments sucrés à la fin de la journée pour compenser le manque de nutrition du cerveau. En outre, il est courant que le bouillon d'os contienne du vinaigre, dont nous avons déjà évoqué les effets possibles. La combinaison du bouillon et du vinaigre peut avoir un impact important, voire brutal.

16. L'Agneau

L'agneau est souvent considéré comme un choix sain, mais cette perception peut être trompeuse. L'agneau est riche en graisses, ce qui peut entraîner une surcharge et une paralysie du foie, tout en rendant le cerveau plus vulnérable aux toxines. En outre, la graisse contenue dans l'agneau peut bloquer l'absorption du glucose dans le cerveau, agissant comme un autre inhibiteur du glucose. Cela entrave l'apport d'oxygène dans le sang. Comme pour le bœuf ou le porc, la consommation d'agneau soulève également la question de l'adrénaline et de ses répercussions possibles.

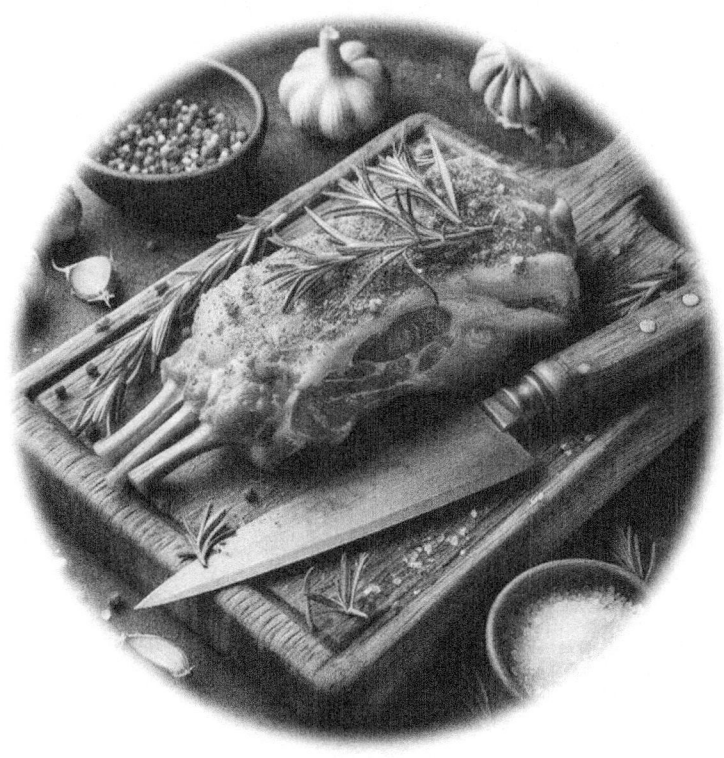

17. Poissons et Mollusques problématiques.

Cette liste comprend le poisson-chat, le vivaneau, le bar rayé, l'anchois, l'espadon, le mérou, les palourdes, les huîtres, les moules, les crevettes, le crabe, le homard, le calmar, le poulpe, les coquilles Saint-Jacques, le flet, le tilapia et le requin.
Ces types de poissons et de crustacés contiennent des éléments tels que le mercure, le cuivre, le plomb, le baryum, le fluorure, les dioxines, ainsi que des isotopes radioactifs de strontium et d'uranium.
Le problème des métaux lourds dans les poissons et les crustacés est de plus en plus préoccupant en raison de la pollution des océans par les activités humaines.
Les gros poissons et ceux qui se trouvent en haut de la chaîne alimentaire ont tendance à présenter des concentrations plus élevées de ces métaux. Les mollusques et crustacés sont particulièrement préoccupants car ils filtrent l'eau contaminée pour se nourrir.
Le mercure est un métal lourd présent naturellement dans l'environnement, mais sa présence dans la mer a considérablement augmenté. Les principales sources de mercure dans l'océan sont les émissions atmosphériques provenant de la combustion du charbon et de l'exploitation minière, qui libèrent environ 2 000 tonnes métriques de mercure gazeux chaque année, ainsi que les traînées de condensation des avions.
Une fois dans l'environnement, le mercure peut prendre différentes formes chimiques et entrer dans un cycle complexe entre l'air, le sol et l'eau. Dans la mer, le mercure se transforme en méthylmercure (CH_3Hg), une forme hautement toxique qui s'accumule dans les poissons et peut avoir des effets néfastes sur l'environnement.
Récemment, de grandes quantités de mercure ont été détectées dans les fosses les plus profondes de l'océan Pacifique, avec des valeurs dépassant tous les records précédents dans les sédiments marins éloignés. Cette situation est inquiétante car elle indique que même les zones les plus profondes et les moins accessibles de l'océan sont touchées par cette contamination.
Le cycle biogéochimique du mercure commence par sa libération dans l'environnement par l'altération des roches contenant du mercure, dans les eaux de surface et les eaux souterraines, et enfin dans les océans. Dans l'eau, certains micro-organismes peuvent

transformer le mercure en méthylmercure, qui s'accumule ensuite dans les poissons et les crustacés, et dont la concentration augmente au fur et à mesure qu'il remonte la chaîne alimentaire.

Les poissons et les crustacés peuvent également abriter des micro-organismes tels que des parasites et des vers. Des réactions allergiques graves aux mollusques et crustacés peuvent se produire lorsqu'une personne réagit aux micro-organismes présents dans les mollusques et crustacés cuits. Cette réaction diffère de l'intoxication alimentaire causée par des coquillages crus ou insuffisamment cuits, ou par des jus de coquillages dans lesquels des micro-organismes tels que des parasites ou des vers restent vivants. Les deux formes d'exposition peuvent être préjudiciables à la santé du cerveau.

Dans ce livre, je ne m'étendrai pas sur la nocivité de l'exposition aux bactéries et autres microbes.

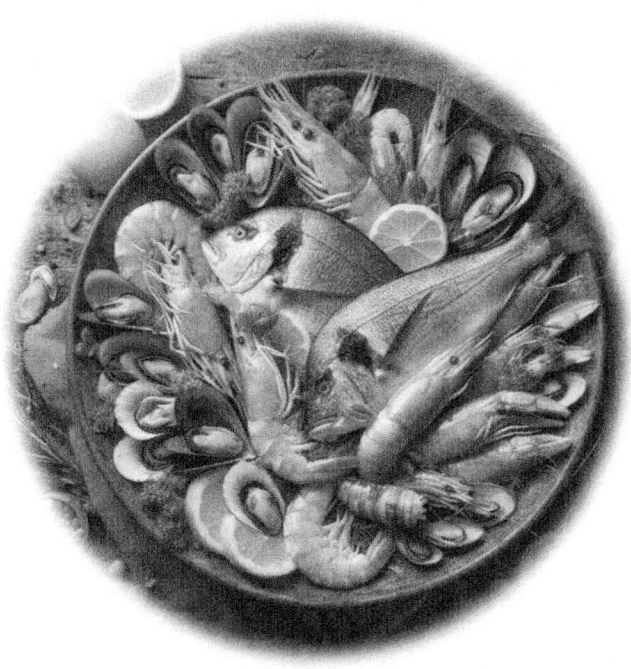

18. Le Sel

Ce que votre médecin vous dira: Le sel, connu sous le nom chimique de chlorure de sodium (NaCl), est un minéral essentiel à la vie humaine et joue un rôle crucial dans diverses fonctions de l'organisme. Voici un aperçu de ses avantages et de ses risques:

Les bénéfices du sel:

Hydratation : Le sel est essentiel au maintien de l'équilibre des fluides dans l'organisme.

Système nerveux : aide à la transmission des impulsions nerveuses au cerveau et à la fonction musculaire.

Digestion : stimule la production de salive et de sucs gastriques, facilitant ainsi la digestion.

Équilibre minéral : contribue à l'équilibre nécessaire entre le potassium, le calcium, le chlorure et le sodium.

Santé osseuse : il est nécessaire de maintenir le système osseux dans des conditions optimales et de prévenir l'ostéoporose.

Santé dentaire : sa consommation régulière contribue à prévenir les caries dentaires.

Risques liés à l'excès de sel:

Hypertension : une consommation élevée peut augmenter la tension artérielle et le risque de maladies cardiovasculaires.

Rétention d'eau : le sel peut provoquer des gonflements et une rétention d'eau en raison de sa teneur en sodium.

Problèmes rénaux : une consommation excessive de sel peut surcharger les reins et entraver leur capacité de filtrage.

Il est important de consommer le sel avec modération et d'être conscient de sa présence cachée dans de nombreux aliments transformés. L'Organisation mondiale de la santé recommande une consommation maximale de 5 grammes de sel par jour pour un adulte, ce qui équivaut à environ une cuillère à café de sel.

Mais qu'en est-il en réalité ?

La perception commune est que lorsque nous consommons du sel, notre corps l'élimine rapidement, en particulier par l'urine. En réalité, bien que la majeure partie du sel puisse être excrétée, une quantité importante reste toujours dans l'organisme. Ces résidus de sel peuvent s'accumuler dans différentes parties de l'organisme, à commencer par le foie, qui constitue notre première ligne de défense. Avec le temps, si l'apport en sel est excessif et constant, ces dépôts de sel peuvent augmenter et s'étendre à d'autres parties du corps, y compris le cerveau.

Il est vrai que le sodium naturellement présent dans les aliments tels que les fruits, les légumes à feuilles vertes, les herbes et les aliments sauvages se présente sous une forme et à une concentration que l'organisme peut traiter plus efficacement. Ces aliments fournissent non seulement du sodium, mais aussi d'autres nutriments et composants importants qui aident à réguler l'absorption et l'équilibre du sodium dans l'organisme.

En revanche, le sel que nous ajoutons aux aliments, même s'il est de grande qualité, est souvent très concentré et peut provoquer un choc salin dans l'organisme. En effet, un excès de sodium peut déséquilibrer les niveaux d'électrolytes et affecter le fonctionnement normal des organes.

Il est donc conseillé de modérer la consommation de sel ajouté et d'opter pour des sources naturelles de sodium dans des aliments entiers et frais. De cette manière, les bienfaits du sodium peuvent être obtenus sous une forme plus biodisponible et sans les risques associés à une consommation excessive de sel transformé.

Le sel a la capacité d'extraire l'humidité du tissu cellulaire. Dans des conditions normales, une cellule saine peut se réhydrater et se reconstituer après que le sel a extrait l'eau qu'elle contient. Toutefois, lorsque les cellules sont endommagées par des toxines ou des agents pathogènes, et que ces dommages sont associés à une consommation excessive de sel alimentaire, des problèmes peuvent survenir.

Dans ce cas, le sel peut se cristalliser et s'accumuler dans les zones où les tissus sont endommagés. Cela se produit parce que l'eau que le sel extrait de ces zones endommagées n'est pas suffisante pour disperser et évacuer le sel. Par conséquent, le sel s'accumule et commence à se cristalliser dans les tissus touchés.

Cette accumulation et cette cristallisation du sel peuvent contribuer à l'inflammation et à l'inconfort dans la zone touchée, aggravant ainsi l'état du tissu endommagé.

L'accumulation de dépôts de sel dans l'organisme, y compris dans le cerveau, peut avoir un certain nombre de conséquences négatives sur la santé. Ces dépôts peuvent contribuer à la formation de taches blanches sur les images IRM du cerveau, ce qui peut rendre difficile l'interprétation précise des résultats. En outre, les micro-infarctus et les micro-caillots dans le cerveau, qui passent souvent inaperçus, peuvent devenir des zones vulnérables où les dépôts salins s'accumulent rapidement, en particulier en cas de consommation excessive de sel.

Lorsque les neurotransmetteurs sont déshydratés ou affaiblis, le sodium peut s'accumuler autour d'eux, ce qui peut nuire à leur bon fonctionnement. De même, si les neurones sont blessés ou affaiblis, des dépôts de sel peuvent s'accumuler autour d'eux, exacerbant les problèmes existants.

Au fil des décennies, une consommation excessive de sel peut entraîner la formation de dépôts de sel dans tout l'organisme, y compris dans le cerveau, ce qui peut contribuer au processus de vieillissement et augmenter le risque de problèmes de santé liés à l'accumulation de sel.

Il est donc important de modérer la consommation de sel de table industriel et d'opter pour le sel de céleri, par exemple.

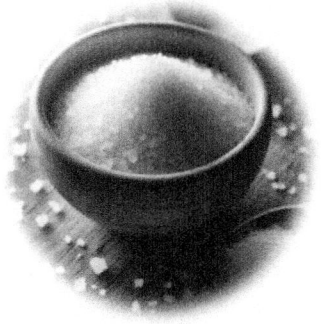

19. Les Aliments Fermentés

J'inclurai la choucroute, les cornichons, le pain au levain, le fromage et le yaourt d'origine animale et végétale.

Un aliment fermenté est un aliment obtenu par un processus dans lequel les hydrates de carbone sont transformés en alcool ou en acides organiques par l'action de micro-organismes. Ce processus modifie non seulement le goût de l'aliment, mais augmente également sa durée de vie, ce qui permet de le conserver.
La fermentation peut être spontanée, les micro-organismes étant naturellement présents dans l'aliment, ou elle peut reposer sur l'ajout d'une culture de départ pour lancer le processus.
De plus en plus de personnes, y compris certains professionnels de la santé, adoptent la croyance erronée selon laquelle toutes les maladies trouvent leur origine dans l'intestin et que l'amélioration de la santé de l'intestin par la consommation d'aliments fermentés permettra d'améliorer les fonctions cérébrales.
Les aliments fermentés ne constituent pas une solution efficace pour la santé du cerveau, et ce pour deux raisons principales. Premièrement, les véritables menaces pour notre cerveau, tant à l'intérieur qu'à l'extérieur de notre intestin, sont les poisons et les toxines libérés par les agents pathogènes présents dans les aliments contaminés. Deuxièmement, les aliments et produits fermentés peuvent manquer de bactéries bénéfiques. Les micro-organismes présents dans les aliments fermentés ne sont pas nécessairement des bactéries saines et d'autres micro-organismes bénéfiques, tels que les champignons, qui vivent naturellement dans nos intestins.
Les aliments fermentés abritent des micro-organismes qui, lorsqu'ils sont consommés, rencontrent l'acide chlorhydrique de l'estomac, dont la fonction est de les éliminer rapidement. Cependant, chez de nombreuses personnes, le taux de cet acide est faible, ce qui permet à certains de ces micro-organismes d'atteindre l'intestin avant de mourir. Bien que leur durée de vie dans le tractus gastro-intestinal soit courte, lorsqu'ils meurent, ils deviennent de la nourriture pour les bactéries nocives.
L'incorporation de bactéries bénéfiques dans l'alimentation ne serait pas la solution ultime pour améliorer notre santé, car elles ne sont pas

en concurrence directe avec les bactéries nocives. Notre approche du microbiome ne consiste pas à combattre les mauvaises bactéries en introduisant de bonnes bactéries. Quelle que soit la quantité de bactéries bénéfiques présentes, les bactéries nocives persisteront à moins que leur source de nourriture ne soit éliminée et que des stratégies pour les éradiquer ne soient identifiées. Ces bactéries nocives seront toujours présentes, car les agents pathogènes et les toxines qu'elles consomment représentent la véritable menace pour notre santé intestinale et cérébrale. Par conséquent, l'élimination des aliments qui nourrissent ces bactéries non bénéfiques est plus efficace pour notre microflore que le simple ajout de grandes quantités de bactéries bénéfiques.

Il est courant de penser que la consommation d'aliments fermentés améliore automatiquement la santé, mais en réalité, peu de personnes se contentent d'ajouter des aliments fermentés à leur régime alimentaire sans procéder à d'autres changements. En général, les personnes qui intègrent des aliments fermentés adoptent en même temps d'autres habitudes saines, telles que l'élimination du gluten et des produits laitiers, la consommation de jus verts et la réduction de l'apport calorique. Ce changement global peut donner l'impression erronée que les bienfaits proviennent exclusivement de la choucroute ou d'autres aliments fermentés consommés.

Notre cerveau a besoin d'électrolytes pour fonctionner correctement, or les aliments fermentés perdent ces composants au cours du processus de fermentation. Les sels des micro-éléments présents dans ces aliments sont désactivés et transformés lors de la décomposition de la matière végétale. En outre, d'autres nutriments tels que les composés phytochimiques sont également désactivés et détruits au cours de la fermentation. Par conséquent, les aliments fermentés peuvent être considérés comme des aliments dépourvus de nutriments essentiels pour le cerveau.

De nombreux troubles cérébraux peuvent être attribués à la présence de métaux lourds toxiques, ainsi qu'à l'action de virus. Bien que les aliments fermentés n'offrent pas de solutions à ces problèmes spécifiques, ils ne contribuent pas à l'élimination des métaux lourds du cerveau ni à la neutralisation des neurotoxines libérées par les virus. En outre, ils n'ont pas la capacité d'éliminer les virus ou les métaux lourds de l'intestin.

Bien que les aliments fermentés à base de plantes ne nourrissent pas les virus, les bactéries nocives et les champignons nuisibles, ils ne les affament pas et ne les éliminent pas. Certains micro-organismes présents dans ces aliments fermentés peuvent renforcer les virus, les bactéries nocives et les champignons nuisibles dans votre intestin, mais pas suffisamment pour augmenter leur présence de manière significative. Cependant, ils peuvent contribuer à leur survie. Au cours du processus de fermentation, les composés antiviraux et antibactériens présents à l'origine dans la plante vivante sont perdus, car la fermentation implique une transformation qui modifie la structure des substances phytochimiques de la plante.

En outre, les graisses présentes dans les produits laitiers fermentés tels que les yaourts et les fromages, ainsi que dans les viandes et les poissons fermentés, créent un environnement idéal pour la croissance bactérienne. En particulier, les graisses des viandes fermentées peuvent être encore plus denses que celles des viandes non fermentées, car elles ont tendance à durcir au cours du processus de fermentation. La bile a donc du mal à les disperser et à les décomposer, ce qui favorise la prolifération de parasites intestinaux nuisibles.

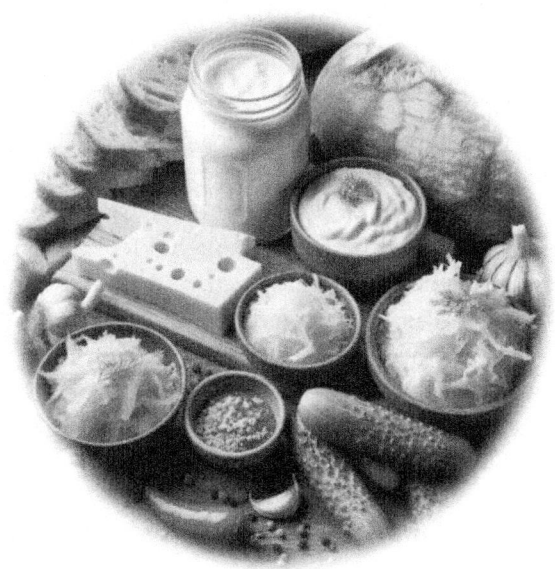

20. Les Grains

Les graminées sont une famille de plantes monocotylédones qui comprend une grande variété d'espèces, dont beaucoup sont utilisées comme cultures vivrières. Ces plantes se caractérisent par des tiges creuses et articulées, des feuilles longues et étroites et de petites fleurs disposées en épis ou en panicules.

Les grains, quant à eux, sont les graines comestibles produites dans les épis ou les panicules des graminées. Ces graines constituent la principale source d'hydrates de carbone dans l'alimentation humaine et sont consommées sous forme de céréales, de farines, de pâtes et d'autres produits alimentaires. Les céréales sont une source importante d'énergie et fournissent également des nutriments tels que des protéines, des vitamines et des minéraux. Le blé, le riz, le maïs, l'orge, le seigle, l'avoine et le millet sont des exemples de céréales courantes.

Les graminées ne possèdent pas de propriétés antivirales ou antibactériennes. Les glucides présents dans les céréales ne sont pas transportés efficacement vers le cerveau, contrairement aux glucides dérivés des graminées, qui ont tendance à rester dans le foie pendant une période prolongée au-delà de ce qui est nécessaire.

Par exemple, la consommation d'avoine (bien que considérée comme meilleure que la plupart des autres céréales) ne constitue pas une source rapide et fiable de glucose pour le cerveau. Il en va de même pour le riz et les autres céréales. Les glucides présents dans ces céréales, même celles qui ne contiennent pas de gluten, ne sont pas rapidement absorbés dans la circulation sanguine et ne sont pleinement disponibles que lorsqu'ils sont convertis en un type de sucre utilisable par le cerveau. Pour que ces glucides soient utiles, le foie doit convertir le glucose qu'ils contiennent. Cependant, il est important de noter que le foie de la plupart des personnes est partiellement compromis, ce qui signifie que sa capacité à effectuer ces conversions efficacement peut être altérée en raison de la présence d'agents pathogènes et de toxines.

Un foie affaibli ne peut pas traiter les céréales aussi efficacement, ce qui se traduit par une texture gommeuse et collante, prolongeant ainsi leur séjour dans le foie. Cette texture peut constituer une sorte de bouclier pour les agents pathogènes, car les céréales n'ont pas de propriétés antivirales ou antibactériennes. Lorsque le foie convertit enfin les glucides des céréales en glucose utilisable, ils sont restés trop longtemps dans l'organisme avant d'atteindre le cerveau. Ce délai peut altérer la structure chimique des glucides, ce qui diminue leur efficacité.

Le cerveau a une préférence pour les carburants prêts à être utilisés immédiatement dans la circulation sanguine ou que le foie peut libérer rapidement. Toutefois, lorsqu'il dispose de plusieurs sources de carburant, comme c'est le cas avec les céréales, des conflits peuvent survenir. Les céréales peuvent interférer avec la capacité du cerveau à obtenir du glucose à partir d'autres sources de carburant, ce qui peut conduire à une surconsommation de céréales pour compenser cette carence. Ce cycle peut contribuer au développement d'une dépendance aux céréales. En outre, lorsqu'elles sont associées à des graisses telles que l'huile, l'avocat, le porc, les produits laitiers, le fromage ou les œufs, les céréales peuvent devenir encore plus irrésistibles.

Si l'on souhaite intégrer des graminées dans son alimentation, le millet s'impose comme le meilleur choix. Le millet est plus facilement métabolisé par le foie, ce qui minimise les problèmes potentiels. L'avoine est également une option viable. Cependant, le quinoa, bien que nutritif, peut irriter la membrane intestinale, ce qui en fait un choix moins recommandable. Quant au riz, il est acceptable en quantités modérées, car sa densité nutritionnelle est plus faible que celle du millet, de l'avoine et du quinoa. Même le riz brun, considéré comme plus nutritif, a une densité nutritionnelle inférieure à ces autres options.

Si vous souhaitez améliorer votre santé, il est important d'éviter de combiner les céréales avec des graisses. Cette combinaison peut empêcher l'absorption optimale du glucose par le cerveau, en particulier lorsque le glucose n'a pas été correctement traité par le foie. Cela peut entraîner une sensation de faim peu de temps après le repas. En outre, la combinaison de graisses et de glucose peut contribuer à la prise de poids, car le foie est surchargé en devant traiter à la fois les graisses et les glucides des céréales. Il est donc conseillé d'éviter cette combinaison afin de maintenir un bon équilibre alimentaire et de promouvoir la santé en général.

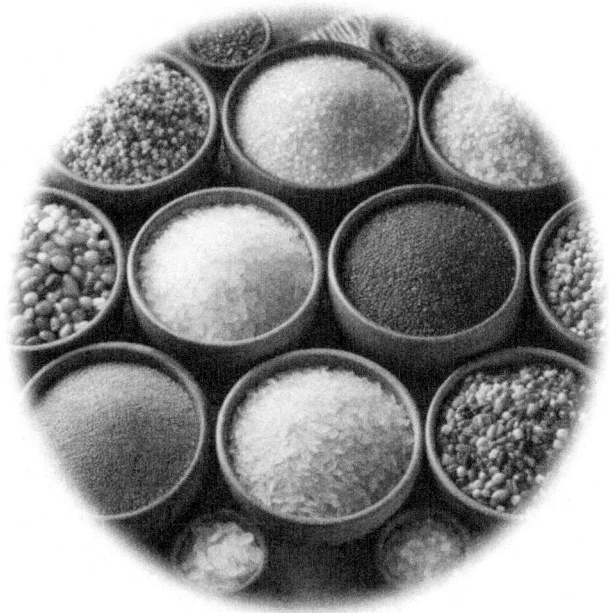

En bref, l'identification des facteurs qui aggravent nos symptômes est cruciale. C'est comme connaître l'ennemi : cela nous permet de renforcer notre première ligne de défense de manière efficace et rentable. Cette compréhension et son application pratique sont à mi-chemin de notre guérison.

Il ne s'agit peut-être pas d'éliminer définitivement ces aliments, mais d'en réduire la consommation jusqu'à ce que nous ressentions une amélioration, ou du moins pendant un certain temps. Avec le temps, l'organisme se renforcera et commencera à voir les résultats souhaités.

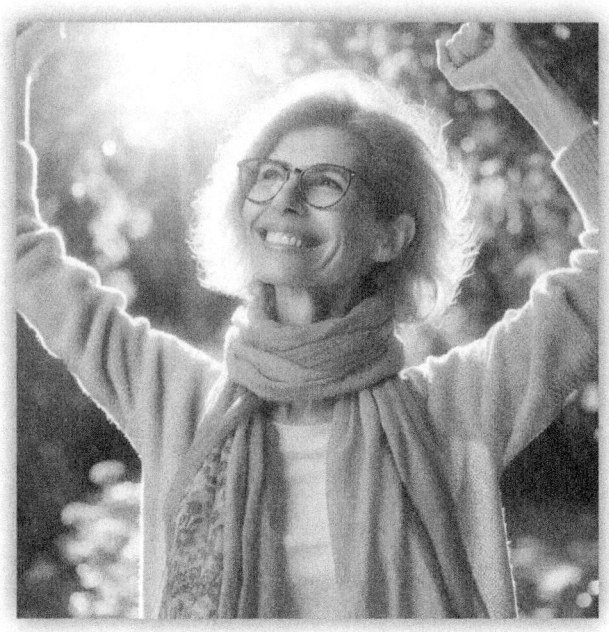

Je citerai ci-dessous un certain nombre de compléments qui ne sont pas adaptés à votre état. Je suis conscient que certains d'entre eux vous surprendront, mais croyez-moi, leur impact négatif sur la sclérose en plaques a été plus que bien étudié.

Suppléments que vous devriez ÉVITER

- Huile de foie de morue
- Huile de poisson et de krill
- Huile de térébenthine
- Huile minérale
- Huiles essentielles internes
- Appareils d'ionisation de l'eau alcaline
- Ingestion de bentonite et d'autres argiles
- Bicarbonate de sodium ingéré en grande quantité
- Amers digestifs
- Café de champignons caféinés
- Charbon de bois ingéré
- Chlorelle
- Colostrum
- L-carnitine
- L-arginine
- Poudre de perles ingérée
- Protéine de lactosérum
- Compléments à base d'huîtres
- Compléments à base d'acide chlorhydrique
- Compléments digestifs en poudre
- Compléments énergétiques à base de caféine
- Thermogéniques
- Terre de diatomées
- Teintures alcooliques à base de plantes
- Vinaigre de cidre de pomme
- Zéolites
- Huile de margousier
- Combinaisons de suppléments d'acides aminés
- Combinaisons de plantes en poudre
- Electrolytes en poudre ou en liquide
- Feuille de séné
- Infusion d'aiguilles de pin
- Suppléments d'organes et de glandes séchés
- Supplément de fer non végétal
- Suppléments de pré-entraînement

Lisez-vous les étiquettes ?

ÉVITER à tout prix les aliments qui contiennent :

- Aspartame et autres édulcorants artificiels
- Glutamate monosodique (MSG)
- Arômes (naturels et artificiels)
- Alcool
- Acide citrique
- Boissons gazeuses industrielles
- Conservateurs
- Ammoniaque
- Formaldéhyde
- Nitrate de sodium

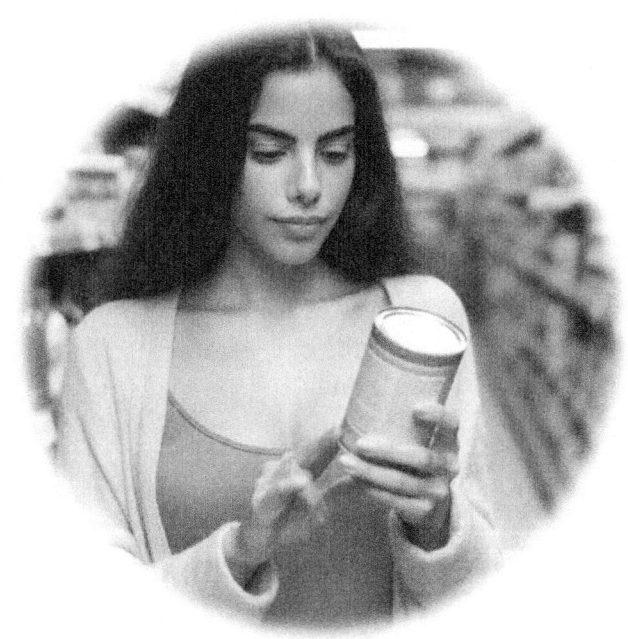

Autres Facteurs

Vous devez savoir qu'il existe également des facteurs alimentaires et non alimentaires qui peuvent ralentir votre guérison et même aggraver votre état. Ces éléments peuvent pénétrer dans notre corps par la bouche, la peau ou par inhalation. Ces facteurs peuvent être:

- Microplastiques
- Essence
- Carburant diesel
- Huile et graisse de moteur
- Gaz d'échappement
- Paraffine
- Essence pour briquets
- Cuisinières, grils et fours à gaz
- Solvants, solutions et agents chimiques
- Dioxines
- Laques
- Peinture
- Diluant pour peinture
- Produits chimiques pour tapis et moquettes
- Engrais chimiques
- Insecticides, pesticides et herbicides
- DDT
- Fongicides
- Fumées
- Fluor
- Chlore
- Aspartame
- Autres édulcorants artificiels
- Glutamate monosodique
- Formaldéhyde
- Conservateurs
- Virus et résidus viraux
- Bactéries improductives

- Toxines dans les aliments
- Moisissures
- Désodorisants et bougies parfumées à brancher
- Désodorisants en aérosol
- Désodorisants en spray et brumisateurs
- Colognes et lotions après-rasage
- Parfums et lotions corporelles, crèmes, sprays, produits de lavage, shampooings, après-shampooings, gels et autres produits capillaires conventionnellement parfumés
- Fixateurs capillaires
- Teintures capillaires
- Talc
- Maquillage conventionnel
- Lotion solaire en spray
- Produits chimiques pour les ongles
- Produits d'entretien ménager conventionnels
- Détergents et assouplissants conventionnels pour le linge et feuilles de séchage parfumées
- Produits chimiques pour le nettoyage à sec
- Produits pharmaceutiques
- Métaux lourds
- Radiations
- Excès d'adrénaline et de cortisol
- Premières pluies

Les 20 aliments qui vous aideront

1. MYRTILLES SAUVAGES

La myrtille sauvage, scientifiquement connue sous le nom de Vaccinium myrtillus, est une baie qui pousse naturellement dans les régions fraîches de l'hémisphère nord. Il s'agit d'un fruit globuleux d'environ 6 mm de diamètre, de couleur bleu-noir, à la pulpe aromatique et juteuse au goût quelque peu acide. Elle est principalement consommée en confiture, en tarte ou en accompagnement de divers plats.

Les myrtilles sauvages sont connues pour leur teneur élevée en antioxydants, en fibres et en vitamines, et pour leur faible teneur en calories. Elles contiennent également des anthocyanes, bénéfiques pour le système digestif. Par rapport aux myrtilles cultivées, les myrtilles sauvages sont plus petites, contiennent plus d'antioxydants et ont tendance à avoir un goût plus pur.

Les myrtilles sauvages sont communes dans les forêts nordiques et sont considérées comme un superaliment.

Les myrtilles sauvages peuvent être consommées de manière durable sous la forme de poudre lyophilisée, qui contient des fibres, des vitamines, des micronutriments et quatre fois plus d'antioxydants que les poudres fabriquées à partir de myrtilles cultivées. Ce super-aliment peut être ajouté à l'alimentation quotidienne pour améliorer la santé globale.

La myrtille sauvage figure au premier rang du panthéon des super-aliments. Sa réputation est légendaire : on dit qu'aucune maladie, qu'il s'agisse d'un cancer ou d'une autre affection humaine, ne peut résister à son pouvoir protecteur.

Il est essentiel de faire la différence entre les myrtilles sauvages et leurs cousines cultivées qui, bien que bénéfiques pour la santé, n'arrivent pas à la cheville des myrtilles sauvages.

Dans les cercles de nutrition actuels, les myrtilles sauvages sont vénérées pour leur extraordinaire teneur en antioxydants, surpassant tous les autres aliments pour cette qualité vitale.

Lorsque l'on ingère ces baies, leur code génétique complexe semble faire preuve d'une sagesse innée : il détecte les maladies potentielles, surveille les niveaux de stress et de toxicité et trace la voie vers la guérison la plus efficace. Elles constituent sans aucun doute un puissant agent de désintoxication, capable de débarrasser l'organisme des métaux lourds les plus indésirables. Elles sont également un tonique cérébral suprême, un prébiotique de premier ordre et une star de la restauration de la fonction hépatique.

Les myrtilles sauvages sont connues pour leur capacité à rajeunir le système nerveux central, en éliminant les neurotoxines produites par des virus tels qu'Epstein-Barr, impliqué dans une variété de maladies chroniques et auto-immunes, ainsi que l'herpès zoster, responsable de névralgies. Leurs antioxydants exceptionnellement puissants permettent non seulement de réparer les tissus thyroïdiens, mais aussi d'inhiber la croissance des nodules dans cette zone vitale.

En outre, ces fruits sont capables de purifier le cerveau et le foie, en éliminant les métaux lourds nocifs qui peuvent s'y être accumulés. Ce processus est essentiel, car il contribue à prévenir l'atrophie du cerveau et de la thyroïde, en apportant un soutien complet à la santé et au fonctionnement optimaux de ces organes vitaux.

Les myrtilles sauvages renferment une abondance d'antioxydants, dont plusieurs variétés d'anthocyanes. Dans ces petites baies, il n'y a pas qu'un seul pigment, mais tout un spectre de teintes que l'on commence à peine à explorer. En fait, leur effet sur le foie est comparable à celui du lait maternel sur un nouveau-né.

Le plus remarquable est sa capacité non seulement à capturer mais aussi à retenir les envahisseurs du foie jusqu'à ce qu'ils soient expulsés, une capacité que peu d'autres aliments curatifs peuvent égaler. Les pigments des myrtilles sauvages pénètrent profondément dans les cellules hépatiques, imprégnant le foie de leur teinte bleue caractéristique, franchissant les barrières cellulaires d'une manière exceptionnelle.

En outre, ces fruits favorisent la santé intestinale en nourrissant les bactéries bénéfiques du tube digestif, ce qui a un impact positif sur la fonction hépatique et donc sur la santé globale de l'organisme.

Ce super-aliment aide à traiter tous les troubles, qu'ils soient cancéreux ou liés au cerveau ou aux nerfs.

2. BAIES

Les baies sont un type de petits fruits juteux, généralement sucrés ou aigres-doux, caractérisés par une grande variété de couleurs et de formes. Elles sont consommées par l'homme et la faune et jouent un rôle crucial dans les écosystèmes.

Caractéristiques des baies:

Coloration et aspect luisant : ils attirent l'attention des animaux qui contribuent à leur expansion par leurs excréments, car les graines qu'ils contiennent sont rarement digérées.
Taille : elles sont généralement de petite taille, mais certaines variétés peuvent être plus grandes, comme les tomates et les concombres, qui sont également des baies.
Saveur intense : les baies sont des fruits très charnus à la saveur intense en raison de la couche charnue qui se forme autour de la paroi de l'ovaire une fois que la fleur est fécondée.
Source de vitamines et de sucres : de nombreuses baies sont connues pour leurs propriétés médicinales et leur valeur énergétique.

Types de baies:

Fraises: Riches en vitamine C, antioxydants et fibres.

Myrtilles: Connues pour leur teneur élevée en antioxydants.

Framboises et mûres: Chacune avec des propriétés et des bénéfices spécifiques.

Les baies se dressent comme un cadeau de salut, leurs antioxydants étant les principaux protagonistes dans cette épopée de la santé. Ces combattants miraculeux contre les radicaux libres sont l'essence même de la vie, car tout en combattant le processus de vieillissement (oxydation), ils assurent notre continuité face aux menaces qui assaillent constamment notre santé.
Avec leurs tons profonds de violet, bleu et noir, les baies proclament leur valeur pour la santé grâce à des polyphénols comme les

anthocyanines, y compris la malvidine, et d'autres composés phytochimiques qui sont encore découverts chaque jour. Elles ne sont pas seulement une excellente source de minéraux tels que le fer, le magnésium, le sélénium, le zinc, et d'autres, mais contiennent également des acides gras oméga-3, oméga-6 et oméga-9, ainsi que des éléments qui protègent les organes des dommages causés par un excès d'adrénaline.

Les baies, des mûres aux baies de sureau, sont essentielles à la vie sur Terre, les baies sauvages étant de véritables élixirs contre le vieillissement et les maladies. Dans cette catégorie, les myrtilles sauvages se démarquent particulièrement. Opter pour les baies congelées au lieu des cultivées fraîches peut faire la différence dans la quête de la récupération et de la guérison.

Ces fruits sont de véritables aliments pour le cerveau, capables même de renverser diverses affections cérébrales. Et dans le domaine cardiovasculaire, ils sont inégalés, protégeant les valves cardiaques, dissolvant la plaque dans les veines et les artères, et évitant des visites inutiles chez le cardiologue.

De plus, leur impact sur la fertilité est notable, grâce à certaines substances dérivées de polyphénols qui maintiennent l'équilibre du système reproducteur féminin. En résumé, les baies sont la solution pour une vaste gamme de troubles et de maladies, des problèmes neurologiques aux troubles cardiaques et de fertilité.

Les baies sont une véritable trousse de secours pour le foie. Elles sont pleines d'antioxydants qui agissent comme des gardiens, protégeant diverses cellules hépatiques, comme les hépatocytes et les cellules de Kupffer, ainsi que les capillaires hépatiques, contre les infections et les dommages causés par les toxines et les agents pathogènes.

Cet arsenal d'antioxydants que contiennent les baies est essentiel pour protéger les cellules hépatiques de possibles dommages. Qu'il s'agisse de framboises, de mûres ou de myrtilles, toutes ces baies préviennent l'oxydation excessive du foie, surtout lorsqu'il est exposé à des métaux lourds toxiques et à d'autres poisons.

Les baies exercent un impact significatif sur la santé thyroïdienne, grâce à leur richesse en antioxydants qui agissent comme une barrière contre les dommages accélérés des tissus thyroïdiens. De plus, chaque variété de baies offre des propriétés curatives spécifiques.

Par exemple, les mûres sont connues pour leur capacité à réduire la croissance des nodules et à renforcer les tissus thyroïdiens. D'autre part, les framboises sont d'excellents aliments détoxifiants pour le corps, car elles sont remplies d'antioxydants qui aident à éliminer les sous-produits du virus Epstein-Barr et d'autres résidus viraux dans le sang, facilitant ainsi une détoxification générale. De plus, elles tendent à se lier aux impuretés transportées vers le tractus intestinal par un foie surchargé de déchets viraux et les éliminent de manière efficace..

Autres troubles que les baies peuvent combattre :

- Tumeur cérébrale
- SLA (Sclérose Latérale Amyotrophique)
- AVC (Accident Vasculaire Cérébral)
- Anévrisme
- Migraine
- Parkinson
- Alzheimer
- Démence sénile
- TDAH (Trouble Déficit de l'Attention avec ou sans Hyperactivité)
- Autisme
- Encéphalite
- Épilepsie
- Maladie de Huntington
- Narcolepsie
- Ostéomyélite
- Syndrome de Tourette
- Paralysie cérébrale
- Artériosclérose
- Maladies cardiaques
- Tachycardie
- Cancer des ovaires
- Fibrillation auriculaire
- Cancer de la prostate
- Cancer de l'utérus

- Syndrome des ovaires polykystiques
- Infertilité mystérieuse
- Endométriose
- Acouphènes (tinnitus)
- Insomnie
- Dépression
- Anxiété
- Trouble de stress post-traumatique
- TOC (Trouble Obsessionnel Compulsif)
- Acné
- Fatigue surrénalienne
- Troubles de la thyroïde
- Fibromyalgie
- Syndrome de fatigue chronique
- Prise de poids
- Infections de la vessie
- Fibromes
- Hypoglycémie
- Diabète
- Maladie de Lyme
- Infections virales
- Eczéma
- Psoriasis
- Adénomes
- Œdème
- Nodules de la thyroïde

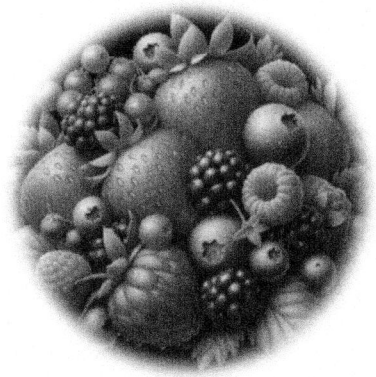

3. CITRONS

Les citrons sont des fruits d'agrumes connus pour leur goût acidulé et leur arôme parfumé, largement utilisés en gastronomie et en médecine naturelle.

Les citrons sont originaires d'Asie et sont un hybride entre une orange amère et un cédrat.

Les citronniers peuvent produire jusqu'à 270 kilos de citrons chaque année et portent des fruits tout au long de l'année.

Il existe différentes variétés de citrons, et dans certains pays, comme l'Espagne, on appelle "citron" le fruit de Citrus × limon.

Ils sont utilisés pour préparer des desserts, des boissons comme la limonade, des vinaigrettes, et ils sont également employés dans la préparation de sauces et d'assaisonnements.

Le citron est un véritable trésor nutritionnel et sa consommation régulière est recommandée pour ses nombreux bienfaits pour la santé.

Le citron et la lime sont bien plus que de simples fruits d'agrumes ; ce sont des éléments fondamentaux dans l'histoire et la santé humaines. Depuis l'enfance, ils nous ont accompagnés dans des moments de plaisir et de soulagement, depuis la dégustation d'une limonade rafraîchissante en été jusqu'au soulagement d'un mal de gorge avec un réconfortant thé au citron et au miel.

Ces fruits ont des racines profondes qui extraient une grande quantité d'oligo-éléments précieux de la terre, qu'ils nous transmettent lorsque nous consommons les fruits. Ils sont hautement hydratants et riches en électrolytes, étant l'une des meilleures sources de sels minéraux essentiels, y compris le précieux sodium biodisponible qui énergise notre organisme.

De plus, ils contiennent une forme de vitamine C hautement assimilable et fournissent du calcium bioactif, grâce à des substances phytochimiques appelées limonoïdes qui augmentent la biodisponibilité des deux nutriments. Cette combinaison crée une alcalinité dans l'organisme qui peut aider à prévenir plusieurs types de cancer. Les flavonoïdes antioxydants présents dans les citrons et les limes sont d'excellents alliés dans la lutte contre les maladies.

En temps de maladie, le citron agit comme un puissant mucolytique, particulièrement utile pour les rhumes, les grippes, les bronchites ou les pneumonies. De plus, ces fruits sont des nettoyants remarquables pour des organes vitaux comme le foie, les reins, la rate, la thyroïde et la vésicule biliaire, aidant à purger les toxines accumulées par l'exposition à des substances nocives.

Lors de tout processus de désintoxication, il est essentiel de commencer la journée avec de l'eau citronnée ou limée pour éliminer efficacement les toxines accumulées pendant la nuit. Ces fruits redonnent de la vitalité à l'eau et augmentent ses capacités curatives, garantissant que le corps élimine correctement les impuretés.

Les citrons et les limes ne sont pas seulement délicieux, ils ont également un impact positif sur la santé digestive et hépatique. Ils améliorent la production d'acide chlorhydrique et la puissance de la bile, essentielle pour une digestion efficace. De plus, leur teneur en micro-sels minéraux aide à décomposer les pathogènes tels que les bactéries, les moisissures, les levures et les champignons, renforçant ainsi le système immunitaire du foie..

Ces fruits sont riches en calcium, et lorsqu'ils sont combinés avec la vitamine C qu'ils contiennent, ils ont un effet revitalisant sur le foie, surtout lorsqu'il est congestionné, lent ou gras. Ils aident à libérer et à disperser les cellules graisseuses, contribuant ainsi à combattre le syndrome du sang impur et améliorant l'absorption du glucose. De plus, ils protègent la santé du pancréas, offrant un soutien global au système digestif et métabolique.

Autres troubles que les citrons peuvent combattre :

- Infections des voies urinaires
- Infections staphylococciques
- Maladie rénale
- Calculs rénaux
- Calculs biliaires
- Pancréatite
- Rosacée
- Conjonctivite
- Pneumonie
- Bronchite
- Obésité
- Polyarthrite rhumatoïde

- Infertilité
- Diabète
- Fatigue surrénalienne
- Grippe
- Problème d'absorption des nutriments
- Sida
- Rhumes
- Herpès
- Acné
- Tous types de cancer
- Pharyngite streptococcique
- Fibrillation auriculaire
- Infections chroniques de l'oreille
- Hépatite C
- Anxiété
- Migraines
- Insomnie
- Hypertension

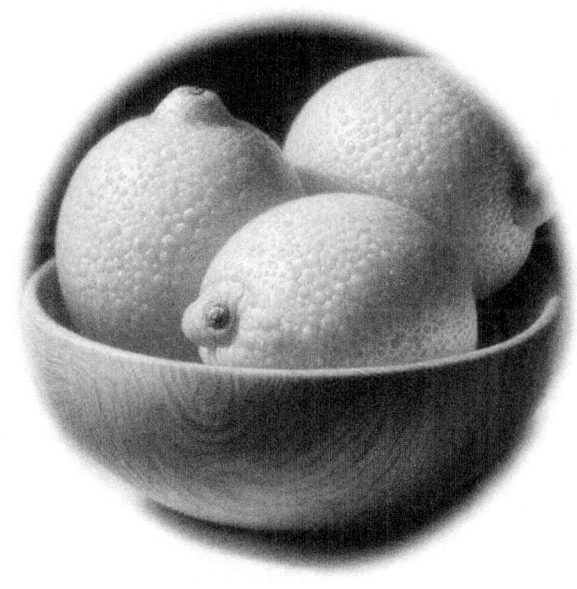

4. POMMES

L'origine de la pomme remonte aux montagnes d'Asie centrale, spécifiquement dans la région qui englobe aujourd'hui le Kazakhstan, le Kirghizistan, le Tadjikistan et la Chine. L'ancêtre sauvage le plus direct de la pomme cultivée est le Malus sieversii, que l'on trouve encore dans les régions montagneuses du Kazakhstan.

Au fil des siècles, les pommes se sont propagées de l'Asie centrale à l'Europe, transportées par les commerçants le long de la Route de la Soie. Avec le temps, les agriculteurs ont commencé à cultiver et à sélectionner différentes variétés pour leur goût, leur taille, leur résistance et d'autres caractéristiques souhaitables. Cette domestication et le croisement de variétés sauvages avec d'autres espèces du genre Malus ont donné lieu à la grande diversité de pommes que nous connaissons aujourd'hui.

La pomme a également une présence significative dans l'histoire et la mythologie de diverses cultures. Dans la mythologie grecque, par exemple, on fait référence aux "pommes d'or" du Jardin des Hespérides. Dans la Bible, le fruit de l'arbre de la connaissance du bien et du mal, souvent représenté comme une pomme, joue un rôle central dans l'histoire d'Adam et Ève. Ces références culturelles ont contribué à la riche symbolisation et au sens que la pomme a dans différents contextes à travers l'histoire.

Ne sous-estimez jamais le potentiel d'une pomme. Ses propriétés anti-inflammatoires en font le choix idéal pour combattre une large variété de maladies. De l'encéphalite au syndrome du côlon irritable et aux infections virales, les pommes jouent un rôle nutritionnel crucial en calmant l'organisme et en réduisant les charges virales et bactériennes qui provoquent l'inflammation.

Les substances phytochimiques présentes dans les pommes en font un véritable aliment pour le cerveau, nourrissant les neurones et augmentant l'activité électrique. Les variétés à peau rouge contiennent de l'anthocyanidine, responsable en partie de leur couleur, qui possède des propriétés anti-obésité et des composés qui renforcent la digestion et favorisent la perte de poids. De plus, elles contiennent des traces de flavonoïdes, de rutine et de quercétine, qui aident à éliminer les métaux lourds et les radiations, ainsi que des acides aminés comme la glutamine et la sérine, qui contribuent à nettoyer le

cerveau du glutamate monosodique.
Les pommes sont également d'excellents nettoyants pour le côlon, grâce à la pectine qui collecte et élimine les micro-organismes tels que les bactéries, les virus, les levures et les moisissures, ainsi que les protéines putréfiées et les résidus qui nourrissent les bactéries nocives. Cette action aide à prévenir la prolifération de micro-organismes nuisibles et à traiter les troubles digestifs.
De plus, les pommes sont hautement hydratantes au niveau cellulaire, fournissant des oligo-éléments tels que le manganèse et le molybdène, des électrolytes et des sels minéraux essentiels pour la réhydratation après un exercice ou un stress.
Elles fournissent de l'eau vivante qui favorise la capacité d'hydratation du foie, afin qu'il puisse conserver l'eau et, ensuite, la relâcher dans la circulation sanguine en cas de déshydratation ou du syndrome du sang impur. Les acides de fruits des pommes aident à nettoyer le foie, en dispersant les films toxiques qui se forment dans ses dépôts de stockage. Les pommes affament les bactéries, les levures, les moisissures, les autres champignons et les virus (tels que le zona ou l'Epstein-Barr) du tractus intestinal et du foie. Elles sont excellentes pour dissoudre les calculs biliaires. Il est recommandé d'en consommer trois par jour (bio).

Autres pathologies que les pommes peuvent traiter:

- Maladies rénales
- Maladies hépatiques
- Maladie d'Alzheimer
- Arthrite
- Troubles convulsifs
- Maladies de la thyroïde
- Hypoglycémie
- Diabète
- Accident ischémique transitoire
- Infections des voies urinaires
- Fatigue surrénalienne
- Migraine
- Zona (Herpès zoster)

- Exposition aux moisissures
- TOC (Trouble Obsessionnel Compulsif)
- Ostéomyélite
- TDAH (Trouble Déficit de l'Attention avec ou sans Hyperactivité)
- Autisme
- Trouble de stress post-traumatique
- Acné
- SLA (Sclérose Latérale Amyotrophique)
- Maladie de Lyme
- Obésité
- SIB (Syndrome de l'Intestin Irritable)
- Anxiété
- Acouphènes
- Infections virales
- Vertiges

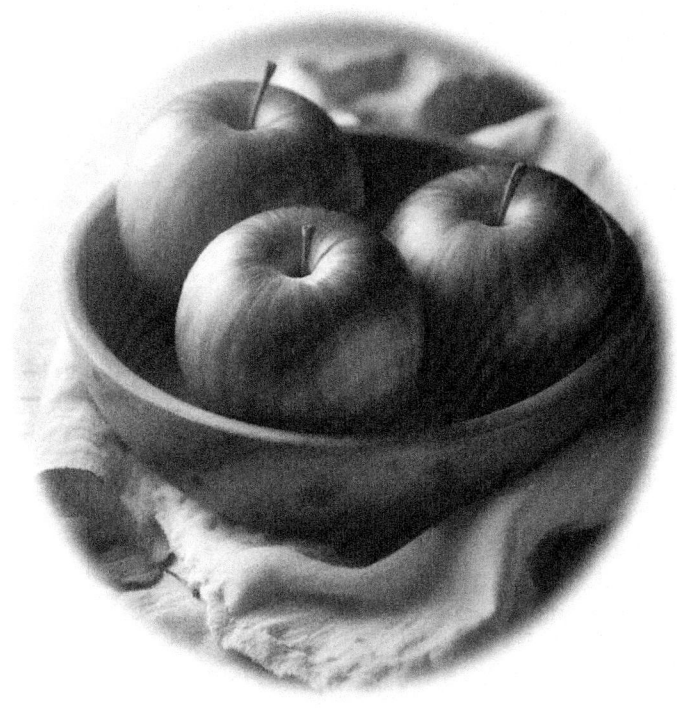

5. MELONS ET PASTÈQUES

Le melon (Cucumis melo) trouve ses origines en Afrique et en Asie du Sud-Ouest. Les premières preuves de sa culture remontent à plusieurs milliers d'années dans les régions de la vallée du Nil et de la Perse (actuel Iran). De là, le melon s'est répandu le long des routes commerciales vers l'Europe et l'Asie.

Les différentes variétés de melon, comme le cantaloup, le melon d'hiver et d'autres types, ont été développées à travers la sélection et la culture par différentes cultures au fil du temps. Les melons sont arrivés en Europe par les routes commerciales de l'Antiquité et ont été cultivés dans la région méditerranéenne, où ils sont devenus un aliment populaire.

La pastèque (Citrullus lanatus) trouve ses origines en Afrique, spécifiquement dans la région du désert du Kalahari. Les premières preuves de la culture de la pastèque remontent à plus de 4 000 ans dans la vallée du Nil, où les anciens Égyptiens la cultivaient et la représentaient dans des hiéroglyphes.

Les graines de pastèque ont été transportées le long des routes commerciales de l'Afrique vers le Moyen-Orient et l'Europe. Les explorateurs européens l'ont apportée en Amérique pendant la période de la colonisation, où elle s'est adaptée et a été largement cultivée, surtout dans les régions du sud des États-Unis.

Les deux fruits, melon et pastèque, se sont diversifiés au fil des siècles grâce à la sélection et à la culture, donnant lieu aux nombreuses variétés que nous apprécions aujourd'hui.

Les melons et les pastèques jouent un rôle crucial dans le processus de guérison des personnes confrontées à des problèmes de santé persistants. L'inclusion du melon dans l'alimentation peut faire une grande différence dans les résultats de santé. Ces fruits sont comme le trésor de la Terre Mère, offrant des bienfaits nutritionnels facilement assimilables, grâce à leur richesse en enzymes et en coenzymes. Le fructose du melon se digère rapidement, fournissant une source d'énergie instantanée et une hydratation profonde, comparable à une perfusion intraveineuse.

Le melon agit comme un purificateur naturel, éliminant les toxines du corps et protégeant contre les maladies cardiovasculaires, hépatiques et rénales. Sa composition, similaire à celle du sang humain, en fait un aliment hautement hydratant et alcalinisant, idéal pour équilibrer le pH du corps et promouvoir une santé optimale. De plus, sa teneur en oligo-éléments biodisponibles aide à la détoxification et à la régénération des tissus, étant particulièrement bénéfique pour les articulations, les os et le système nerveux.

Un aspect remarquable du melon est sa capacité à nettoyer et à renforcer le foie. Sa forte teneur en eau vivante et en nutriments essentiels contribue de manière significative à l'hydratation sanguine et à la réduction de la charge hépatique. En clarifiant le sang des toxines et des graisses, le melon soulage la pression sur le cœur, permettant à cet organe de fonctionner plus efficacement. Cette action libère le foie d'une partie de sa responsabilité dans la protection cardiovasculaire, ce qui lui permet de se concentrer sur d'autres fonctions chimiques vitales.

De plus, le melon fournit une hydratation spécifique que le foie peut stocker pour les moments de sécheresse, contrebalançant ainsi le mode de vie couramment déshydraté que beaucoup de gens mènent. Il facilite l'élimination des toxines du tractus intestinal et renouvelle les niveaux d'acide chlorhydrique dans l'estomac, tandis que sa digestion facile ne nécessite pas un effort significatif de la part du foie ni de la vésicule biliaire. Cela permet au foie de se concentrer sur le rétablissement de ses réserves de bile, favorisant ainsi sa santé et son fonctionnement optimal.

Ces fruits sont fondamentaux pour ceux qui stagnent dans leur processus de guérison. Leur extraordinaire capacité d'assimilation digestive permet qu'ils soient rapidement absorbés, pratiquement sans nécessité de digestion. Consommer du melon revient à recevoir une nutrition directe et efficace, car il se dirige presque instantanément là où c'est nécessaire.

Les jus de ces fruits agissent comme de puissants agents de nettoyage, emportant une variété de toxines telles que les moisissures, les mycotoxines, les neurotoxines virales, les gaz d'ammoniac et les toxines bactériennes, et les expulsant du corps.

De plus, les électrolytes présents dans le melon offrent une protection contre les accidents vasculaires cérébraux, les anévrismes et les embolies. La capacité du melon à fluidifier le sang réduit le

risque de crises cardiaques et de maladies hépatiques et rénales.
Pour alcaliniser le corps, le melon est une excellente option, étant l'un des plus puissants disponibles. Il contribue également de manière significative à l'élimination des pesticides, herbicides et métaux lourds du corps, aidant à détoxifier les organes en profondeur.
De plus, le melon est particulièrement bénéfique pour la santé des ligaments, des articulations, des os, des dents, des tissus conjonctifs et des tendons en raison de sa haute teneur en silicium. L'incorporer à votre alimentation peut apporter une série de bienfaits pour la santé et améliorer votre bien-être général.
En résumé, le melon n'est pas seulement rafraîchissant et délicieux, mais c'est aussi un puissant outil pour améliorer et maintenir la santé à tous les niveaux du corps.

Autres pathologies que les melons peuvent traiter:

- Infertilité mystérieuse
- Névralgies
- Maladie de Crohn
- Colite
- Ulcère peptique
- Œsophage de Barrett
- Syndrome du côlon irritable
- Anévrisme
- Embolie
- AVC (Accident Vasculaire Cérébral)
- Infarctus du myocarde
- Maladies cardiaques
- Maladies hépatiques
- Cirrhose hépatique
- Cancer du foie
- Maladies rénales
- Cancer du sein
- Cancer du pancréas
- Pancréatite
- Tendinite
- Épilepsie
- Sepsis

- Ostéoporose
- Infection à H. Pylori
- SLA (Sclérose Latérale Amyotrophique)
- Syndrome de Sjögren
- Maladie d'Addison
- Parkinson
- TOC (Trouble Obsessionnel Compulsif)
- Trouble de stress post-traumatique
- Diabète
- Hypoglycémie
- Acné
- Dépression
- Anxiété
- Infection par l'herpès
- Infections des voies urinaires
- Accident ischémique transitoire
- Toxicité des métaux lourds
- Infection par E. coli
- Infections à levures
- Exposition aux moisissures.

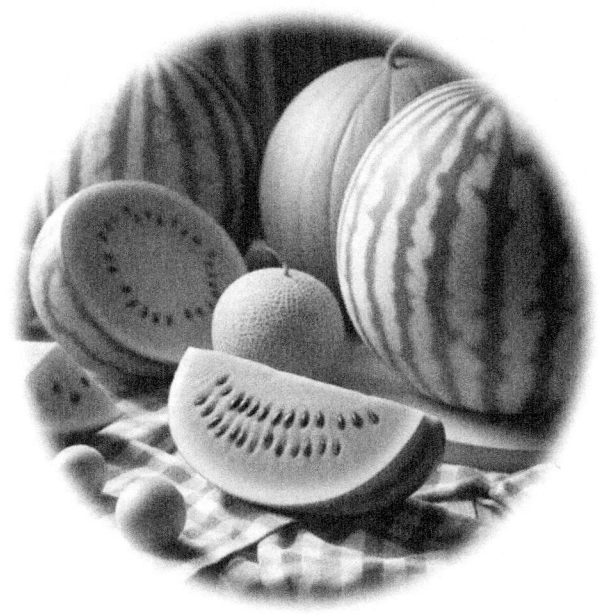

6. ORANGES ET MANDARINES

Les oranges (Citrus sinensis) ont leur origine en Asie du Sud-Est, spécifiquement dans la région qui comprend le sud de la Chine, le nord-est de l'Inde et le Vietnam. On pense que les oranges sont un hybride naturel de deux espèces d'agrumes : le pomelo (Citrus maxima) et la mandarine (Citrus reticulata). Ce croisement naturel s'est produit il y a plusieurs milliers d'années.

Les oranges ont été apportées en Europe par les commerçants arabes vers le 10ème siècle. Leur culture s'est rapidement répandue dans le bassin méditerranéen. Pendant l'ère des grandes découvertes, les explorateurs portugais et espagnols ont introduit les oranges dans le Nouveau Monde, où elles ont trouvé un climat favorable à leur culture dans des régions comme la Floride et la Californie aux États-Unis, ainsi qu'au Brésil.

Les mandarines (Citrus reticulata) ont également leur origine en Asie du Sud-Est, particulièrement en Chine et dans le nord-est de l'Inde. Les mandarines sont l'une des espèces les plus anciennes et les plus fondamentales du genre Citrus, et de nombreuses autres variétés d'agrumes, y compris les oranges, en sont dérivées.

Les mandarines étaient cultivées et consommées en Chine pendant des milliers d'années avant d'être introduites dans d'autres pays asiatiques et, finalement, en Europe. Au 19ème siècle, les mandarines sont arrivées en Europe et plus tard en Amérique du Nord et du Sud. En raison de leur goût sucré, de leur facilité à éplucher et à segmenter, les mandarines sont rapidement devenues populaires dans le monde entier.

Les deux fruits, oranges et mandarines, sont devenus des éléments essentiels dans les cultures et les cuisines de nombreux pays, s'adaptant à différents climats et sols, ce qui a permis le développement de multiples variétés au fil du temps.

Les oranges et les mandarines sont des agrumes très populaires, connues pour leur goût rafraîchissant et leurs bienfaits pour la santé.

Tout au long de l'histoire, les populations des climats plus septentrionaux ont été confrontées à d'importantes carences en vitamine C, magnésium et potassium pendant l'hiver. Cela était dû à la disponibilité limitée de fruits et légumes, car leur approvisionnement était restreint par l'absence de transports modernes. Les oranges étaient considérées comme un véritable trésor, réservées principalement aux familles riches et aux leaders de la communauté. Si elles parvenaient entre les mains de personnes moins privilégiées, elles étaient valorisées comme un bien précieux.

De nos jours, les oranges et les mandarines ont perdu une partie de leur attrait en raison des préoccupations concernant les allergies aux agrumes et les avertissements dentaires concernant l'acide. Cependant, ces fruits restent de véritables joyaux de la nature. Leur teneur en coenzyme glutathion, flavonoïdes et limonoïdes en fait des alliés puissants dans la lutte contre les maladies chroniques du XXIe siècle, protégeant contre les virus, les dommages causés par les radiations et éliminant les métaux lourds toxiques du corps.

De plus, les oranges et les mandarines sont riches en une forme de calcium bioactif qui est rapidement absorbée par le corps, contribuant à la croissance dentaire et à la dissolution des calculs rénaux et biliaires. Il est temps de se reconnecter avec la véritable valeur de ces agrumes, qui sont de véritables sources de vie et devraient être une partie fondamentale de notre alimentation quotidienne.

Les oranges et les mandarines offrent une combinaison unique de calcium et de vitamine C, que le foie peut utiliser de manière plus efficace que s'ils provenaient de sources séparées. De plus, ces fruits facilitent l'absorption et la conversion des nutriments dans le foie, contribuant ainsi à une meilleure santé hépatique. Bien qu'ils aient une légère capacité à dissoudre les calculs biliaires, leur véritable pouvoir réside dans l'élimination de la boue et des sédiments qui peuvent s'accumuler dans la vésicule biliaire après être passés par les canaux hépatiques.

Riches en coenzyme glutathion, flavonoïdes et limonoïdes, les oranges et les mandarines sont essentielles pour combattre l'épidémie de maladies chroniques de ce siècle, protégeant contre les virus, les radiations et les métaux lourds dans le corps. Contrairement à la croyance populaire, l'acide citrique présent dans ces fruits ne nuit pas aux dents, mais aide à dissoudre les calculs rénaux et biliaires.

Pour obtenir tous leurs bienfaits, il est recommandé de consommer quatre oranges ou mandarines par jour.

Autres troubles que les oranges peuvent combattre:

- Maladies parodontales
- Calculs rénaux
- Pharyngite streptococcique
- Calculs biliaires
- Ostéoporose
- Diabète
- Hypoglycémie
- Exposition aux moisissures
- Fatigue surrénalienne
- Infertilité
- Trouble de stress post-traumatique
- Anxiété
- Dépression
- Infections des voies urinaires
- Artériosclérose
- Cancer de l'estomac et des intestins
- Acné
- Hypertension
- HHV-6 (Virus de l'herpès humain de type 6)
- Cytomégalovirus
- Herpès simplex
- HHV-7 (Virus de l'herpès humain de type 7)
- Syndrome de fatigue chronique
- Fibromyalgie
- Lupus
- Maladie de Basedow (Graves)
- SLA (Sclérose Latérale Amyotrophique)
- Vertige
- Lymphome
- Mononucléose
- Thyroïdite de Hashimoto
- Papillomavirus humain
- Maladie de Huntington
- Herpès simplex 1 et 2
- Bursite
- Syndrome du canal carpien

- Tendinite
- Rhume
- Nodules

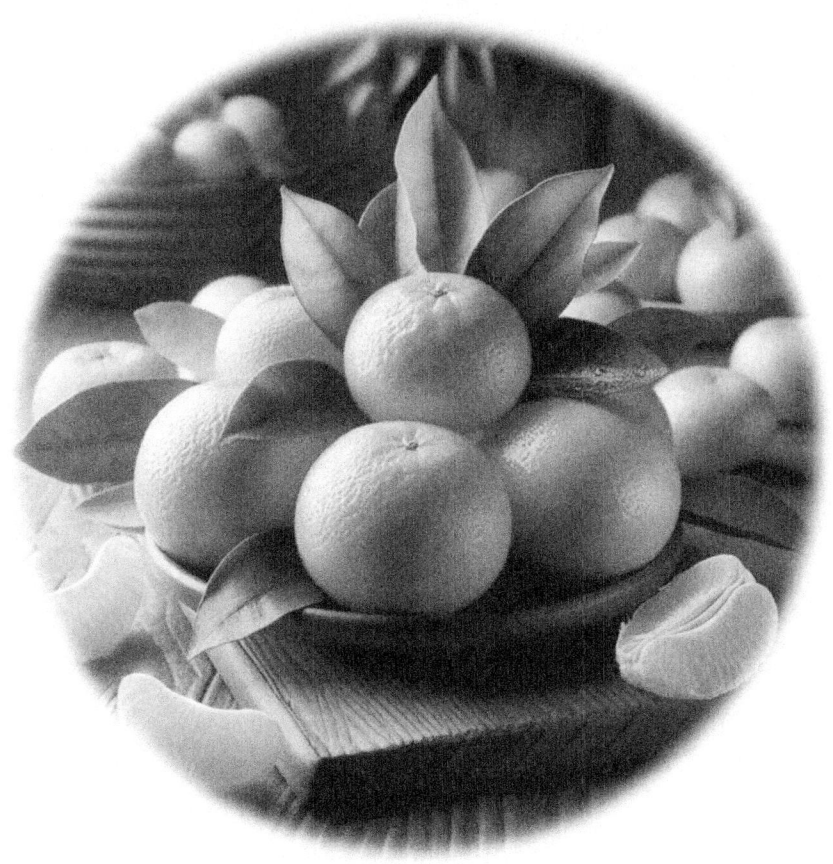

7. PAPAYES

La papaye (Carica papaya) trouve son origine dans la région de Méso-Amérique, spécifiquement dans le sud du Mexique et en Amérique centrale. Les premiers habitants de ces régions ont cultivé la papaye et ont été les premiers à apprécier ses qualités nutritionnelles et médicinales.

Les explorateurs espagnols et portugais ont découvert la papaye dans le Nouveau Monde et l'ont transportée vers d'autres régions tropicales du monde aux XVIe et XVIIe siècles. Depuis lors, la papaye est cultivée dans de nombreuses régions tropicales et subtropicales du monde, y compris les Caraïbes, l'Asie du Sud-Est, l'Afrique et l'Inde.

La papaye est connue pour son fruit sucré et juteux, ainsi que pour ses bienfaits pour la santé. Elle contient une enzyme appelée papaïne, qui aide à la digestion et possède des propriétés médicinales. De plus, la papaye est riche en vitamines A, C et E, ainsi qu'en folate et en fibres.

Sa popularité et sa culture à l'échelle mondiale sont dues à sa valeur nutritionnelle, à son goût et à sa polyvalence en cuisine, en plus de ses utilisations traditionnelles en médecine naturelle.

Lorsqu'une personne a un tractus intestinal délicat en raison de nerfs enflammés causés par la présence de toxines le long de la paroi intestinale, la papaye apaise ces nerfs et permet de réduire l'inflammation. Ainsi, l'absorption des nutriments dans le sang est améliorée pour qu'ils puissent se diriger vers le foie. Les phytochimiques des pigments rouges de la papaye permettent aux cellules hépatiques de devenir plus agiles et polyvalentes, pour que le foie puisse fonctionner à son niveau optimal.

Si vous n'avez pas encore essayé les papayes, vous passez à côté d'une source inestimable de bien-être. Ces fruits tropicaux sont particulièrement puissants lorsqu'il s'agit de problèmes gastriques et intestinaux. Ils peuvent offrir un soulagement et une réversion pour une variété de troubles, de la colite à la maladie de Crohn, en passant par le syndrome du côlon irritable, les ulcères, la diverticulite, la gastrite, les maladies du foie et la pancréatite. De plus, les papayes sont efficaces pour éliminer les bactéries nuisibles comme H. pylori, C. difficile et E. coli, ainsi que pour se débarrasser d'autres micro-organismes nuisibles, y compris les parasites intestinaux. Prenez-en une demi par jour.

Autres pathologies que les papayes peuvent combattre:

- Syndrome du côlon irritable
- Maladie de Crohn
- Colite
- Ulcères
- Diverticulite
- Maladies du foie
- Maladies de la vésicule biliaire
- Parasites
- Infection à C. difficile
- Infection à H. pylori
- Vers intestinaux
- Eczéma
- Psoriasis
- Acné
- Gastroparésie
- Lupus
- Syndrome de fatigue chronique
- Infection par le virus Epstein-Barr
- SIB (Syndrome de l'Intestin Irritable)
- Fibromyalgie
- SLA (Sclérose Latérale Amyotrophique)
- Zona (Herpès zoster)
- Névralgie du trijumeau
- Maladie de Lyme
- Toutes les maladies et troubles "auto-immunes"
- Migraines
- Dépression
- Infections des voies urinaires
- Incontinence
- Diabète
- Hypoglycémie
- Maladie de Graves
- Thyroïdite de Hashimoto

- Troubles sanguins
- Fistule entéro-cutanée
- Troubles alimentaires
- Troubles digestifs.

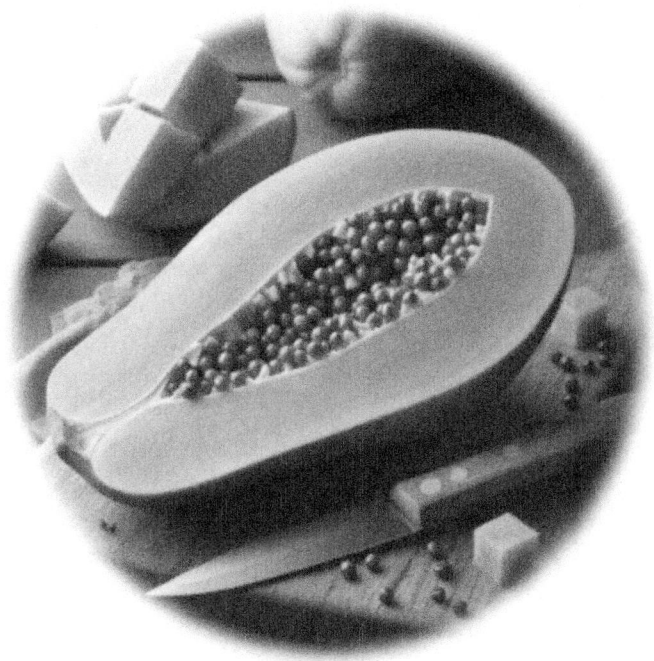

8. CÉLERI

Le céleri (Apium graveolens) est une plante originaire de la région méditerranéenne et du Moyen-Orient. On pense qu'elle est utilisée depuis les temps anciens, tant pour ses propriétés médicinales que pour sa valeur culinaire.

Dans la Grèce et la Rome antiques, le céleri était cultivé et utilisé principalement à des fins médicinales. Les Grecs l'utilisaient comme plante médicinale, tandis que les Romains le considéraient comme un symbole de victoire et utilisaient ses feuilles dans des couronnes pour les vainqueurs.

Dans l'Égypte antique, le céleri était également cultivé et utilisé dans les cérémonies religieuses, en plus de ses usages culinaires.

Pendant le Moyen Âge, le céleri a commencé à être cultivé plus largement en Europe, où des variétés plus adaptées à la consommation humaine ont été sélectionnées et développées.

À la Renaissance, le céleri a commencé à gagner en popularité comme légume de cuisine en Europe.

Le céleri a été introduit en Amérique du Nord par les colons européens et s'est bien adapté aux conditions climatiques de certaines régions, devenant une culture importante aux États-Unis.

De nos jours, le céleri est cultivé dans de nombreuses régions du monde et est apprécié tant pour ses tiges croquantes que pour ses feuilles et ses graines, utilisées dans diverses préparations culinaires et médicinales. En plus d'être un ingrédient commun dans les salades, les soupes et les ragoûts, le céleri est apprécié pour sa faible teneur en calories et ses bienfaits pour la santé, notamment sa richesse en fibres, vitamines et minéraux.

La première étape cruciale de ta routine quotidienne devrait être de prendre du jus de céleri chaque matin à jeun. Choisis du céleri bio pour éviter les toxines, car cette plante peut les absorber à la fois du sol et de ton corps. Utilise un extracteur pour obtenir tout le jus et consomme-le immédiatement pour en tirer le maximum de bénéfices. Ce jus est essentiel pour purifier les résidus libérés par le foie pendant la nuit et pour commencer la journée avec vitalité. Il est essentiel de ne pas ajouter d'autres ingrédients au jus, comme de l'eau, du citron ou de la glace. Prends-en un demi-litre à jeun le matin et, si possible, un autre demi-litre le soir, fraîchement extrait. Le jus conserve ses

propriétés médicinales pendant environ 24 heures. Attends au moins une demi-heure avant de consommer tout autre aliment.
Le céleri est connu pour être l'un des meilleurs aliments anti-inflammatoires disponibles. Il a la capacité de combattre les bactéries, les levures, les moisissures, les champignons et les virus, en éliminant leurs toxines du foie et du tractus intestinal. Consommer régulièrement du céleri est une excellente façon d'alcaliniser le corps et de promouvoir la santé.
Le Dr Otto Warburg, lauréat du prix Nobel en 1931 pour ses recherches sur le cancer, a souligné l'importance de maintenir un corps alcalin pour prévenir les maladies. Le céleri est l'un des alcalinisants les plus efficaces que tu puisses trouver, et sa disponibilité et son coût accessible le rendent encore plus bénéfique. De nombreuses personnes ont constaté des améliorations significatives de leur santé simplement en incorporant du jus de céleri à leur routine matinale, sans avoir besoin de faire d'autres changements à leur régime alimentaire.

Autres troubles que le céleri peut combattre:

- Acné
- Trouble Déficit de l'Attention avec ou sans Hyperactivité (TDAH)
- Autisme
- Eczéma
- Psoriasis
- Sclérose Latérale Amyotrophique (SLA)
- Hyperperméabilité intestinale
- Infertilité
- Maladie de Lyme
- Migraines
- TOC (Trouble Obsessionnel Compulsif)
- Maladie inflammatoire pelvienne
- Maladies et troubles de la thyroïde
- Faible énergie reproductive
- Diabète
- Hypoglycémie
- Fatigue surrénalienne

- Anxiété
- Sepsis
- Infections des voies urinaires
- Calculs rénaux
- Maladies rénales
- Cancer du pancréas
- Pancréatite
- Stéatose hépatique (foie gras)
- Syndrome de fatigue chronique
- Fibromyalgie
- Lupus
- Syndrome de Sjögren
- Maladie d'Addison
- Rosacée
- Lipome
- Cancer de la vessie
- Cystite interstitielle
- Maladie de Crohn
- Colite
- Syndrome du côlon irritable
- Candidose
- Hyperglycémie
- Hypertension
- Dépression
- Apnée
- Cancer de la thyroïde
- Vaginose bactérienne
- Œdème
- Lésions
- Parasites
- Infections à levures
- Insomnie
- Exposition aux moisissures
- Infections bactériennes
- Infections virales
- Hyperperméabilité à l'ammoniac.

9. CONCOMBRES

Le concombre, connu scientifiquement sous le nom de Cucumis sativus, est un légume très populaire dans le régime méditerranéen et dans le monde entier.
La culture du concombre est originaire de l'Inde et remonte à plus de 3 000 ans.
C'est une plante herbacée annuelle de la famille des cucurbitacées, comme la pastèque et la citrouille. Les concombres sont des fruits allongés, généralement d'environ 15 cm de long, avec une peau verte qui s'éclaircit jusqu'à devenir jaune à maturité.
De nombreuses personnes souffrent de déshydratation chronique sans être conscientes des effets négatifs que cela a sur leur santé. Les concombres sont une solution idéale à ce problème. Ils agissent comme une source d'hydratation profonde au niveau cellulaire, offrant un effet rafraîchissant qui rajeunit et aide à refroidir un foie surchauffé et congestionné. Consommés quotidiennement, les concombres peuvent contrer les dommages hépatiques et inverser des années d'exposition aux toxines, comme les métaux lourds et les pesticides, ainsi que les mauvaises habitudes alimentaires. Ce fruit (souvent considéré comme un légume) est particulièrement utile pour réduire les gonflements.
Le jus de concombre frais est l'un des toniques rajeunissants les plus efficaces. Il contient des électrolytes spécifiques qui revitalisent les glandes surrénales et les reins, des organes qui travaillent dur pour filtrer les toxines et peuvent surchauffer en raison de l'acide urique. Si vous avez une maladie rénale, êtes en dialyse ou n'avez qu'un seul rein, le jus de concombre quotidien peut être très bénéfique. Sa capacité à rafraîchir les glandes et les organes en fait un remède efficace pour faire baisser la fièvre chez les enfants comme chez les adultes. Lorsqu'on mixe les concombres, leurs composants et agents antipyrétiques sont libérés et agissent de manière similaire à l'eau éteignant le feu.
De plus, les concombres contiennent des traces d'acides aminés comme la glycine et la glutamine, et une haute concentration d'enzymes, de coenzymes et de plus de 50 oligo-éléments. Ces propriétés en font d'excellents transporteurs de neurotransmetteurs, ce qui est bénéfique dans les cas d'anxiété et d'autres troubles

neurologiques. Ils fournissent également des nutriments essentiels comme la chlorophylle de leur peau et des vitamines du groupe B, A et C. Ils facilitent la digestion grâce à des enzymes spécifiques qui aident à extraire le maximum de valeur nutritionnelle des aliments consommés.

Au lieu de mixer de nombreux légumes et fruits à la fois, essayez de mixer uniquement des concombres. Comme pour le jus de céleri, le jus de concombre possède des qualités curatives uniques. Si vous prenez un demi-litre de jus pur de concombre régulièrement et que vous avez une maladie, vous pourrez observer des effets qui changeront votre vie.

Pour obtenir des résultats visibles, essayez de prendre deux concombres par jour.

Autres pathologies que les concombres peuvent combattre:

- Acné
- TDAH (Trouble Déficit de l'Attention avec ou sans Hyperactivité)
- Autisme
- Eczéma
- Psoriasis
- SLA (Sclérose Latérale Amyotrophique)
- Hyperperméabilité intestinale
- Infertilité
- Maladie de Lyme
- Migraines
- TOC (Trouble Obsessionnel Compulsif)
- Maladie inflammatoire pelvienne
- Maladies de la thyroïde
- Diabète
- Hypoglycémie
- Fatigue surrénalienne
- Anxiété
- Sepsis
- Infections des voies urinaires
- Calculs rénaux
- Maladies rénales

- Cancer du pancréas
- Pancréatite
- Stéatose hépatique (foie gras)
- Syndrome de fatigue chronique
- Fibromyalgie
- Lupus
- Syndrome de Sjögren
- Maladie d'Addison
- Rosacée
- Lipome
- Cancer de la vessie
- Cystite interstitielle
- Maladie de Crohn
- Colite
- Syndrome du côlon irritable
- Candidose
- Hyperglycémie
- Hypertension
- Dépression
- Apnée
- Cancer de la thyroïde
- Vaginose bactérienne
- Œdème
- Lésions
- Parasites
- Infections à levures
- Insomnie
- Exposition aux moisissures
- Infections bactériennes
- Infections virales
- Hyperperméabilité à l'ammoniac

10. RADIS

Les radis sont des légumes racines très appréciés dans la gastronomie mondiale pour leur saveur piquante et leur texture croquante. Leur nom scientifique est Raphanus sativus. Ils appartiennent à la famille des Brassicacées ou Crucifères. On pense qu'ils sont originaires d'Eurasie et de la Méditerranée orientale, avec une histoire de culture remontant à plus de 4 000 ans.

Il existe de nombreuses variétés de radis, qui varient en forme, couleur, taille et stratégies de culture. Les couleurs peuvent être rouge, rose, violet, gris et jaune.

Les radis, un légume crucifère remarquable, méritent une attention particulière pour leurs bienfaits pour la santé. Ils représentent parfaitement le concept de "nourriture comme médecine", se distinguant des autres crucifères par leurs deux composants aux caractéristiques uniques. La racine du radis, ce que nous reconnaissons couramment comme radis, est particulièrement bénéfique pour le système immunitaire. Elle contient du soufre, qui agit comme un répulsif naturel contre les pathogènes et les vermifuges, éliminant les vers intestinaux et autres parasites.

Les composés organosulfurés des radis maintiennent les artères et les veines propres, empêchant l'adhésion de plaques et protégeant contre les maladies cardiovasculaires. De plus, ces composés augmentent le bon cholestérol et réduisent le mauvais, faisant des radis un excellent aliment pour le cœur. La peau du radis possède des propriétés anticancéreuses, ce qui en fait un reconstituant efficace pour les reins, le foie, le pancréas et la rate.

D'autre part, les feuilles de radis, souvent jetées, sont parmi les aliments les plus curatifs disponibles. Elles sont le deuxième prébiotique le plus puissant, seulement surpassées par les myrtilles sauvages. Riches en nutriments tels que les vitamines, les minéraux, les antioxydants, les phytocomposants et les alcaloïdes anticancéreux, ces feuilles possèdent des propriétés antibactériennes et antivirales. Elles aident à réparer le côlon et d'autres parties du tractus intestinal, facilitant l'absorption des nutriments même dans des systèmes digestifs dysfonctionnels grâce à leur teneur élevée en enzymes.

Bien que cultivées, les feuilles de radis sont essentiellement un aliment sauvage. Elles aident à éliminer du corps des toxines telles que le DDT, les radiations, les métaux lourds et les virus. Elles sont particulièrement efficaces pour éliminer les métaux lourds comme le mercure, le plomb, l'arsenic et l'aluminium, presque au même niveau que la coriandre. De plus, elles protègent contre d'autres maladies neurologiques telles que la SLA et la maladie de Lyme neurologique. En résumé, les feuilles de radis sont l'un des légumes-feuilles les plus puissants pour la santé humaine.

Autres pathologies que les radis peuvent combattre:

- Tumeurs cérébrales bénignes et malignes
- Reflux gastro-œsophagien
- Arthrite
- Cancer du sein
- Asthme
- Bronchite
- Pneumonie
- Fibromyalgie
- Épilepsie
- Virus de l'herpès simplex 1 et 2
- Hypertension
- Maladies rénales
- Parkinson
- Syndrome respiratoire aigu sévère
- Cancer de la peau
- Maladies de la thyroïde
- Cancer de la thyroïde
- Vers intestinaux et autres parasites
- Problèmes d'absorption des nutriments
- SLA (Sclérose Latérale Amyotrophique)
- Maladie de Lyme
- Pneumonie
- Bronchite
- Insomnie
- Maladie inflammatoire pelvienne
- Polyarthrite rhumatoïde.

11. CORIANDRE

La coriandre est fascinante ! C'est une herbe populaire dans de nombreuses cuisines à travers le monde, connue pour son arôme distinctif et son goût unique. Toute la plante est comestible, des feuilles aux graines.

La coriandre a un goût assez polarisant; certaines personnes l'adorent, tandis que d'autres la détestent. Elle a un goût frais, herbacé et légèrement citronné. Certaines personnes décrivent son arôme comme semblable à celui du savon, ce qui pourrait expliquer pourquoi certaines personnes n'apprécient pas son goût.

Elle est utilisée dans une grande variété de plats, en particulier dans la cuisine asiatique, latino-américaine, du Moyen-Orient et du sud de l'Europe. Elle est ajoutée fraîche aux salades, guacamoles, sauces, currys, soupes et plus encore. Elle est également séchée et utilisée comme condiment en poudre dans certains plats.

Les graines de coriandre, qui sont obtenues lorsque la plante est mature, ont un goût différent de celui des feuilles. Elles ont un goût citronné, légèrement sucré et épicé. Elles sont utilisées en cuisine pour assaisonner les currys, marinades, marinades et dans la fabrication de certaines boissons alcoolisées, comme le gin.

La coriandre est facile à cultiver dans les climats tempérés et pousse rapidement. C'est une plante annuelle qui peut pousser à l'intérieur comme à l'extérieur, tant qu'elle a accès à la lumière du soleil et à un sol bien drainé.

La coriandre, également appelée persil chinois, est connue comme un puissant agent pour éliminer les métaux lourds du corps. Sa capacité à détoxifier le cerveau réside dans l'eau vive présente dans ses tiges et ses feuilles, qui contient des sels minéraux précieux liés à des substances phytochimiques. Ces sels minéraux, en entrant dans le corps, se lient à d'autres qui circulent dans le sang, la lymphe et le liquide céphalorachidien, formant des neurotransmetteurs essentiels lorsqu'ils rencontrent des acides aminés tels que la glycine et la glutamine. Le cerveau a une affinité spéciale pour ces sels minéraux, ce qui permet d'absorber non seulement ces composés précieux de la coriandre, mais aussi des substances phytochimiques qui aident à éliminer les métaux lourds toxiques du cerveau pour un fonctionnement optimal.

Si une personne n'aime pas la coriandre, il est possible que son organisme en ait besoin. Cette herbe est très bénéfique pour extraire les métaux lourds et les toxines du corps, en particulier du foie, étant un puissant dépuratif hépatique. De plus, elle est excellente pour l'équilibre des glandes surrénales et peut aider à réguler les niveaux de sucre dans le sang, à prévenir la prise de poids et à améliorer la clarté mentale et la mémoire.

La coriandre n'offre pas seulement des bénéfices physiques, elle possède aussi des propriétés antivirales et antibactériennes. Elle aide à prévenir l'augmentation des niveaux de virus comme l'Epstein-Barr, le zona, le HHV-6, le cytomégalovirus et d'autres virus herpétiques, y compris le VIH. De plus, son action antibactérienne est efficace contre une large gamme de bactéries et aide à éliminer leurs résidus du corps.

En outre, la coriandre agit comme un puissant répulsif pour les vers intestinaux, ce qui en fait une option précieuse pour maintenir la santé intestinale. La coriandre ne se lie pas seulement aux métaux lourds toxiques, mais ses composés phytochimiques peuvent également adhérer à d'autres substances nocives, telles que les neurotoxines et les dermotoxines, qui se retrouvent souvent dans notre foie. Ces composés aident à expulser ces toxines de notre corps de manière sûre. La coriandre est une herbe exceptionnelle tant pour le nettoyage que pour la régénération du foie. Elle contribue à la régénération du tissu nerveux à l'intérieur et autour du foie, un tissu vital qui facilite la communication entre le cerveau et le foie.

En résumé, la coriandre est un outil essentiel dans le traitement des maladies chroniques, qu'elles soient diagnostiquées correctement ou non. Pour profiter pleinement de ces bienfaits, **il est important de consommer de la coriandre fraîche.**

Autres pathologies que la coriandre peut combattre:

- Alzheimer
- Démence sénile
- Dépression
- Anxiété
- Trouble obsessionnel compulsif

- Trouble Déficit de l'Attention avec ou sans Hyperactivité (TDAH)
- Autisme
- Trouble de stress post-traumatique
- Infection par le virus Epstein-Barr/mononucléose
- Zona (Herpès zoster)
- VHH-6 (Virus de l'herpès humain de type 6)
- Infection par le cytomégalovirus
- Maladie de Parkinson
- Maladie d'Addison
- Syndrome de Cushing
- Syndrome de tachycardie orthostatique posturale
- Syndrome de Raynaud
- Syndrome de fatigue chronique
- Fibromyalgie
- Migraines
- Vertige
- Maladie de Ménière
- Maladies de la thyroïde
- Colites ulcéreuses
- Sclérose Latérale Amyotrophique (SLA)
- Eczéma
- Psoriasis
- Hypertension
- Infections des voies urinaires
- Insomnie
- Toutes les maladies et troubles auto-immunes
- Fibromes
- Lésions

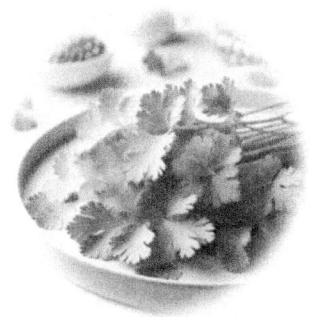

12. CURCUMA

Le curcuma, scientifiquement connu sous le nom de Curcuma longa, est une plante vivace de la famille du gingembre (Zingiberaceae). Son origine remonte à la région du sud-est asiatique, en particulier à l'Inde et à d'autres pays du sous-continent indien et du sud-est asiatique. La plante est cultivée dans ces régions depuis des milliers d'années et a joué un rôle significatif dans la culture, la médecine et la cuisine de ces zones.

L'Inde reste le plus grand producteur, consommateur et exportateur de curcuma au monde.

Dans l'Inde ancienne, le curcuma était utilisé à la fois dans la cuisine et en médecine. En médecine ayurvédique, il a été utilisé pour traiter une variété de conditions, allant des problèmes digestifs aux maladies inflammatoires et de la peau. En outre, en médecine traditionnelle chinoise, le curcuma a également été utilisé pour ses propriétés thérapeutiques.

Dans de nombreuses cultures d'Asie du Sud, le curcuma a une signification symbolique et est utilisé dans les cérémonies religieuses et les rites de passage. Par exemple, dans les mariages hindous, la pâte de curcuma est appliquée sur la peau des mariés comme une bénédiction et pour purifier et embellir la peau.

Avec le temps, le curcuma s'est étendu au-delà de l'Asie. Au cours des anciennes routes commerciales, les commerçants arabes ont apporté le curcuma au Moyen-Orient, en Afrique et, finalement, en Europe.

La plante se cultive à partir de rhizomes, qui sont des tiges souterraines modifiées. Ces rhizomes sont plantés et produisent de nouvelles plantes. Le curcuma nécessite un climat chaud et humide pour pousser, typiquement dans les régions tropicales et subtropicales.

Le curcuma est un ingrédient essentiel dans la cuisine asiatique, en particulier dans la cuisine indienne, où il est utilisé dans une variété de plats comme les currys, le riz et les boissons comme le lait doré (Golden milk).

Le curcuma est également utilisé dans les produits de beauté et de soin de la peau en raison de ses propriétés anti-inflammatoires et antioxydantes.

Le curcuma est passé d'une plante native à des usages traditionnels en

Asie pour devenir un ingrédient et un supplément populaire à l'échelle mondiale, apprécié tant dans la cuisine que dans la médecine alternative et les produits de beauté.

Le curcuma est excellent pour presque tous les aspects de notre santé. Il est bien connu pour contenir de la curcumine, une substance phytochimique aux propriétés anti-inflammatoires, ce qui en fait une ressource précieuse pour des maladies telles que le lupus. Dans ces conditions, le corps peut être piégé dans un cycle constant de réponse immunitaire, même après que l'envahisseur initial (comme le virus d'Epstein-Barr dans le cas du lupus) ne soit plus présent. L'inflammation dans les maladies chroniques est une réaction du système immunitaire à une présence étrangère, comme un virus, et non, comme on le comprend souvent mal, une auto-agression du corps. Cependant, lorsque ce cycle est activé, le corps a parfois besoin d'aide pour briser le schéma. Le curcuma est idéal pour cela, grâce aux stéroïdes naturels bénéfiques présents dans la curcumine et d'autres propriétés de la plante qui sont cruciales pour calmer les réponses inflammatoires excessives face aux agents pathogènes.

Cela fait du curcuma un remède idéal pour toute partie du corps enflammée et douloureuse, que ce soit dans les nerfs, les articulations ou le cerveau. En relation avec l'inflammation cérébrale, de nombreuses personnes souffrent d'encéphalite virale légère non diagnostiquée, une inflammation du cerveau si petite qu'elle ne se détecte pas avec des tests médicaux conventionnels, bien qu'elle soit parfois diagnostiquée comme encéphalomyélite myalgique/syndrome de fatigue chronique (EM/SFC), une maladie résultant de l'inflammation cérébrale causée par le virus d'Epstein-Barr. L'encéphalite peut provoquer une pression dans la tête, des vertiges, de fortes douleurs à la tête, une vision floue non corrigée par des lunettes, de la confusion, de l'anxiété sévère et des crises de panique. Le curcuma est le meilleur remède pour ces conditions.

En réduisant l'inflammation, le curcuma améliore également le flux sanguin vers les zones du corps qui nécessitent une meilleure circulation, ce qui en fait une épice idéale pour les personnes ayant des réactions chroniques à l'histamine ou une toxicité sanguine due à un foie lent ou une mauvaise circulation. Sa haute teneur en manganèse, combinée à la curcumine, la rend particulièrement bénéfique pour le système cardiovasculaire : il réduit le mauvais cholestérol, augmente le bon, aide à inhiber les tumeurs et les kystes, et peut prévenir presque tous les types de cancer, en particulier celui de la peau. De plus, le manganèse améliore la capacité de la curcumine à éliminer les métaux lourds toxiques du corps.

Le curcuma aide à réduire le gonflement du foie lorsqu'il est affecté par la toxicité. Il facilite l'élimination des résidus muqueux des voies biliaires et des poches internes du foie, tout en stimulant et revitalisant les cellules hépatiques, réinitialisant et redirigeant l'énergie dans tout l'organe. De plus, il soutient la production d'hormones dans le foie et élimine les hormones toxiques indésirables, améliorant ainsi son rendement général.

Le curcuma frais remplit deux fonctions cruciales pour votre foie : il permet de le purger de multiples toxines, même celles qui se trouvent au plus profond de l'organe, et en même temps protège les cellules hépatiques des dommages tandis que ces toxines sont éliminées du corps. Le curcuma a un effet régénérateur, car il extrait les toxines les plus profondes et les plus sombres, libérant ainsi le foie de celles-ci et, en essence, vous aidant à laisser derrière vous une partie de votre passé dont vous n'avez pas besoin. Il peut également être consommé en poudre, fournissant les mêmes avantages.

Prenez une cuillère à café par jour avec de l'eau ou tout autre jus.

Autres pathologies que le curcuma peut traiter :

- Maintien d'un foie sain
- Calculs rénaux
- Cancer
- Céphalées et migraines
- Diabète, prédiabète et déséquilibres du taux de sucre dans le sang
- Parkinson
- Fibromes
- Goutte
- Hypertension artérielle
- Inflammation
- Cernes
- Papillomavirus humain

- Problèmes d'énergie et de fatigue
- Syndrome des ovaires polykystiques
- Syndrome du sang impur
- Sinusite, infections des sinus et infections pulmonaires
- Surcroissance bactérienne de l'intestin grêle
- Tissu cicatriciel
- Trouble affectif saisonnier
- Maladies et troubles "auto-immuns"

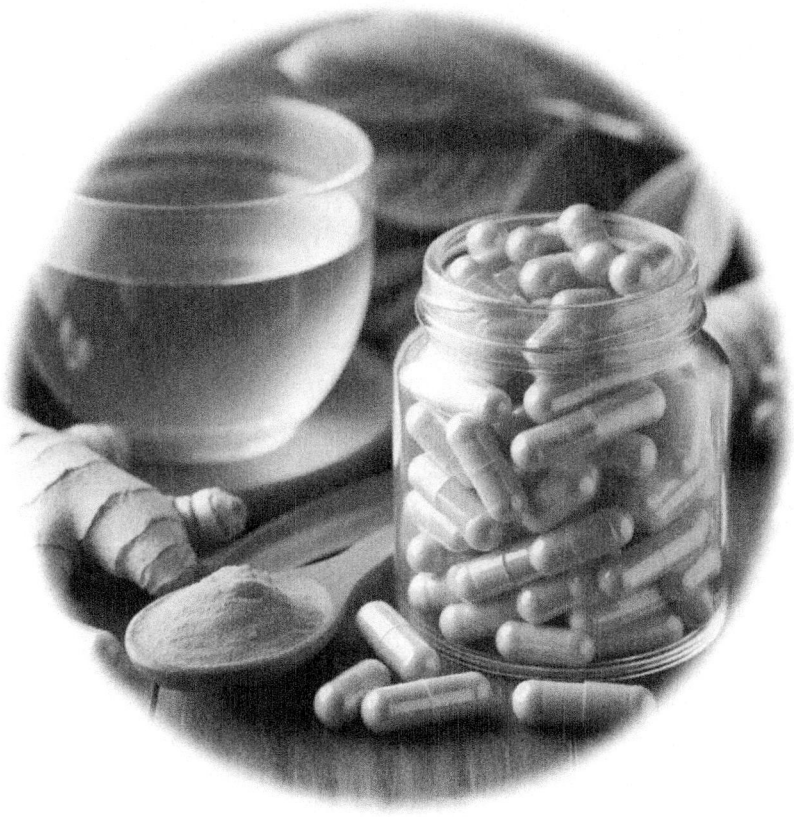

13. GINGEMBRE

Le gingembre, scientifiquement connu sous le nom de Zingiber officinale, est une plante vivace de la famille des Zingibéracées, la même famille que le curcuma. Il est originaire des régions tropicales de l'Asie du Sud-Est, en particulier de l'Inde et de la Chine, où il est cultivé et utilisé depuis des milliers d'années.

Dans l'Antiquité, le gingembre était utilisé à la fois en cuisine et en médecine. Dans les médecines traditionnelles chinoise et indienne ayurvédique, le gingembre est apprécié pour ses propriétés médicinales, notamment pour traiter les problèmes digestifs, les nausées et pour stimuler l'appétit.

Les marchands arabes ont apporté le gingembre d'Asie du Sud-Est en Europe par la route de la soie. Au Moyen Âge, le gingembre est devenu une épice précieuse en Europe, utilisée à la fois en cuisine et en médecine.

Le gingembre pousse de préférence dans les climats tropicaux et subtropicaux, dans des sols humides et bien drainés. La plante est cultivée à partir de rhizomes, qui sont des tiges souterraines épaisses. Ces rhizomes sont plantés et produisent de nouvelles plantes.

Aujourd'hui, l'Inde est le plus grand producteur de gingembre au monde, suivie par la Chine, le Népal, le Nigeria et la Thaïlande.

Le gingembre est un ingrédient essentiel de la cuisine asiatique et est utilisé dans une grande variété de plats, des currys aux thés en passant par les desserts. Son goût épicé et aromatique le rend très polyvalent.

Le gingembre est connu pour ses propriétés anti-inflammatoires, antioxydantes et antimicrobiennes. Il est couramment utilisé pour traiter les nausées, en particulier les nausées matinales de la grossesse et les nausées induites par la chimiothérapie. Il est également utilisé pour soulager les douleurs musculaires et l'arthrose.

Outre ses utilisations culinaires et médicinales, le gingembre est également utilisé dans les cosmétiques et les produits de soins personnels pour ses propriétés revitalisantes et tonifiantes.

Le gingembre est passé d'une plante indigène à usage traditionnel en Asie à un ingrédient mondialement apprécié dans la cuisine, la médecine alternative et les produits de beauté. Son importance culturelle et médicinale reste d'actualité dans de nombreuses régions du monde.

Le gingembre est un outil essentiel pour nous aider à nous détendre lorsque nous sommes dans un état réactif. Après avoir passé la journée à courir partout et avoir enfin commencé à se détendre mentalement et émotionnellement, il est courant que notre corps physique reste dans un état hyperactif et spasmodique. Cet état de tension perpétuel peut déclencher des maladies liées au stress telles que la fatigue surrénale, le reflux acide, l'apnée du sommeil, la vessie spasmodique, l'insomnie, des troubles digestifs tels que le côlon spasmodique et la gastrite, ainsi que des douleurs musculaires chroniques. Le gingembre est un antispasmodique efficace. Une tasse de thé au gingembre peut calmer l'estomac et détendre d'autres zones tendues pendant douze heures. Contrairement aux toniques nerveux, le gingembre agit directement sur les organes et les muscles, indiquant au corps qu'il peut se détendre et que tout est sous contrôle.

Si vous avez les muscles de la gorge tendus parce que vous avez trop parlé ou crié, ou parce que vous n'avez pas dit ce que vous vouliez dire, le gingembre est excellent pour détendre cette zone. Il soulage également les céphalées de tension et aide à éliminer l'excès d'acide lactique des muscles, ce qui permet à la circulation sanguine de l'évacuer de l'organisme. Il n'y a pas que l'exercice physique intense qui produit de l'acide lactique, le stress aussi. Si vous passez la journée assis à votre bureau et que le stress accumule de l'acide lactique dans vos muscles, vous devez trouver un moyen de l'évacuer, car le manque de mouvement l'empêche de suivre son cours normal.

Les propriétés antispasmodiques du gingembre sont dues à la présence de plus de 60 oligo-éléments, plus de 30 acides aminés et plus de 500 enzymes et coenzymes qui agissent ensemble pour réduire la réactivité de l'organisme. En outre, en tant que plante antivirale, antibactérienne et antiparasitaire, le gingembre mérite tous les éloges pour sa capacité à renforcer le système immunitaire. Il est également idéal pour gérer le stress, reconstruire l'ADN, augmenter la production de vitamine B12 par l'organisme et bien d'autres fonctions bénéfiques.

Le gingembre est un allié précieux pour calmer les spasmes du foie et réguler sa température. Il peut augmenter la température du foie, le stimulant à surmonter la stagnation, ou refroidir un foie surchauffé, en l'équilibrant si nécessaire. Il est bénéfique pour un foie paresseux et stagnant, ainsi que pour le syndrome du sang sale. Il améliore la production et la puissance de la bile, ainsi que la production d'acide chlorhydrique dans l'estomac. Il fournit également au foie un large éventail de composés phytochimiques qu'il peut utiliser pour diverses fonctions chimiques.

Certains des composés phytochimiques du gingembre aident à éliminer l'ammoniaque, les aliments avariés, les déchets et les toxines de l'intestin grêle et du côlon, ce qui permet à des nutriments plus propres d'atteindre le foie à partir du tractus intestinal. En outre, le gingembre aide à libérer les cellules graisseuses du foie, ce qui facilite la libération des graisses par la bile et le tube digestif, parfois avec l'aide de la vésicule biliaire.

Pour préparer une infusion de gingembre, commencez par couper la racine en tranches et épluchez-la soigneusement. Prévoyez environ deux tranches par tasse d'infusion, ou préparez une plus grande quantité et mettez-la en bouteille pour une consommation ultérieure.

Pendant ce temps, faire chauffer de l'eau dans une casserole ou une bouilloire électrique. Ajouter les tranches de gingembre à l'eau juste avant qu'elle n'arrive à ébullition, porter à ébullition et retirer du feu. Laissez infuser pendant 10 à 15 minutes pour permettre au gingembre de libérer ses propriétés bénéfiques.

Vous pouvez déguster l'infusion chaude ou la laisser refroidir et la boire froide. Il est également courant d'ajouter du citron ou du miel, ou les deux, pour plus de saveur et de bienfaits. Avant de la boire, vous pouvez filtrer l'infusion pour éliminer les morceaux de gingembre.

Vous pouvez également préparer l'infusion en utilisant du gingembre en poudre. Pour ce faire, calculez une demi-cuillère à café de gingembre séché par tasse d'eau et suivez le même processus que ci-dessus.

Si vous préférez utiliser du gingembre râpé, vous pouvez en trouver dans les magasins de produits naturels ou le râper vous-même à l'aide d'une râpe fine.

Autres pathologies que le gingembre peut combattre:

- Pancréatite
- Calculs biliaires

- Fatigue surrénale
- Côlon spastique
- Apnée du sommeil
- Vessie spasmodique
- Insomnie
- Laryngite
- Rhume
- Grippe
- Hernie hiatale
- Infection par le virus d'Epstein-Barr.
- Migraine
- Croissance bactérienne intestinale excessive
- Maladie de la thyroïde
- Maladie inflammatoire pelvienne
- HHV-6
- Eczéma
- Psoriasis
- Anxiété
- Sclérose latérale amyotrophique
- Fasciite plantaire
- Syndrome de Raynaud
- Exposition aux radiations
- Tous les types de cancer (en particulier le cancer de la thyroïde et du pancréas)
- Maladie cœliaque
- Sinusite chronique
- Infections de l'oreille
- Infections fongiques
- Infection par le papillomavirus humain
- Lymphoedème
- Lupus
- Polyarthrite rhumatoïde
- Rhumatisme psoriasique
- Herpès zoster

14. ORIGAN

L'origan est une herbe aromatique largement utilisée dans la cuisine méditerranéenne et dans d'autres parties du monde pour sa saveur et son arôme particuliers. Ses origines remontent à la région méditerranéenne et au Moyen-Orient, où il pousse à l'état sauvage sur les collines rocheuses et ensoleillées.

Dans la Grèce antique, l'origan était connu sous le nom de « plaisir de la montagne » et était vénéré pour ses propriétés médicinales et culinaires. Il était utilisé pour aromatiser une grande variété de plats, ainsi que pour traiter des maux de tête, des indigestions et des troubles respiratoires.

Au fil du temps, l'origan s'est répandu au-delà de sa région d'origine par le biais des routes commerciales et des migrations humaines. Il a été introduit dans les Amériques par les colonisateurs européens et est aujourd'hui cultivé dans de nombreuses régions du monde.

L'origan préfère les climats chauds et ensoleillés et les sols bien drainés. Il peut être cultivé à partir de graines ou par division de buisson. Il peut également être facilement propagé par des boutures de tige.

Il existe plusieurs espèces et variétés d'origan, dont certaines ont des saveurs et des arômes légèrement différents. L'origan commun (Origanum vulgare) est l'une des espèces les plus utilisées en cuisine.

L'origan est largement utilisé comme assaisonnement dans la cuisine méditerranéenne, en particulier dans les plats italiens et grecs tels que les pizzas, les pâtes, les salades et les sauces. Son goût est chaud, aromatique et légèrement amer.

Dans la médecine traditionnelle, l'origan est utilisé pour traiter diverses affections, des problèmes digestifs aux infections respiratoires. Il contient des composés bioactifs tels que le carvacrol et le thymol, qui ont des propriétés antibactériennes et antioxydantes.

L'origan est passé du statut d'herbe sauvage dans la région méditerranéenne à celui d'ingrédient culinaire et médicinal apprécié dans le monde entier. Sa riche histoire et ses propriétés polyvalentes en font une plante fascinante, tant pour la cuisine que pour la santé.

L'origan a une capacité remarquable à combattre les bactéries indésirables telles que H. pylori, les streptocoques et E. coli, ce qui réduit le risque de diverses affections telles que la maladie de Crohn, les ulcères gastroduodénaux, l'angine streptococcique, les infections de l'oreille et la sinusite. L'huile d'origan est un antibactérien particulièrement efficace, notamment pour éradiquer l'E. coli, qui peut être à l'origine de la diverticulose et de la diverticulite. Elle s'est également révélée efficace contre la teigne. Elle peut être consommée sous forme de gélules.

Autres pathologies que l'origan peut aider à combattre:

- Acné (1 gélule par jour)
- Acouphènes (1 gélule deux fois par jour)
- Atrophie du nerf optique (2 gélules par jour)
- Maux de tête et migraines (2 gélules par jour)
- Diarrhée prolongée (2 gélules par jour)
- Diverticulite (2 gélules deux fois par jour)
- Maladie inflammatoire pelvienne (2 gélules par jour)
- Prostatite (2 gélules par jour)
- Fibromes (1 gélule par jour)
- Mycoses des ongles (2 gélules par jour)
- Infections de l'oreille (2 gélules deux fois par jour)
- Vers et parasites (3 gélules deux fois par jour)
- Rhume et grippe (1 gélule deux fois par jour)
- SBI (1 gélule deux fois par jour)
- Vessie hyperactive (1 gélule par jour)

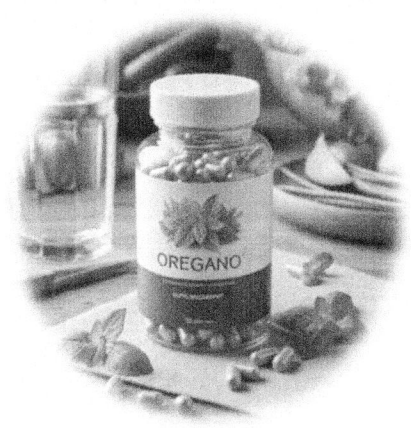

15. ROMARIN

Le romarin (Rosmarinus officinalis) est une plante aromatique et médicinale originaire de la région méditerranéenne. Son nom vient du latin « ros marinus », qui signifie « rosée de la mer », en référence à sa tendance à pousser près de la côte et à sa tolérance aux brises marines.

Le romarin est utilisé depuis l'Antiquité par différentes cultures. Les Égyptiens de l'Antiquité l'utilisaient dans les rituels de purification et dans les offrandes funéraires. Dans la Grèce et la Rome classiques, le romarin était un symbole de souvenir et de fidélité, et était utilisé dans les cérémonies religieuses et les mariages. On pensait également qu'il améliorait la mémoire et la concentration, de sorte que les étudiants portaient souvent des branches de romarin pendant les examens.

Au Moyen Âge, le romarin était largement utilisé dans la phytothérapie européenne. Considéré comme un symbole d'amour et de loyauté, il était incorporé dans les bouquets de mariée et les couronnes de mariage. Il était également utilisé pour éloigner les mauvais esprits et protéger contre les parasites et les maladies.

Aujourd'hui, le romarin est cultivé dans de nombreuses régions du monde et est utilisé à la fois en cuisine et en médecine traditionnelle. Ses feuilles et son huile essentielle sont appréciées pour leurs propriétés aromatiques, antioxydantes et anti-inflammatoires. En gastronomie, le romarin est utilisé pour assaisonner divers plats, notamment les viandes, les soupes et les ragoûts, tandis qu'en phytothérapie, il est utilisé pour traiter les problèmes digestifs, les douleurs musculaires et comme stimulant du système circulatoire.

Le romarin est une plante aux propriétés antibactériennes, efficace contre les bactéries résistantes aux antibiotiques, comme celles que l'on trouve en milieu hospitalier. Son incorporation dans votre alimentation peut faire une différence significative si vous souffrez d'une infection bactérienne, telle que celle causée par le C. difficile ou le Staphylococcus aureus résistant à la méthicilline (SARM), qui peut entraîner des affections graves telles que le mégacôlon, des infections sévères, voire être mortelle.

Le romarin est efficace dans la lutte contre les bactéries résistantes aux antibiotiques, telles que celles qui se développent dans les environnements hospitaliers. L'intégration du romarin dans votre alimentation peut être cruciale si vous souffrez d'une infection bactérienne, telle que le C. difficile ou le staphylocoque doré résistant à la méthicilline (SARM), qui peut entraîner des complications graves telles que le mégacôlon, des infections sévères ou même être mortelle.

Vous pouvez ajouter de l'huile essentielle de romarin à votre bain pour commencer le processus de purification de l'eau ou la prendre en infusion ou sur vos aliments.

Autres pathologies que le romarin peut combattre:

- Infection à H. pylori
- Infection à streptocoques
- Infection à E. coli
- Croissance bactérienne intestinale excessive
- Ulcères gastroduodénaux
- Pharyngite à streptocoques
- Infections de l'oreille
- Sinusite
- Diverticulose
- Teigne
- Mégacôlon
- Infection à C. difficile
- Infection à SARM
- Grippe
- Infection à entérovirus
- Infection à norovirus
- Infection par le virus d'Epstein-Barr
- Infection à cytomégalovirus
- Maladie de Lyme
- Infections respiratoires
- Infections parodontales
- Acouphènes
- Vertiges
- Choléra
- Sciatique
- Fibromyalgie

- Syndrome de fatigue chronique
- Lupus
- Rhumatisme psoriasique
- Herpès zoster
- Polyarthrite rhumatoïde
- Oedème
- Migraines
- Herpès simplex
- Maladie inflammatoire pelvienne
- Maladie à médiation lymphocytaire B
- Infections bactériennes
- Infections oculaires
- Perméabilité à l'ammoniac

16. SAUGE

La sauge (Salvia officinalis) est une plante qui a ses racines dans la région méditerranéenne, plus précisément dans les régions couvrant l'Europe du Sud et l'Afrique du Nord. Il s'agit d'une plante vivace qui pousse dans des sols secs et ensoleillés. Elle est appréciée depuis l'Antiquité pour ses usages culinaires, médicinaux et ornementaux.

La sauge était appréciée dans la Grèce et la Rome antiques pour ses propriétés médicinales et on lui attribuait le pouvoir de renforcer la mémoire et d'améliorer la clarté mentale. Elle est mentionnée dans des textes d'Hippocrate et de Pline l'Ancien.

Au Moyen Âge, la sauge était utilisée comme plante médicinale en Europe, où elle était considérée comme une herbe sacrée aux vertus curatives.

À la Renaissance, la sauge était largement cultivée dans les jardins d'herbes médicinales et utilisée dans le traitement de diverses affections.

Les colons européens ont apporté la sauge en Amérique du Nord, où elle s'est adaptée et est devenue un élément courant des jardins et des cuisines de la région.

La sauge reste une herbe populaire aujourd'hui, appréciée pour sa saveur unique et ses bienfaits pour la santé. Elle est utilisée dans de nombreux plats culinaires, qu'il s'agisse de soupes, de ragoûts, de viandes ou de sauces. En outre, elle reste une plante médicinale appréciée pour ses propriétés antioxydantes et anti-inflammatoires, et elle est utilisée dans des infusions et des extraits pour traiter diverses affections. La sauge est connue pour ses propriétés antifongiques, particulièrement efficaces dans le traitement d'infections telles que le pied d'athlète et l'eczéma, en usage interne et externe. Elle est également utile pour combattre les souches mutantes de champignons dans le tractus intestinal. Si vous avez été en contact avec des moisissures toxiques, la sauge peut être un allié de taille pour détoxifier votre organisme. Elle contribue également à l'élimination des métaux lourds toxiques dans le tractus intestinal.

Autres pathologies que la sauge peut traiter:

- Infection à H. pylori

- Infection à streptocoques
- Infection à E. coli
- Croissance bactérienne intestinale excessive
- Ulcères gastroduodénaux
- Pharyngite à streptocoques
- Infections de l'oreille
- Sinusite
- Diverticulose
- Teigne
- Mégacôlon
- Infection à C. difficile
- Infection à SARM
- Grippe
- Infection à entérovirus
- Infection à norovirus
- Infection par le virus d'Epstein-Barr
- Infection à cytomégalovirus
- Maladie de Lyme
- Infections respiratoires
- Infections parodontales
- Acouphènes
- Vertiges
- Choléra
- Sciatique
- Fibromyalgie
- Syndrome de fatigue chronique
- Lupus
- Rhumatisme psoriasique
- Herpès zoster
- Polyarthrite rhumatoïde
- Oedème
- Migraines
- Herpès simplex
- Maladie inflammatoire pelvienne
- Maladie à médiation lymphocytaire B
- Infections bactériennes
- Infections oculaires
- Perméabilité à l'ammoniac

17. THYM

Le thym (Thymus vulgaris) est originaire de la région méditerranéenne, notamment d'Espagne, de France, d'Italie et de Grèce. Cette plante aromatique est utilisée depuis l'Antiquité pour ses propriétés médicinales et culinaires. Dans l'Égypte ancienne, elle était utilisée pour l'embaumement, tandis que les Grecs la considéraient comme un symbole de courage. Les Romains l'utilisaient pour conserver les aliments et pour parfumer les vins et les fromages.

Au Moyen Âge, le thym est devenu populaire en Europe, notamment en Angleterre, où il aurait été introduit par les Romains. Il était également utilisé pour éloigner les cauchemars en plaçant des branches de thym sous l'oreiller.

Propriétés médicinales:

Le thym a des propriétés antitussives, antioxydantes, anti-inflammatoires, antifongiques et antibactériennes. Il est utile pour traiter la toux, la bronchite et d'autres affections respiratoires.

Santé cardiovasculaire : Les composés présents dans le thym, tels que le thymol et le carvacrol, contribuent à abaisser la tension artérielle et à prévenir les maladies cardiovasculaires.

Digestion : Cette plante est connue pour ses propriétés digestives, aidant à soulager les problèmes d'estomac et à améliorer la digestion.

Soins de la peau : L'huile essentielle de thym est efficace pour lutter contre l'acné et d'autres infections cutanées grâce à ses propriétés antiseptiques et antimicrobiennes.

Utilisations culinaires : En cuisine, le thym est utilisé pour aromatiser une variété de plats, des soupes et ragoûts aux viandes et sauces.

Mais plus important encore pour vous, la fonction principale de cet antiviral est de tuer les virus tels que les virus de la grippe, les entérovirus, les norovirus et divers virus de l'herpès qui causent des maladies auto-immunes et la maladie de Lyme. Grâce à sa capacité à traverser la barrière hémato-encéphalique, il devient un outil efficace contre les virus qui ont commencé à affecter le cerveau ou la moelle épinière, provoquant des maladies neurologiques.

Autres pathologies que le thym peut combattre:

- Infection à H. pylori
- Infection à streptocoques
- Infection à E. coli
- Croissance bactérienne intestinale excessive
- Ulcères gastroduodénaux
- Pharyngite à streptocoques
- Infections de l'oreille
- Sinusite
- Diverticulose
- Teigne
- Mégacôlon
- Infection à C. difficile
- Infection à SARM
- Grippe
- Infection à entérovirus
- Infection à norovirus
- Infection par le virus d'Epstein-Barr
- Infection à cytomégalovirus
- Maladie de Lyme
- Infections respiratoires
- Infections parodontales
- Acouphènes
- Vertiges
- Choléra
- Sciatique
- Fibromyalgie
- Syndrome de fatigue chronique
- Lupus
- Rhumatisme psoriasique
- Herpès zoster
- Polyarthrite rhumatoïde
- Oedème

- Migraines
- Herpès simplex
- Maladie inflammatoire pelvienne
- Maladie à médiation lymphocytaire B
- Infections bactériennes
- Infections oculaires
- Perméabilité à l'ammoniac

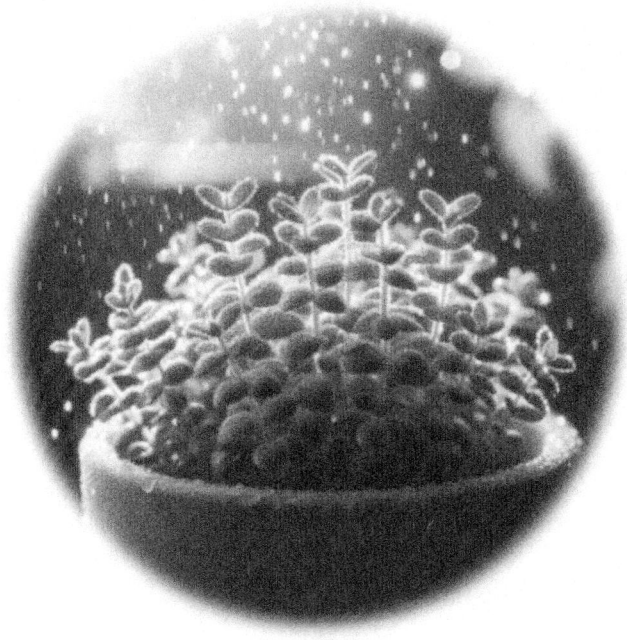

18. GRIFFE DE CHAT

La griffe de chat (Uncaria tomentosa) est une plante grimpante originaire de la région amazonienne. On la trouve principalement au Pérou, mais elle pousse également dans d'autres pays d'Amérique du Sud tels que l'Équateur, la Colombie, la Bolivie et le Venezuela. Cette plante pousse dans les forêts tropicales, en particulier dans les zones très lumineuses et à des altitudes comprises entre 200 et 800 mètres au-dessus du niveau de la mer.

La griffe de chat est une plante aux multiples propriétés médicinales qui l'ont rendue très populaire dans la médecine traditionnelle.

Voici quelques-unes de ses principales propriétés:

- Anti-inflammatoire : il est connu pour sa capacité à réduire l'inflammation, ce qui le rend utile dans le traitement d'affections telles que l'arthrite et d'autres maladies inflammatoires.
- Immunostimulant : il contribue à renforcer le système immunitaire, augmentant ainsi la capacité de l'organisme à lutter contre les infections et les maladies.
- Antioxydant : ses composés antioxydants protègent les cellules des dommages causés par les radicaux libres, ce qui peut contribuer à prévenir les maladies chroniques.
- Antivirale et antimicrobienne : ses propriétés aident à combattre les virus et les bactéries, ce qui la rend utile dans le traitement des infections.
- Digestif : il peut améliorer la santé digestive en soulageant des problèmes tels que la gastrite et les ulcères.
- Anti-cancer : certaines études montrent qu'il possède des propriétés anticancéreuses, contribuant à inhiber la croissance de certains types de cellules cancéreuses.
- Cicatrisation : il favorise la cicatrisation des plaies et la régénération des tissus..

La griffe de chat peut être consommée sous forme de gélules, d'extraits liquides, de thés ou de poudres, mais je la recommande toujours sous forme de teinture mère sans alcool.

Cette plante contient des substances phytochimiques qui se concentrent sur l'élimination des virus et des bactéries qui causent l'inflammation, comme le virus d'Epstein-Barr et les streptocoques. Elle a donc un effet anti-inflammatoire remarquable. En réduisant la présence du virus d'Epstein-Barr, elle contribue à réduire l'hypertrophie de la rate, du foie et de la thyroïde, ainsi que les nodules, tumeurs et kystes, cancéreux ou bénins, que le virus a générés dans la thyroïde et le foie.

La griffe de chat est une plante polyvalente qui peut soulager un large éventail de symptômes, des problèmes neurologiques tels que la névralgie du trijumeau aux troubles digestifs. Bien que certaines de ses propriétés curatives soient déjà connues, la science continue de découvrir ses nombreux composants bioactifs, qui pourraient remplacer les médicaments de synthèse.

Les antibiotiques sont souvent utilisés pour traiter des maladies telles que la maladie de Lyme ou les otites. Si la griffe de chat était utilisée à la place des antibiotiques, elle réduirait l'incidence de la maladie et accélérerait la guérison, quel que soit le diagnostic. Bien que les antibiotiques aient leur place et leur utilité, la griffe de chat est unique car les agents pathogènes, tels que les bactéries, ne peuvent pas développer de résistance à son égard, comme c'est le cas pour les antibiotiques.

Les parasites tels que Babesia et les bactéries telles que Bartonella ne peuvent résister aux effets de la griffe de chat. La griffe de chat élimine ces agents pathogènes sans provoquer la réaction d'Herxheimer fréquente avec les antibiotiques, car ses composants bioactifs régulent la destruction des agents pathogènes d'une manière que l'organisme peut tolérer.

La griffe de chat est connue pour sa capacité à combattre les streptocoques, une bactérie souvent confondue avec les infections à levures ou à candida. De nombreuses femmes ont recours aux antibiotiques et aux antifongiques qui, dans de nombreux cas, aggravent la situation en raison de la résistance des streptocoques à ces traitements. La griffe de chat réduit efficacement la présence de cette bactérie, ce qui en fait un choix idéal pour traiter les infections urinaires.

Il est important de noter que si vous êtes enceinte ou si vous envisagez de concevoir un enfant, vous devez éviter d'utiliser la griffe de chat dans votre régime médicamenteux.

Ce supplément est l'un des plus importants pour vous.

Autres pathologies que la griffe de chat peut traiter:

- Abcès
- Acné
- Acouphènes
- Ulcères aphteux
- Epuisement
- Angine à streptocoques
- Maux de gorge d'origine virale
- Sties
- Arthrite psoriasique
- Atrophie du nerf optique
- Cancer
- Maux de tête et migraines
- Conjonctivite
- Diarrhée
- Difficultés de concentration
- Diverticulose
- Douleurs articulaires
- Eczéma
- Psoriasis
- Lupus
- Taches de vieillesse
- Lichen scléreux
- Sclérodermie
- Vitiligo
- Dermatite séborrhéique
- Dermatite
- Kératose actinique
- Cellulite
- Oedème
- Œdème
- Encéphalomyélite myalgique

- Syndrome de fatigue chronique
- Syndrome de dysfonctionnement immunitaire
- Intolérance systémique à l'effort
- Endométriose
- Maladie d'Alzheimer
- Démence
- Troubles de la mémoire
- Maladie de Lyme
- Maladies de la cornée
- Maladie inflammatoire pelvienne
- Prostatite
- Maladie de la thyroïde
- Constipation
- Fibromes
- Fibromyalgie
- Glaucome
- Goutte
- Hépatite
- Herpès simplex
- Herpès zoster
- Mycose de l'ongle
- Infections de la vésicule biliaire
- Infections des voies urinaires
- Infections de la vessie
- Infections à levures
- Vaginose bactérienne
- Infections d'ouie
- Insomnie
- Vers et parasites
- Mauvaise vue
- Myodésopsies (mouches flottantes dans les yeux)
- Mononucléose
- Virus d'Epstein-Barr
- Névralgie du trijumeau
- Palpitations cardiaques
- Papillomavirus humain
- Perte de désir sexuel (hommes)
- Dysfonctionnement érectile

- Problèmes de méthylation
- Kystes du système reproducteur
- Rhume et grippe
- Rétinopathie
- Sensibilité au froid, à la chaleur, au soleil ou à l'humidité
- Mains et pieds froids
- Syndrome des ovaires polykystiques
- Syndrome de Raynaud
- Syndrome de l'intestin irritable
- Symptômes de stress post-traumatique
- Symptômes de la ménopause
- Symptômes neurologiques (oppression thoracique, tremblements des mains, tics et spasmes, faiblesse musculaire, picotements et engourdissements, jambes sans repos, agitation, faiblesse des membres, spasmes musculaires, malaise généralisé)
- Sinusite, infections des sinus
- Infections pulmonaires
- Surcroissance bactérienne dans l'intestin grêle
- Bouffées de chaleur, frissons, sueurs nocturnes, bouffées de chaleur et fluctuations de la température corporelle
- Tissu cicatriciel
- TOC
- Troubles et maladies auto-immunes
- Troubles auto-immuns neuropsychiatriques pédiatriques associés à des infections streptococciques (PANDAS)
- Tumeurs et kystes bénins
- Vessie hyperactive
- Vertiges et maladie de Ménière

Elle peut être consommée sous différentes formes, mais je la recommande toujours sous forme de teinture mère sans alcool.

19. RACINE DE BARDANE

La racine de bardane (Arctium lappa) est originaire des régions tempérées d'Europe et d'Asie. Cette plante est utilisée depuis l'Antiquité pour ses propriétés médicinales et on la trouve couramment dans les terrains vagues, au bord des routes et dans les zones habitées. Aujourd'hui, la bardane est cultivée dans le monde entier pour ses vertus thérapeutiques.

Propriétés purifiantes : la racine de bardane est excellente pour détoxifier l'organisme, en aidant à éliminer les toxines par l'urine et la sueur.

Anti-inflammatoire et antioxydant : elle contient des composés qui réduisent l'inflammation et protègent les cellules des dommages oxydatifs.

Améliore la santé de la peau : grâce à ses propriétés antibactériennes et antiseptiques, il est efficace dans le traitement des affections cutanées telles que l'acné, l'eczéma et le psoriasis.

Soutien digestif : il contribue à améliorer la digestion et peut soulager les problèmes d'estomac tels que l'indigestion et les gaz.

Régulation de la glycémie : elle est bénéfique pour les personnes atteintes de diabète, car elle aide à contrôler les niveaux de glycémie.

Propriétés antimicrobiennes : la racine de bardane a des effets antibactériens et antifongiques, ce qui la rend utile pour lutter contre les infections.
Santé du foie : elle soutient la fonction hépatique et peut contribuer au traitement des maladies du foie.
La racine de bardane regorge de composés anti-inflammatoires. Le jus de racine de bardane fraîche est très bénéfique pour le foie, s'adaptant à ses différents besoins et améliorant des fonctions telles que le stockage du glucose, des vitamines et des minéraux, ainsi que le contrôle et la filtration du sang. Il aide à éliminer les toxines profondes héritées et nouvelles, expulse les vieux leucocytes qui

congestionnent le foie et améliore la production de bile. Une infusion médicinale peut également être préparée à partir de la racine de bardane séchée. Cette plante essentiellement aromatique et profondément enracinée possède des substances phytochimiques qui nous relient puissamment à la terre. La racine de bardane est bénéfique pour le foie, car elle lui rappelle son rôle important dans le soutien de l'organisme.

Autres pathologies que la racine de bardane peut combattre:

- Goutte
- Maladies du foie
- Cancer du foie
- Calculs rénaux
- Calculs biliaires
- Lymphomes
- Infections chroniques
- Cancer du thorax
- Cancer du poumon
- Pleurésie
- Lupus
- Syndrome de fatigue chronique
- Fibromyalgie
- Migraines
- Maladies parodontales
- Acné
- Hépatite C
- Fatigue surrénale
- Diabète
- Bursite
- Maladie cœliaque
- Toutes les maladies et troubles auto-immuns
- Cancer de la thyroïde
- Eczéma
- Psoriasis
- Infections rénales
- Maladie de Lyme
- Vers intestinaux

- Infections à levures

La racine de bardane peut être consommée sous forme de thé, de gélules, d'extraits ou encore de salades ou de jus.

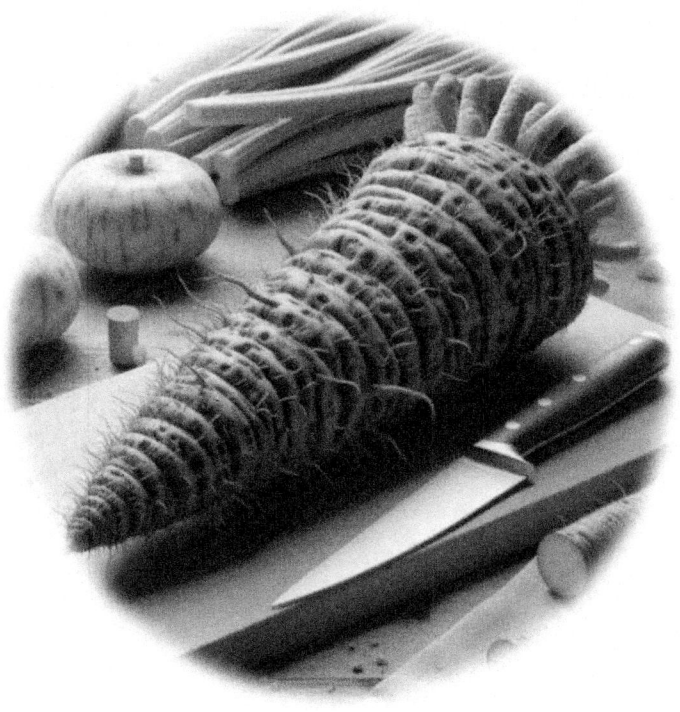

20. CHAGA

Le champignon Chaga, scientifiquement connu sous le nom d'Inonotus obliquus, est un champignon qui pousse principalement sur les bouleaux dans les régions froides du monde. On le trouve en Russie, en Scandinavie, en Corée, en Europe du Nord et dans certaines régions d'Amérique du Nord. Ce champignon est utilisé depuis des siècles dans la médecine traditionnelle, en particulier en Sibérie, où il est connu sous le nom de « roi des champignons ».

Le chaga est un champignon médicinal très puissant, connu pour sa teneur élevée en antioxydants et ses propriétés curatives. Ce champignon est une excellente source de vitamines A, C, B, D et E, ainsi que de minéraux tels que le manganèse, le fer, le calcium, le zinc et le sélénium. Il possède également des propriétés antibactériennes, antivirales, anti-inflammatoires, antimicrobiennes, antifongiques, anti-candida et antiparasitaires.

Le chaga est l'une des meilleures sources d'acide bétulinique, connu pour sa capacité à détruire les cellules cancéreuses. Pour cette raison, il est considéré comme l'un des principaux aliments anticancéreux et antitumoraux, et est très apprécié dans les traitements naturels et les protocoles de prévention du cancer. La recherche a montré qu'il était particulièrement bénéfique pour les cancers du côlon, de l'estomac, de l'endomètre, du poumon, du sein et de la prostate.

Il est également riche en bêta-glucanes, qui peuvent renforcer et améliorer considérablement le système immunitaire, ce qui en fait un choix idéal pour les personnes souffrant de troubles auto-immuns tels que le syndrome de fatigue chronique, la polyarthrite rhumatoïde, le lupus, la fibromyalgie, le syndrome du côlon irritable, la maladie de Crohn, le lymphome, la bursite, l'herpès et le syndrome de l'ovaire polykystique. Il est également très bénéfique pour les personnes atteintes du VIH, car il contribue à réduire les divers symptômes et les maladies secondaires qui y sont associées.

Le chaga contient le taux le plus élevé de superoxyde dismutase (SOD) au monde, une enzyme qui aide à décomposer les radicaux libres et qui s'est révélée efficace dans le traitement de maladies telles que la maladie de Parkinson, la maladie d'Alzheimer, la goutte, la sclérodermie, l'ostéoarthrite et la cataracte. Ses propriétés anti-inflammatoires en font un produit idéal pour les personnes souffrant du syndrome de l'intestin irritable, d'arthrite, de colite, de cystite, de tendinite, d'œdème, d'asthme, de maladie cœliaque et d'acné.

Le thé de chaga est une boisson extrêmement bénéfique, car les antioxydants, les vitamines, les minéraux et les composés curatifs sont facilement assimilés et utilisés par le corps sous cette forme.

Le chaga est connu pour sa capacité à renforcer l'immunité, ce que nous souhaitons tous. Bien qu'il ne s'agisse pas techniquement d'un champignon, mais d'une excroissance pré-champignon, le chaga contient des nutriments qui renforcent le système immunitaire et augmentent le nombre de globules blancs, y compris les lymphocytes, les monocytes, les neutrophiles, les basophiles et les éosinophiles. Cela aide le corps à combattre les envahisseurs tels que les toxines, les virus, les bactéries et les champignons comme les levures et les moisissures. En outre, cet étonnant aliment sauvage renforce les globules rouges et la moelle osseuse, équilibre les niveaux de plaquettes et prévient les tempêtes de cytokines, qui se produisent lorsque l'organisme réagit de manière excessive à un agent pathogène ou à une toxine. Ces tempêtes peuvent provoquer une dilatation des vaisseaux sanguins, ce qui peut entraîner des saignements, de l'urticaire, des éruptions cutanées et de la fièvre. Grâce au chaga, l'organisme est mieux préparé à lutter contre les agents pathogènes et les toxines.

Le chaga est l'un des outils médicinaux les plus importants et l'un des meilleurs toniques généraux du siècle. Ses composés phytochimiques sont excellents pour lutter contre le cancer, réguler la glycémie, stimuler les glandes surrénales et équilibrer le système endocrinien. Il aide également à décomposer et à dissoudre le biofilm, une substance gélatineuse qui est un sous-produit de certains virus et champignons, et à éliminer les champignons indésirables du tractus intestinal.

Recherchez du chaga finement moulu pour maximiser ses bienfaits. La préparation du thé de Chaga est très simple : il suffit d'ajouter une cuillère à café d'extrait de Chaga en poudre à une tasse d'eau chaude. Il a un goût riche et terreux semblable à celui du café et peut être sucré avec du miel, de la stévia ou du sucre de coco si vous le souhaitez.

Autres pathologies que le Chaga peut combattre:

- Cancer de la vessie
- Cancer des os
- Cancer de l'ovaire
- Cancer du sein
- Cancer du foie
- Cancer de la prostate
- Névralgie
- Maladies et troubles auto-immuns
- Maladie de Lyme
- Lupus
- Sclérose latérale amyotrophique
- Syndrome du canal carpien
- Tendinite
- Bursite
- Sciatique
- Fibromyalgie
- Syndrome de fatigue chronique
- Croissance bactérienne intestinale excessive
- Hypertension
- Foie gras
- Pneumonie
- Psoriasis
- Eczéma
- Maladie de Graves
- Déficiences du système immunitaire
- Sida
- Thyroïdite d'Hashimoto
- Infection par le virus d'Epstein-Barr
- Herpès Zoster
- Fatigue surrénale
- Exposition aux moisissures
- Maux de tête migraineux
- Anémie
- Sensibilité chimique multiple
- Hypersensibilité électromagnétique
- Maladie cœliaque

- Infections des gencives
- Rosacée
- Ulcères aphteux
- Infections vaginales à streptocoques
- Addictions
- Épuisement
- Angoisse
- Artériosclérose
- Atrophie des nerfs crâniens
- Maladie cérébro-vasculaire
- Fatigue
- Faim mystérieuse
- Inflammation du nerf crânien
- Lésions cérébrales
- Brouillard mental
- Palpitations cardiaques
- Sensibilité au froid
- Syndrome de Cushing
- Syndrome de Tourette
- Acouphènes
- Tumeurs et kystes cérébraux
- Vertiges

"Que ton aliment soit ton médicament et que ton médicament soit ton aliment"

Hippocrate

CHÉLATION

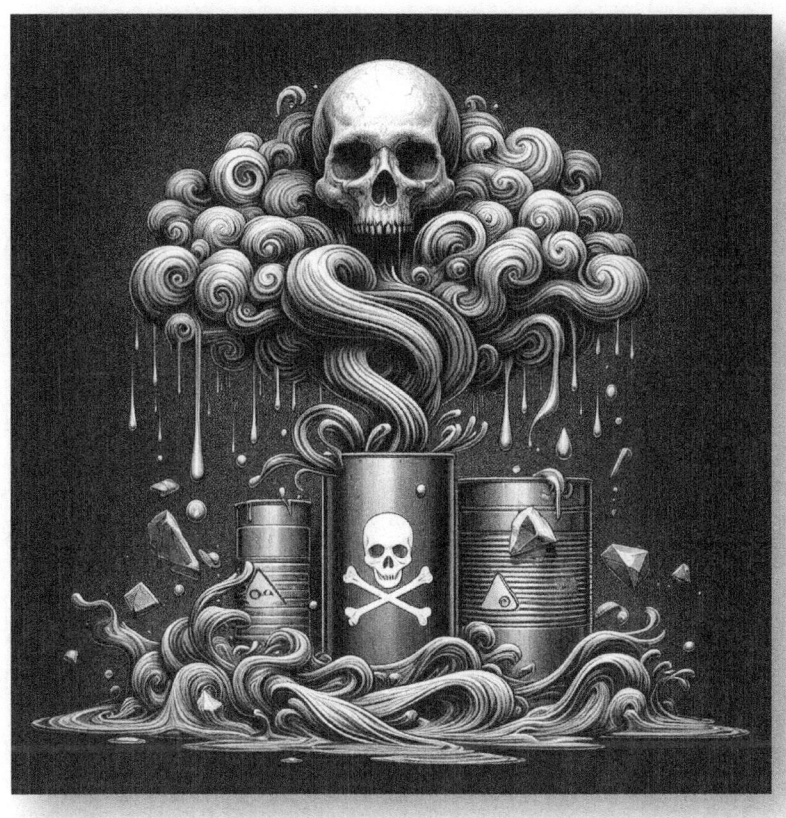

La chélation est une réaction chimique dans laquelle un agent chélateur se lie aux métaux lourds présents dans l'organisme, formant un complexe qui peut être éliminé de l'organisme. Ce processus est principalement utilisé en médecine pour éliminer les métaux toxiques tels que le plomb, le mercure et le fer.

L'Organisation mondiale de la santé (OMS) a noté que le mercure peut avoir des effets importants sur la santé humaine, en particulier sur les systèmes nerveux, cardiovasculaire et rénal. Il est également reconnu comme un polluant environnemental mondial, dont le rejet dans l'environnement peut avoir des conséquences néfastes pour la santé et l'écosystème dans son ensemble.

Dans un rapport récent, l'OMS a souligné que l'exposition au mercure peut être particulièrement préoccupante pour les groupes vulnérables tels que les femmes enceintes, les enfants et les communautés qui dépendent de la pêche comme source d'alimentation. Les effets néfastes de cette exposition peuvent se manifester sous la forme de problèmes neurologiques, rénaux, cardiovasculaires et respiratoires. En outre, une corrélation a été observée entre l'exposition au mercure et des maladies telles que la maladie de Parkinson, la maladie d'Alzheimer, la sclérose en plaques et les maladies cardiovasculaires.

L'OMS souligne donc l'importance de limiter autant que possible l'exposition au mercure en éliminant les sources de mercure dans l'environnement et en réduisant son utilisation dans les produits industriels et de consommation. Elle appelle également à la réalisation d'études et à la surveillance continue de l'exposition au mercure afin d'atténuer les risques pour la santé humaine et l'environnement.

Le corps humain est constamment exposé à des métaux toxiques qui ne peuvent être métabolisés et éliminés naturellement. Ces métaux peuvent exercer des effets toxiques puissants sur notre organisme et se déposer dans diverses parties du corps, en particulier dans des organes tels que le cerveau. Les métaux toxiques les plus courants sont le mercure, le plomb, le cadmium et l'arsenic, mais il existe aussi des métaux moins lourds qui peuvent être nocifs, comme le béryllium et l'aluminium.

La pollution environnementale représente la principale source de métaux toxiques, et l'exposition peut se produire de différentes manières, notamment par l'ingestion d'aliments et d'eau contaminés, l'inhalation d'air contaminé et l'exposition professionnelle.

La thérapie par chélation est une méthode utilisée pour éliminer ces métaux toxiques de l'organisme, impliquant l'administration d'agents chélateurs. Ces composés ont la capacité de se lier aux ions métalliques présents dans l'organisme, facilitant ainsi leur élimination par l'urine ou les fèces. Dans ce contexte, les agents chélateurs peuvent être des compléments naturels qui aident à contrecarrer la toxicité des métaux lourds dans l'organisme. La thérapie par chélation devient particulièrement importante dans des conditions telles que la sclérose en plaques, car les métaux toxiques sont présents dans tous les organismes et peuvent avoir des effets néfastes sur le système nerveux. En outre, le retrait en toute sécurité des amalgames dentaires peut également constituer une mesure cruciale pour éliminer les métaux toxiques de l'organisme.

Le protocole pour une élimination sûre des amalgames (IAOMT), rédigé par l'Académie internationale de médecine buccale et de toxicologie, consiste à garantir 8 points importants:

- Maintenir les amalgames au frais pendant l'extraction.
- Utiliser un dispositif d'aspiration à haut volume.
- Prévoir une autre source d'air.
- Retirer immédiatement l'alliage de mercure.
- Se laver et changer de gants.
- Nettoyer le patient immédiatement.
- Envisager une aide alimentaire (chlorella, spiruline, sélénium, coriandre...).
- Maintenir l'air du cabinet propre.

L'ensemble de la communauté scientifique s'accorde à dire que le mercure, qu'il soit élémentaire (métallique), inorganique ou organique, est un toxique très dangereux.

L'OMS et d'autres organismes internationaux soulignent qu'il n'existe AUCUN seuil de sécurité pour le mercure et que les amalgames constituent la plus importante source non industrielle de contamination par le mercure.

Il est important de prendre des précautions avant et après chaque extraction d'amalgame métallique pour garantir la sécurité. Une extraction effectuée sans la méthode appropriée peut augmenter considérablement la quantité de mercure dans l'organisme et aggraver la maladie. Aujourd'hui, chaque amalgame dentaire contient environ 50 % de son poids en mercure.

La thérapie par chélation peut être un processus long, selon le degré de toxicité, mais son application est essentielle pour combattre la maladie. L'élimination de ces toxines peut non seulement soulager l'affection en cours, mais aussi prévenir l'apparition d'autres maladies. Il n'est pas facile de se protéger des métaux toxiques, car ils sont présents dans diverses sources, telles que les aliments, le sol, l'eau, les vaccins, le tabac, les cigarettes électroniques, l'eau du robinet et l'air pollué. C'est pourquoi une alimentation riche en agents chélateurs naturels peut être une excellente option pour chacun d'entre nous.

Voici quelques-unes des pathologies qui peuvent être causées par la présence de mercure dans l'organisme:

- Diminution de la capacité de travail.
- Fatigue progressive
- Irritation légère des nerfs
- Inflammation des muqueuses nasales
- Diminution de la mémoire
- Diminution de l'estime de soi
- Irritabilité
- Maux de tête
- Symptômes catarrhaux
- Faiblesse généralisée
- Insomnie
- Diminution des facultés intellectuelles
- Dépression
- Diarrhée fréquente
- Pleurs spontanés

- Sensation de compression cardiaque
- Tremblements
- Infertilité
- Syndrome de mort subite du nourrisson
- Éruptions cutanées
- Acné
- Allergie alimentaire
- Bronchite chronique
- Lupus érythémateux
- Maladie de Crohn
- Colite ulcéreuse
- Endométriose
- Maladie d'Alzheimer
- Hypertension artérielle
- Atrophie musculaire
- Troubles de la vue et de l'audition
- Tachycardie, crises cardiaques
- Anémie
- Apnée
- Gastrite
- Cancer de la prostate

Il est vrai que la liste des sources de métaux toxiques est vaste et diversifiée, couvrant un large éventail de produits et d'environnements. En outre, les métaux lourds toxiques sont particulièrement nocifs en raison de leur capacité à agir comme neuroantagonistes, en interférant avec les impulsions électriques des nerfs, en les dispersant et en provoquant des lésions nerveuses. Ce processus peut être comparé métaphoriquement au fonctionnement de vieilles ampoules ou de transistors, où les neurotransmetteurs « brûlent » et « fondent », ce qui peut se manifester par des symptômes tels que l'anxiété et la dépression.

Heureusement, la nature offre plusieurs produits puissants qui peuvent aider à éliminer les métaux toxiques de l'organisme. Ces agents chélateurs naturels peuvent constituer un outil précieux pour lutter contre la toxicité des métaux lourds et promouvoir la santé et le bien-être.

Il est vrai que dans le passé, de nombreux risques associés au mercure étaient inconnus, et qu'en fait, il était utilisé dans une variété d'applications médicales et thérapeutiques. Par exemple, les sels de mercure ont été utilisés pour traiter la syphilis du 15e au 19e siècle, ainsi que pour désinfecter les plaies en tant qu'antiseptique. Ce traitement pouvait être administré de différentes manières, soit par voie orale, soit par voie rectale, soit par friction.

Une méthode spécifique consistait à appliquer une pommade composée de mercure, de jus de citron, de saindoux, de cendres et d'huile, que l'on étalait à plusieurs reprises sur le tronc du patient. Le chiffre sept, considéré comme magique dans de nombreuses cultures, a pu être symboliquement associé à l'idée de complétude ou de perfection, bien que dans ce contexte historique, son utilisation dans l'application de l'onguent ait pu relever davantage d'une convention pratique ou rituelle, sans véritable fondement scientifique.

L'évolution des connaissances scientifiques et médicales a révélé les dangers associés au mercure, ce qui a conduit à l'interdiction de bon nombre de ces pratiques et au développement d'approches plus sûres et plus efficaces pour le traitement des maladies. Il est évident que ni les Égyptiens, qui avaient une connaissance approfondie de l'anatomie humaine, ni aucune autre civilisation ne connaissaient à l'époque la nocivité de l'utilisation de cet élément chimique.

L'ALUMINIUM est un autre métal qui s'insinue facilement et de plus en plus dans notre vie et notre corps.

L'OMS a établi que l'aluminium est l'un des éléments les plus courants de la croûte terrestre et qu'il est présent dans de nombreux aliments et produits de consommation. En outre, il a été démontré que l'aluminium est toxique pour certaines cellules du corps humain et qu'une exposition prolongée à des niveaux élevés peut être liée au développement de maladies telles que la maladie d'Alzheimer et la maladie de Parkinson.

Bien que l'on sache que l'exposition à l'aluminium peut avoir des effets néfastes sur la santé humaine, l'OMS déclare qu'il n'y a pas suffisamment de preuves pour établir une limite d'exposition quotidienne sûre. L'organisation recommande toutefois de réduire autant que possible l'exposition à l'aluminium, en particulier chez les populations vulnérables telles que les nourrissons et les personnes âgées.

En outre, l'OMS a déclaré que l'aluminium dans les aliments et les produits de consommation est sans danger tant qu'il ne dépasse pas les limites recommandées. Mais qui contrôle ces niveaux ? Pensez-vous qu'ils le fassent ? L'organisation recommande également que des mesures soient prises pour réduire l'exposition à l'aluminium dans la production et l'utilisation des aliments et des produits de consommation, notamment en réduisant son utilisation dans les ustensiles de cuisine et les emballages alimentaires. Alors pourquoi tous ces ustensiles en aluminium sont-ils encore vendus et pourquoi n'est-il pas interdit ?

Nous sommes constamment en contact avec lui, des boîtes de conserve au papier d'aluminium, en passant par les récipients pour aliments préparés, les ustensiles de cuisine, le maquillage, les déodorants, l'eau du robinet, les crèmes solaires, certains vaccins et médicaments, ainsi que les pesticides, les herbicides et les fongicides.

Soyez-y attentif pour vous protéger le plus possible et protéger votre foie.

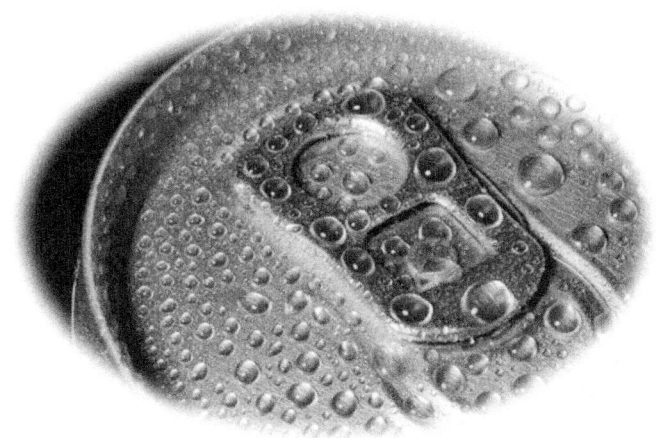

Les aliments qui ont le plus grand pouvoir de nettoyage des métaux lourds :

- Baies
- Dattes
- Figues
- Pommes
- Melons et pastèques
- Oranges et mandarines
- Raisins
- Céleri-rave
- Germes et microgreens
- Oignons
- Asperges
- Concombres
- Radis et feuilles de radis
- Légumes-feuilles
- Coriandre fraîche
- Curcuma
- Algues de l'Atlantique
- Myrtilles sauvages
- Pissenlit
- Cynorrhodon
- Racine de bardane
- Trèfle rouge
- Jus d'herbe d'orge en poudre
- Spiruline

Aliments et Suppléments Chélateurs

➢ SPIRULINE

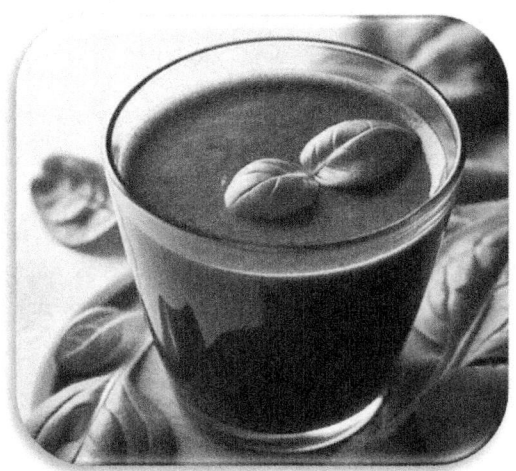

La spiruline est un type d'algue bleu-vert qui pousse en eau douce ou salée et qui est connue pour sa teneur élevée en nutriments et ses bienfaits potentiels pour la santé.

La spiruline est traditionnellement utilisée comme aliment dans certaines cultures et, plus récemment, elle est devenue populaire en tant que complément alimentaire. Elle est une riche source de protéines, de vitamines B et d'antioxydants, et contient également du fer, du calcium et d'autres nutriments essentiels.

Il a été démontré que la spiruline présente un certain nombre d'avantages potentiels pour la santé, notamment la réduction de l'inflammation, l'amélioration de la santé cardiaque, la réduction du taux de sucre dans le sang et l'amélioration de l'endurance musculaire pendant l'exercice.

En outre, certaines études ont montré que la spiruline pourrait avoir des propriétés anticancéreuses et antivirales, bien que des recherches supplémentaires soient nécessaires pour confirmer ces effets.

La spiruline nous apporte une multitude de vitamines et de minéraux, permettant au foie de les stocker pour les utiliser en cas de besoin. Cette algue bleue est capable d'arrêter la croissance virale et bactérienne à l'intérieur du foie et a le pouvoir de revitaliser cet organe en capturant des centaines de toxines et de poisons, tels que les métaux lourds toxiques, et en les évacuant du foie. Elle pousse à l'état sauvage dans les lacs volcaniques alcalins d'eau chaude. Aujourd'hui, nous disposons déjà de plantations cultivées et la spiruline est exportée dans le monde entier.

La spiruline a une valeur nutritionnelle élevée : 62 à 71 % de la plante est constituée d'acides aminés essentiels. C'est une source importante de protéines hautement biodisponibles.

Je dois également dire que c'est un excellent aliment contre l'exposition aux radiations. Elle donne de très bons résultats en termes d'atténuation de la perte de cheveux chez les personnes qui suivent un traitement contre le cancer.

Elle est également utilisée pour:

- Abcès
- Acouphènes
- L'accoutumance
- Ulcères aphteux
- Épuisement
- Anxiété et angoisse
- Anorexie et boulimie
- Arthrite psoriasique
- Atrophie du nerf optique
- Gain de poids
- Perte de cheveux et de poils
- Calculs biliaires
- Changements d'humeur, irritabilité, problèmes d'humeur
- Cancer
- Cataracte
- Maux de tête et migraines
- Cholestérol élevé
- Défauts oculaires congénitaux

- Dégénérescence maculaire
- Dépression
- Diabète et déséquilibres du taux de sucre dans le sang
- Difficultés de concentration
- Douleurs articulaires
- Eczéma et psoriasis
- Œdème et gonflement
- Encéphalomyélite myalgique/syndrome de fatigue chronique
- Endométriose
- Alzheimer, démence et troubles de la mémoire
- Maladie de Lyme
- Maladies rénales
- Maladies de la cornée
- Maladie de Parkinson
- Maladie inflammatoire pelvienne et prostatite
- Maladie de la thyroïde
- Fibromes
- Fibromyalgie
- Glaucome
- Goutte
- Hépatite
- Herpès simplex
- Zona et névralgie du trijumeau
- Foie gras, pré-graisseux et paresseux
- Gonflement
- Hypertension artérielle
- Champignons des ongles
- Infections de l'oreille
- Infertilité
- Inflammation
- Insomnie
- Insuffisance hépatique pédiatrique
- Vers et parasites
- Mauvaise vision
- Myodésopsies
- Cernes sous les yeux
- Palpitations cardiaques
- Papillomavirus humain

- Perte de désir sexuel (hommes) et dysfonction érectile
- Perte de désir sexuel (femmes)
- Peau sèche et craquelée
- Problèmes surrénaux
- Problèmes d'énergie et fatigue
- Problèmes de méthylation
- Problèmes hormonaux
- Kystes du système reproducteur
- Rétinopathie
- Sensation constante et mystérieuse de faim et de suralimentation
- Sentiment de culpabilité et de tristesse
- Sensibilité au froid, à la chaleur, au soleil ou à l'humidité
- Syndrome des ovaires polykystiques
- Syndrome de Raynaud
- Syndrome du sang sale
- Syndrome de l'intestin irritable
- Syndrome de l'œil sec
- Symptômes de stress post-traumatique
- Symptômes de la ménopause
- Symptômes neurologiques
- Sinusite, infections des sinus et des poumons
- Croissance bactérienne de l'intestin grêle
- Bouffées de chaleur, frissons, sueurs nocturnes, bouffées de chaleur et fluctuations de la température corporelle
- Tissu cicatriciel
- Troubles affectifs saisonniers
- TOC
- Troubles et maladies auto-immunes
- PANDAS
- Tumeurs et kystes
- Ongles cassants ou striés
- Vessie hyperactive
- Varices et varicosités
- Vertiges et maladie de Ménière

Elle nous intéresse dans le cas de la SEP parce qu'elle fournit au foie une foule de vitamines et de minéraux qui sont ensuite distribués dans tout l'organisme.

La spiruline arrête la croissance virale du virus d'Epstein-Barr et la croissance bactérienne dans le foie. Le foie gagne en vitalité et retrouve la force d'extraire les toxines des profondeurs de l'organisme.

Elle joue un rôle clé dans le renforcement du système immunitaire du foie et participe à toutes ses fonctions.

Il participe également au stockage du glucose et à la reconversion des protéines.

DOSE :

2 cuillères à café par jour mélangées à n'importe quel liquide.

➤ JUS D'HERBE D'ORGE VERTE

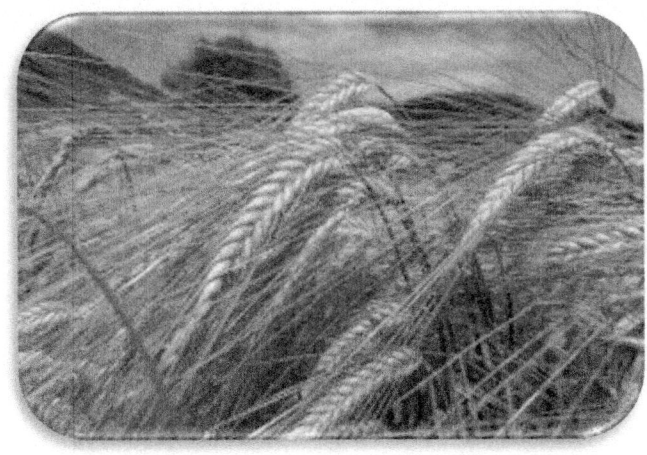

Le jus d'herbe d'orge plonge ses racines dans l'histoire ancienne, mais sa popularisation moderne est principalement attribuée au XXe siècle, dans le contexte des tendances à la santé naturelle et à la nutrition holistique.

L'orge (Hordeum vulgare) est l'une des premières céréales cultivées par l'homme, les preuves de sa culture remontant à plus de 10 000 ans dans le Croissant fertile, une région englobant des parties de la Mésopotamie et de l'Égypte. Des civilisations telles que les Égyptiens et les Grecs de l'Antiquité consommaient l'orge non seulement comme aliment de base, mais aussi pour ses propriétés médicinales. Toutefois, l'utilisation spécifique de l'herbe d'orge (jeunes pousses de la plante) n'est pas clairement documentée dans les cultures anciennes.

C'est au XXe siècle, et plus particulièrement dans les années 1940-1950, que le jus d'herbe d'orge a connu un véritable essor en tant que complément de santé. Les recherches pionnières du Dr Ann Wigmore, partisane de l'utilisation d'aliments crus pour améliorer la santé, ont joué un rôle clé dans la promotion de l'utilisation de l'herbe de blé et de l'herbe d'orge sous forme de jus. Wigmore soutenait que

la consommation de ces pousses tendres fournissait une forte concentration de nutriments, d'enzymes vivants et d'antioxydants susceptibles de renforcer le système immunitaire et de favoriser la désintoxication de l'organisme.
La popularité du jus d'herbe d'orge s'est développée dans le contexte du mouvement naturaliste et de l'essor des thérapies alternatives qui ont commencé à considérer les aliments crus comme une voie vers une meilleure santé. Cet intérêt n'a cessé de croître avec la tendance moderne aux super-aliments, où l'herbe d'orge se distingue par sa forte concentration en vitamines, minéraux, acides aminés, chlorophylle et antioxydants.

En résumé, si l'origine de l'orge est très ancienne dans l'histoire de l'humanité, l'utilisation spécifique de son herbe sous forme de jus est une tendance relativement moderne, liée à l'essor des aliments diététiques et des compléments naturels au cours du XXe siècle.

L'orge est un véritable superaliment. Il contient des phytonutriments qui nourrissent le foie mal nourri et lui permettent de se désintoxiquer de dizaines de toxines et de poisons hérités du passé et du présent. Il élimine les toxines et les remplace par des nutriments vitaux.
Il est merveilleux pour faciliter l'élimination du mercure et d'autres métaux lourds toxiques de l'organisme.
Lorsque vous l'achetez, ne le confondez pas avec l'orge vert, recherchez le jus d'orge vert, il est plus concentré et contient beaucoup plus de nutriments.
Lors de l'achat, ne confondez pas avec l'orge verte, recherchez le jus d'herbe d'orge verte en poudre, il est plus concentré et contient beaucoup plus d'éléments nutritifs.

Ce super-aliment a encore plus de propriétés :

- Incroyablement alcalinisant : il aide à maintenir l'équilibre acido-basique de l'organisme. N'oublions pas qu'il n'y a pas de maladie dans un corps alcalin.

- Renforce le système digestif : aide à lutter contre les brûlures d'estomac.
- Antioxydant : aide à résoudre les problèmes de peau (rides, acné).
- Aide le système immunitaire.
- Résout l'halitose et les mauvaises odeurs corporelles.

POSOLOGIE :

2 cuillères à café par jour avec de l'eau ou un jus de fruit..

Autres pathologies que le jus d'herbe d'orge peut traiter:

- Abcès
- Acné
- Acouphènes et perte d'audition
- Dépendance
- Épuisement
- Anxiété
- Anorexie et boulimie
- Arthrite psoriasique
- Atrophie du nerf optique
- Gain de poids
- Perte de cheveux
- Calculs biliaires
- Calculs rénaux
- Sautes d'humeur
- Cancer
- Cataracte
- Maux de tête et migraines
- Cirrhose
- Cholestérol élevé
- Malformations oculaires congénitales
- Dégénérescence maculaire
- Densité mammaire

- Dépression
- Diabète
- Diarrhée prolongée
- Difficultés de concentration
- Diverticulose
- Douleurs articulaires
- Eczéma
- Psoriasis
- Dermatite
- Oedème
- Syndrome de fatigue chronique
- Endométriose
- Maladie d'Alzheimer
- Démence
- Maladie de Lyme
- Maladie du rein
- Maladie de la cornée
- Maladie de Parkinson
- Prostatite
- Maladie de la thyroïde
- Vieillissement accéléré
- Constipation
- Fibrome
- Fibromyalgie
- Goutte
- Hépatite
- Herpès simplex
- Foie gras
- Gonflement
- Hypertension
- Champignons des ongles
- Jaunisse
- Infections de la vésicule biliaire
- Infections des voies urinaires
- Infections de l'oreille
- Infertilité masculine et féminine
- Inflammation
- Insomnie

- Insuffisance hépatique pédiatrique
- Vers et parasites
- Mauvaise vision
- Myodésopsies
- Cernes sous les yeux
- Palpitations cardiaques
- Papillomavirus humain
- Dysfonctionnement érectile
- Perte du désir sexuel chez les femmes
- Peau sèche
- Problèmes d'énergie et fatigue
- Problème de méthylation
- Problèmes hormonaux
- Kystes du système reproducteur
- Rétinopathie
- Sensation de faim constante
- Sentiment de culpabilité et de tristesse
- Sensibilité au froid ou à la chaleur
- Mains et pieds froids
- Syndrome des ovaires polykystiques
- Syndrome de Raynaud
- Syndrome du sang sale
- Syndrome de l'intestin irritable
- Syndrome de l'œil sec
- Stress post-traumatique
- Symptômes de la ménopause
- Symptômes neurologiques
- Sinusite
- Croissance bactérienne de l'intestin grêle
- Fluctuations de la température corporelle
- Tissu cicatriciel
- Troubles affectifs saisonniers
- Troubles obsessionnels compulsifs
- Troubles « auto-immuns »
- Tumeurs et kystes
- Ongles cassants
- Vessie hyperactive
- Varices

- Vertiges et maladie de Ménière
- Atrophie du cerveau
- Atrophie des nerfs crâniens
- Dépersonnalisation
- Dysautonomie
- Troubles de l'apprentissage
- Dyslexie
- SLA
- Encéphalite
- Encéphalopathie
- Maladie cérébro-vasculaire
- Maladie d'Addison
- Herpès zoster
- Hypoxie cérébrale
- Accident vasculaire cérébral
- Lésions cérébrales
- Narcolepsie
- Brouillard mental
- Paralysie cérébrale
- Syndrome de Cushing
- Syndrome de Tourette
- Transpiration excessive
- TDAH
- Trouble bipolaire
- Trouble de la colère chronique
- Troubles psychomoteurs

Rien n'augmenterait autant les chances de survie sur Terre que l'adoption d'un régime végétarien.

Albert Einstein.

➤ MSM (Méthylsulfonylméthane)

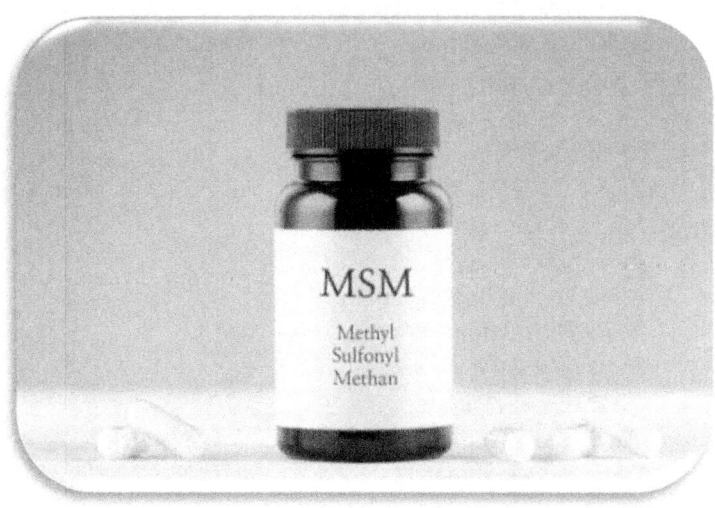

Le MSM (méthylsulfonylméthane) est un composé organique soufré utilisé principalement comme complément alimentaire pour améliorer la santé des articulations, réduire l'inflammation et favoriser le bien-être général. Bien qu'il s'agisse d'une substance naturelle présente en petites quantités dans certains aliments et dans le corps humain, son utilisation en tant que complément alimentaire est relativement récente.

Le MSM a été découvert dans le cadre de la recherche chimique au milieu du 20e siècle. La découverte et le développement du MSM sont étroitement liés à la recherche sur le DMSO (sulfoxyde de diméthyle), un composé chimique apparenté.

Le DMSO et ses applications : Le DMSO, un composé dérivé de la pulpe de bois, a été découvert dans les années 1950 et a fait l'objet de nombreuses recherches en raison de sa capacité à pénétrer dans la peau et de ses propriétés anti-inflammatoires et analgésiques. Il a été utilisé en médecine vétérinaire et pour traiter les inflammations chez l'homme. Toutefois, en raison de certains effets secondaires et de controverses, son utilisation a été limitée dans certains pays.

Le MSM en tant que dérivé du DMSO : au cours de leurs recherches sur le DMSO, les scientifiques ont découvert que ce composé était décomposé en MSM dans l'organisme. Le MSM s'est avéré être un moyen plus stable et plus sûr d'obtenir certains des avantages initialement associés au DMSO, sans les effets secondaires plus intenses. Dans les années 1970, le MSM a commencé à être étudié pour ses effets bénéfiques possibles sur la santé des articulations, le soulagement de la douleur et sa capacité à améliorer la peau, les cheveux et les ongles.

Dans les années 1980 et 1990, les études sur le MSM se sont intensifiées, notamment grâce aux travaux du Dr Stanley W. Jacob, pionnier de l'utilisation du DMSO et du MSM en médecine. Ses recherches, ainsi que celles d'autres scientifiques, ont commencé à montrer que le MSM pouvait avoir des effets positifs sur la santé, tels que:

- Réduction de l'inflammation.
- Soulagement de la douleur associée à l'arthrite.
- Amélioration de la souplesse des articulations.
- Promotion d'une peau, de cheveux et d'ongles sains.

Dans les années 1990 et 2000, le MSM a gagné en popularité sur le marché des compléments alimentaires, en partie en raison de la demande croissante de produits naturels pour la santé des articulations et le soulagement de la douleur. Il a été présenté comme un complément sûr et naturel susceptible de soulager les personnes souffrant de problèmes articulaires, les athlètes et les personnes cherchant à améliorer leur état de santé général. Aujourd'hui, on trouve le MSM sous forme de gélules, de poudres, de crèmes topiques et il est souvent associé à d'autres compléments tels que la glucosamine et le sulfate de chondroïtine afin de maximiser ses effets sur les articulations.

Bien que le MSM soit présent en petites quantités dans certains aliments tels que les fruits, les légumes, les céréales et les produits laitiers, la plupart du MSM utilisé dans les suppléments provient de la synthèse chimique, car les concentrations naturelles sont trop faibles

pour une utilisation commerciale efficace.
Le soufre fourni par le MSM est un excellent chélateur des métaux lourds.
Des études ont montré que le MSM peut contribuer à purifier l'organisme en améliorant la perméabilité des membranes cellulaires. C'est un très bon produit pour un traitement de désintoxication. Il améliore également la santé des cheveux et des ongles, aide à protéger la peau et a des effets bénéfiques sur les allergies.
Des études récentes montrent que la prise de ce supplément peut avoir un potentiel anticancéreux, des avantages pour réduire les ronflements et des effets positifs sur le lupus érythémateux généralisé. Le MSM détache les graisses des cellules du foie et aide à les expulser. Ce produit renforce le foie dans sa lutte contre les bactéries et les virus. Il le sort également de la stagnation et purge en douceur la vésicule biliaire des petits déchets.

Il renforce également le système immunitaire dans et autour du foie.
Il est recommandé d'en prendre 5 ou 6 g par jour, à jeun, c'est-à-dire que vous pouvez prendre un comprimé de 2 g à jeun, un autre de 2 g une heure avant le déjeuner et un autre de 2 g une heure avant le dîner.
Si vous êtes suivi par un kinésiologue, celui-ci pourra vérifier la quantité exacte dont votre corps a besoin à l'aide d'un simple test.

Il est également recommandé pour les pathologies suivantes:

- Arthrite psoriasique
- Atrophie du nerf optique
- Perte de cheveux
- Cirrhose
- Douleurs articulaires
- Maladies de la cornée
- Fibromyalgie
- Goutte
- Inflammation
- Peau sèche
- Rétinopathie
- Mains et pieds froids
- Symptômes de la ménopause
- Troubles « auto-immuns
- Varices
- Lésions cérébrales
- Troubles psychomoteurs

➢ CORIANDRE

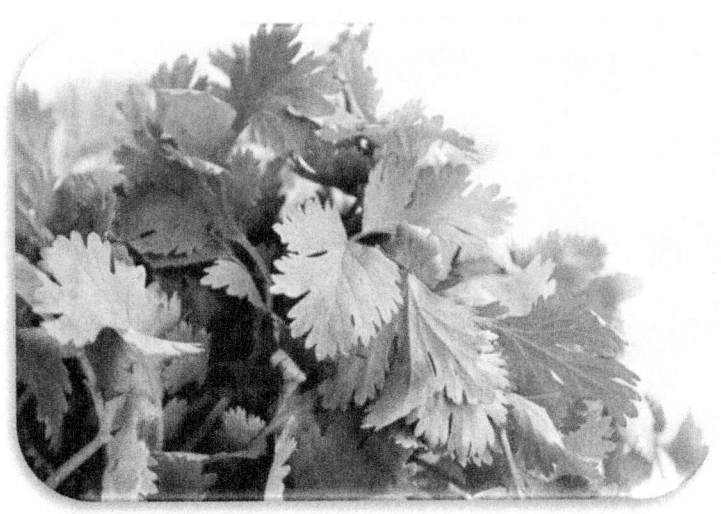

D'après les recherches du Dr Yoshiaki Omura, la coriandre peut lier et éliminer efficacement le mercure de notre système nerveux. Elle peut également éliminer l'aluminium et le plomb. La consommation quotidienne de coriandre peut éliminer des quantités significatives de métaux lourds, en deux à trois semaines au maximum, par le biais des voies urinaires.

La coriandre est assez anti-inflammatoire et possède également des propriétés antiseptiques. Elle contient 20 % d'huiles essentielles. Cet aliment, apparenté au persil, a une longue tradition dans la cuisine de l'Amérique latine, de l'Inde et de la Chine. Les origines de cette plante, déjà mentionnée dans la Bible, se trouvent en Méditerranée orientale et au Moyen-Orient.

D'un point de vue nutritionnel, la coriandre nous apporte des vitamines C, K et A. Elle est également une source de minéraux tels que le manganèse, le potassium, le cuivre, le fer et le calcium, même si ce n'est pas en très grande quantité.

C'est un puissant allié anti-cholestérol.

Il favorise l'élimination des toxines du foie. Selon une étude de

l'Université autonome de Guadalajara (Mexique) et de l'Université de Berkeley (Californie), cette plante a des effets antibiotiques permettant de briser la membrane de la bactérie salmonelle et de l'affaiblir jusqu'à ce qu'elle soit détruite.
La coriandre peut abaisser le taux de sucre dans le sang et aider à tuer certains parasites..

Autres bienfaits de la coriandre:

- Alzheimer
- Démence sénile
- Dépression
- Anxiété
- Troubles obsessionnels compulsifs
- Trouble déficitaire de l'attention avec hyperactivité (TDAH)
- Autisme
- Trouble de stress post-traumatique
- Infection par le virus d'Epstein-Barr/mononucléose
- Herpès zoster
- HHV-6
- Infection à cytomégalovirus
- Maladie de Parkinson
- Maladie d'Addison
- Syndrome de Cushing
- Syndrome de tachycardie orthostatique posturale
- Syndrome de Raynaud
- Syndrome de fatigue chronique
- la fibromyalgie
- Sclérose en plaques
- Maux de tête migraineux
- Vertiges
- Maladie de Ménière
- Maladies thyroïdiennes
- Colite ulcéreuse
- Sclérose latérale amyotrophique

- Eczéma
- Psoriasis
- Hypertension artérielle
- Infections des voies urinaires
- Insomnie
- Toutes les maladies et troubles auto-immuns
- Fibromes
- Lésions

Il doit toujours être consommé frais pour obtenir la chélation, ne l'achetez pas en tant que supplément.

La nourriture est une nécessité, mais elle ne doit être consommée qu'en quantité nécessaire à l'entretien de l'organisme.
Si vous dépassez cette limite, vous serez confronté à différents troubles..

Sathya Sai Baba

➢ AIL

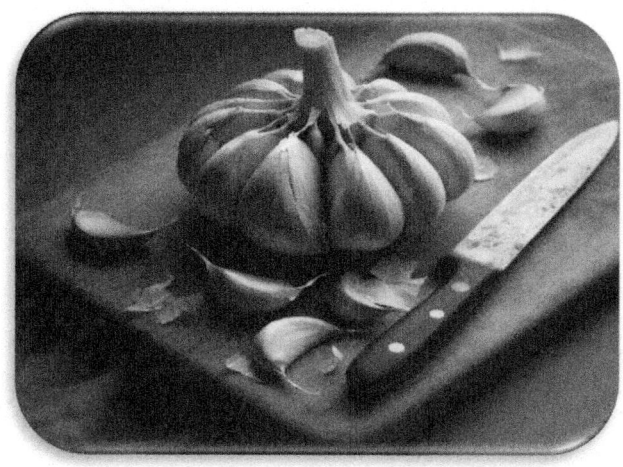

L'ail, qui contient les acides aminés chélateurs L-méthionine et L-cystéine, mobilise les extraits de cadmium, de plomb, d'arsenic et de mercure dans notre corps pour les éliminer.

L'ail est un ingrédient qui nous apporte un grand nombre de propriétés médicinales très intéressantes pour notre bien-être. En effet, on connaît plus de 2 000 principes actifs présents dans l'ail qui nous aident à maintenir un corps plus fort et plus sain.

L'ail agit comme un antibiotique naturel. En effet, il est riche en allicine, une propriété qui agit comme un antibactérien et qui nous aidera à prévenir la prolifération des bactéries dans notre corps.

C'est également un ingrédient idéal pour prévenir l'apparition de champignons dans notre organisme. Il a été prouvé que de nombreux champignons sont sensibles à cet aliment, car les extraits de la plante ralentissent la croissance des champignons et les empêchent donc de se développer à l'intérieur de nous.

Certaines études montrent que l'ail peut empêcher la propagation de certains virus grâce à ses propriétés antivirales.

Le mauvais cholestérol (LDL) peut obstruer les parois des artères au fil des ans, il est donc essentiel de le réguler et de réduire son taux dans le sang. L'ail est un ingrédient très puissant pour cela, car il agit

en régulant les taux et en réduisant la présence du LDL. D'ailleurs, aux États-Unis, de nombreuses personnes consomment de l'extrait d'ail pour équilibrer le cholestérol.
Une autre propriété et un autre bienfait de l'ail est qu'il s'agit d'un remède naturel idéal pour réduire la pression artérielle et fluidifier la circulation sanguine. En effet, il contribue à produire une plus grande quantité d'acide nitrique, un composant qui dilue davantage le sang et contribue donc à réduire la pression artérielle.
L'ail est également idéal pour maintenir l'organisme dans un état optimal et prévenir l'oxydation des cellules. Cela est dû aux nombreux antioxydants présents dans l'ail, qui contribuent à neutraliser les radicaux libres et à maintenir le corps plus jeune et mieux protégé. L'allicine est l'un des antioxydants les plus puissants présents dans l'ail.

Il est également recommandé pour les troubles suivants:

- Pharyngite à streptocoques
- Infection vaginale à streptocoques
- Acné causée par des streptocoques
- Infections à levures
- Infections des voies urinaires (vessie et reins)
- Infections à staphylocoques
- Oedème
- Hordeolum
- Hypertension
- Infections d'ouie
- Infections des sinus
- Sinusite chronique
- Déficiences du système immunitaire
- Infection à H.pylori
- Rhume banal
- Grippe
- Pneumonie bactérienne

- Cancer du sein
- Laryngite
- Cancer de l'œsophage
- Cancer de la prostate
- Lymphome
- Infection par le virus d'Epstein-Barr
- Maladies de la thyroïde
- Fatigue surrénalienne
- Maux de tête migraineux
- Apnée du sommeil
- Maladie de Lyme
- Arthrite psoriasique
- Eczéma
- Psoriasis
- Herpès simplex
- Herpès simplex virus 1
- Herpès simplex virus 2
- HHV-6
- Infertilité
- Maladie inflammatoire pelvienne
- Colite ulcéreuse
- Bronchite chronique
- Croissance bactérienne intestinale excessive
- Nodules thyroïdiens
- Cancer de la thyroïde

Comme la coriandre, l'ail est recommandé pour une multitude de pathologies et peut être qualifié d'aliment médicinal.

Prenez une ou deux dents d'ail tous les soirs.

➢ MYRTILLES SAUVAGES

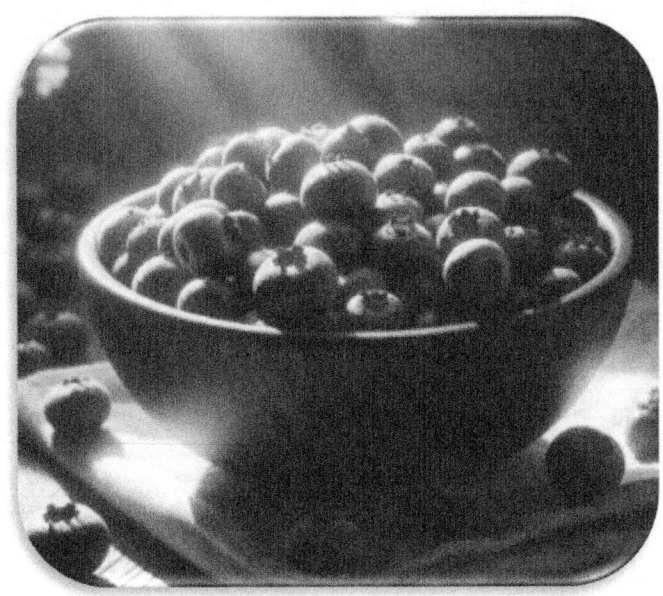

Nous en avons déjà parlé, mais il est tellement important de lutter contre cette maladie que je vais insister un peu plus sur ce sujet. Il s'agit de l'aliment le plus puissant au monde. Il n'existe aucun cancer que ces baies ne puissent prévenir et aucune maladie connue de l'humanité dont elles ne puissent vous protéger.
Les myrtilles sauvages ne doivent pas être confondues avec les myrtilles cultivées, qui présentent beaucoup moins d'avantages.
Aujourd'hui, les experts en nutrition reconnaissent les myrtilles sauvages pour leur teneur extrêmement élevée en antioxydants. Mais ce n'est pas tout : elles ont la teneur en antioxydants la plus élevée de tous les aliments de la planète.

Lorsque vous mangez ces baies, leur intelligence innée, intégrée dans leur ADN, recherche les maladies possibles, surveille vos niveaux de stress et de toxicité et conçoit la meilleure façon de vous guérir, c'est le seul aliment capable de le faire.

C'est l'un des aliments les plus efficaces et les plus merveilleux pour purifier les métaux lourds. C'est l'aliment le plus puissant pour le cerveau, le prébiotique le plus puissant et une star de la restauration du foie.

Si vous les mangez dans un bol en y ajoutant du miel brut, vous obtiendrez le prébiotique le plus puissant qui soit. Si vous les consommez peu après le lever du soleil, elles stimuleront votre énergie et votre vitalité tout au long de la journée. En grignotant quelques poignées de ces merveilleuses baies entre les repas, vous pouvez élever la fréquence de votre corps et vous mettre dans un état plus positif et plus paisible. Si vous les cueillez dans un jardin biologique ou dans la nature et que vous les mangez sans les laver, vous permettez à leur haute teneur en biotiques de restaurer les bactéries bénéfiques dont votre intestin a tant besoin et vous soutenez la capacité de votre corps à produire toutes les variétés de coenzymes de la vitamine B12. Manger des baies par une journée ensoleillée stimule la force surrénale et aide à équilibrer la glycémie. Manger des baies par temps nuageux augmente le nettoyage du foie et l'aide à sortir de sa léthargie.

Elles accélèrent puissamment la production de cellules hépatiques saines ainsi que le nettoyage et la régénération du foie. Incorporez-le dans votre vie si vous souffrez d'un trouble quelconque (physique ou émotionnel) et surtout s'il est d'origine cancéreuse, cérébrale ou nerveuse.

Manger une demi-tasse par jour.

➢ DATES

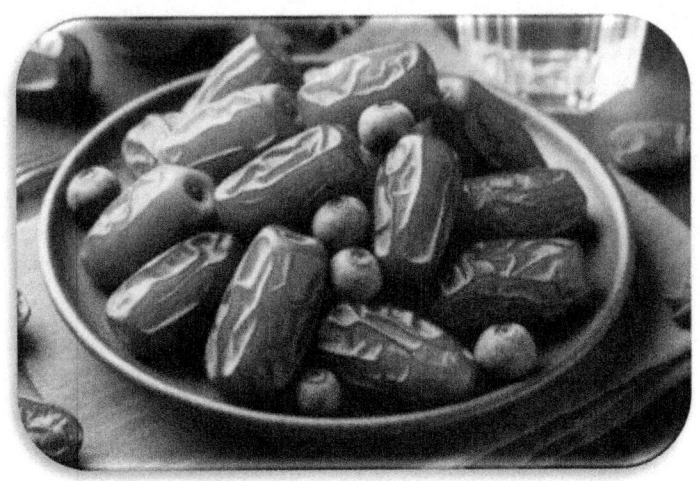

Les dattes proviennent du palmier dattier (Phoenix dactylifera), une plante originaire du Moyen-Orient et d'Afrique du Nord. Ces palmiers peuvent atteindre 30 mètres de haut et vivre plus de 100 ans. Les dattes sont cultivées et consommées depuis plus de 6 000 ans, leur présence étant attestée dans l'ancienne Mésopotamie.
La datte est l'un des aliments les plus antiparasitaires au monde. Elle adhère aux parasites, aux levures, aux moisissures, aux champignons, au candida, aux bactéries improductives, aux virus et aux métaux lourds.
Elle est riche en plus de 60 minéraux bioactifs qui soutiennent les surrénales.
C'est l'un des aliments les plus sains pour le cœur, avec une foule d'acides aminés.
Et comme si cela ne suffisait pas, elle possède d'abondantes propriétés anticancéreuses.
Prendre entre 4 et 6 par jour.

Si vous avez des difficultés à vous endormir, prenez-en une deux heures avant de vous coucher..

Elle est recommandée pour les troubles suivants:

- Diabète
- Hypoglycémie
- Croissance bactérienne intestinale
- Maladies cardiovasculaires
- Infections fongiques
- Reflux gastro-œsophagien
- Hypertension artérielle
- Cancer du poumon
- Obésité
- Maladie de la thyroïde
- Anévrisme
- Trouble de stress post-traumatique
- Trouble de la personnalité narcissique
- Trouble obsessionnel compulsif
- Fatigue surrénalienne
- Phobies
- Sinusite chronique
- Rosacée
- Schizophrénie
- Trouble d'anxiété sociale
- Autisme
- Trouble déficitaire de l'attention avec hyperactivité (TDAH)
- Tuberculose
- Vertige
- Troubles de l'alimentation
- Insomnie
- Maladies parodontales
- Oedème

➢ FIGUES

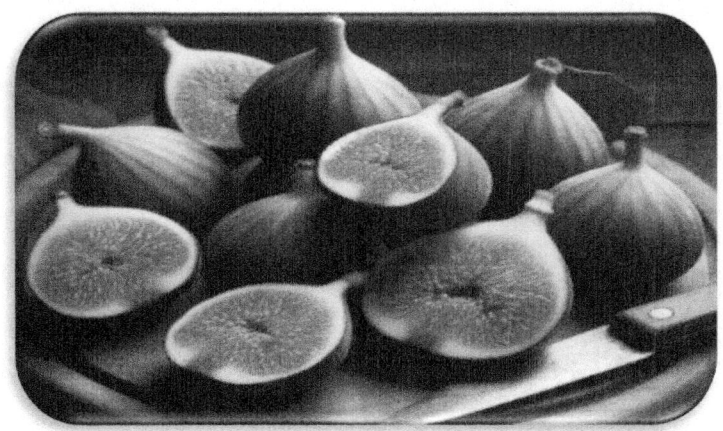

Ces fruits contiennent de fantastiques substances phytochimiques et une grande quantité de potassium et de sodium, qui soutiennent les neurotransmetteurs. Comme les dattes, ils sont les meilleurs pour nettoyer les intestins. Elles nous débarrassent non seulement des métaux lourds, mais aussi des moisissures, des bactéries improductives et des parasites.

Les figues nous débarrassent également des radiations. Elles sont très riches en vitamines B, en oligo-éléments, en micronutriments, en antioxydants, etc... Mangez-les avec des branches de céleri pour augmenter leur pouvoir médicinal.

Elle est recommandée pour les troubles suivants:

- Alzheimer et maladies apparentées
- Parkinson
- Démence sénile
- Sclérose latérale amyotrophique (SLA)
- Diverticulite
- Maladie de Wilson
- Trouble déficitaire de l'attention avec hyperactivité (TDAH)
- Epilepsie
- Salmonellose

- Accident vasculaire cérébral (AVC)
- Syndrome de stress post-traumatique
- Myélome multiple
- Lymphome
- Cancer de l'ovaire
- Cancer du colon
- Maladie cardiaque
- Cancer des os
- Diarrhée chronique
- Appendicite
- Dyslexie
- Calculs biliaires
- Infections des voies urinaires
- Syndrome de tachycardie orthostatique posturale
- Neuropathie
- Infection à E.coli
- Maladie cœliaque
- Maladie de Crohn
- Eczéma
- Psoriasis
- Hépatite A, B, C, D
- Mégacôlon
- Croissance bactérienne intestinale
- Névrome de Morton.

➢ ALGUE DULSE DE L'ATLANTIQUE

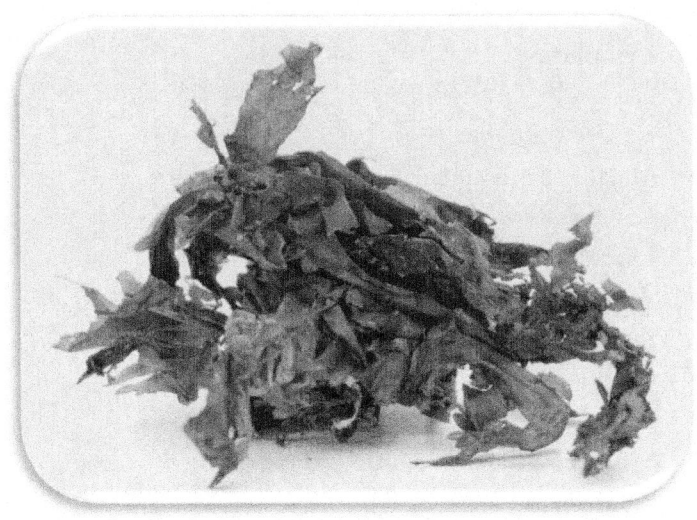

La dulse est une algue rouge appartenant au genre Palmaria, plus précisément Palmaria palmata. Cette algue pousse sur les côtes septentrionales de l'océan Atlantique et de l'océan Pacifique, en particulier dans les eaux froides. Elle est consommée depuis des siècles, et en Islande, où elle est connue sous le nom de söl, elle constitue depuis des siècles une source importante de fibres et de nutriments.

Ces algues ont un énorme potentiel pour débarrasser l'organisme des métaux lourds toxiques. Si la consommation de ces algues est importante, c'est que, dans l'océan, elles absorbent les métaux lourds toxiques, les radiations, les pesticides et autres toxines et les rendent inoffensifs.

Comme l'algue dulse (la plus puissante de toutes, ainsi que la spiruline), je pourrais citer le fucus, le varech, l'algue marine, la laitue de mer, la lavande ou la mousse d'Irlande, toutes ont la propriété de transformer ces toxines et de les désactiver.

Dans notre corps, leurs substances s'emparent de ces poisons et les éliminent de l'organisme.

En plus de ce nettoyage des pires toxines, ces algues nous apportent

une cinquantaine de minéraux bénéfiques.
Un autre grand avantage est qu'elles reconstruisent l'ADN endommagé.

Elle est très utile pour les troubles suivants:

- Troubles endocriniens
- Ostéopénie
- Ostéoporose
- Fractures osseuses
- Blessures
- Epilepsie
- Hypertension artérielle
- Maladie d'Alzheimer
- Démence sénile
- Migraines
- Thyroïdite d'Hashimoto
- Maladie de Graves
- Cancer de la thyroïde
- Trouble bipolaire
- Autisme
- Trouble déficitaire de l'attention avec hyperactivité (TDAH)
- Exposition aux radiations (amalgames, rayons X ou radiothérapie)
- Epilepsie
- Anémie
- Leucémie
- Cancer des os
- Tumeur cérébrale
- Cancer de la vessie
- Cancer du rein
- Cancer du foie
- Cancer du poumon
- Cancer de l'estomac

- Polypes intestinaux
- Sensibilité chimique multiple
- Troubles obsessionnels compulsifs
- Dépression
- Anxiété
- Maladie de Parkinson
- Cancers de la reproduction
- Maladie d'Asperger
- Endométriose
- Glaucome
- Déficience du système immunitaire
- Troubles affectifs saisonniers
- Lupus

Comme vous l'aurez constaté, la liste des avantages est infinie et nous réalisons combien de maladies sont causées par la présence de métaux toxiques dans nos organes.

➢ POMMES

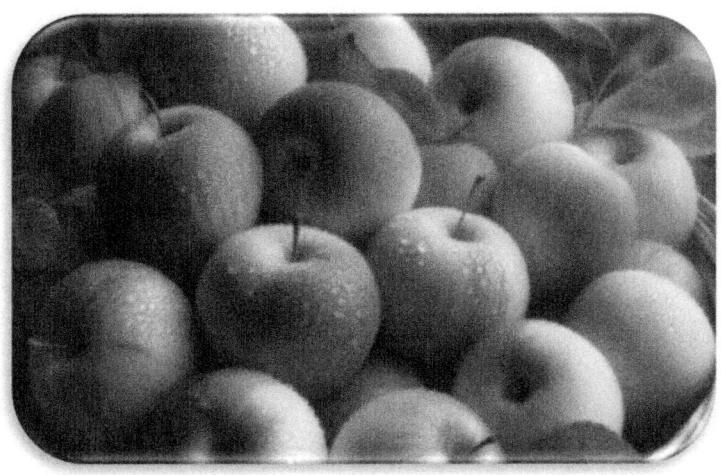

Comme je l'ai déjà mentionné, ce fruit a un énorme pouvoir anti-inflammatoire et peut être recommandé pour presque toutes les maladies, tout comme la myrtille sauvage.
Elle réduit la charge virale et bactérienne à l'origine de ces inflammations.
Elle est très nutritive pour notre cerveau car elle nourrit nos neurones et permet de meilleures connexions nerveuses. Les flavonoïdes, la rutine et la quercétine qu'elle possède sont responsables de l'action chélatrice de ce fruit et aident à éliminer les radiations de l'organisme. Elle contient également des acides aminés qui nettoient votre cerveau du redoutable glutamate monosodique.
C'est un véritable purificateur de l'organisme. Il améliore également la circulation lymphatique et régule la glycémie.
C'est le meilleur moyen de nettoyer le côlon.
Nous sommes tellement habitués à la voir que nous ignorons et sous-estimons ses puissants bienfaits. Mais cherchez toujours du bio et du rouge. Celles qui ne le sont pas contiennent trop de pesticides, sans parler de la cire qui est appliquée pour augmenter leur commercialisation.

Recommendée pour:

- Maladies rénales
- Maladies du foie
- Maladie d'Alzheimer
- Arthrite
- Troubles convulsifs
- Maladies de la thyroïde
- Hypoglycémie
- Diabète
- Accident ischémique transitoire
- Infections des voies urinaires
- Fatigue surrénalienne
- Migraine
- Herpès zoster
- Exposition aux moisissures
- Troubles obsessionnels compulsifs
- Ostéomyélite
- Trouble déficitaire de l'attention avec hyperactivité (TDAH)
- Autisme
- Trouble de stress post-traumatique
- Acné
- Sclérose latérale amyotrophique
- Maladie de Lyme
- Croissance bactérienne intestinale excessive
- Anxiété
- Acouphènes
- Infections virales
- Vertiges

Essayez de manger 3 pommes rouges biologiques par jour et vous serez surpris par les résultats sur de nombreux aspects de votre santé.

➢ MELONS ET PASTÈQUES

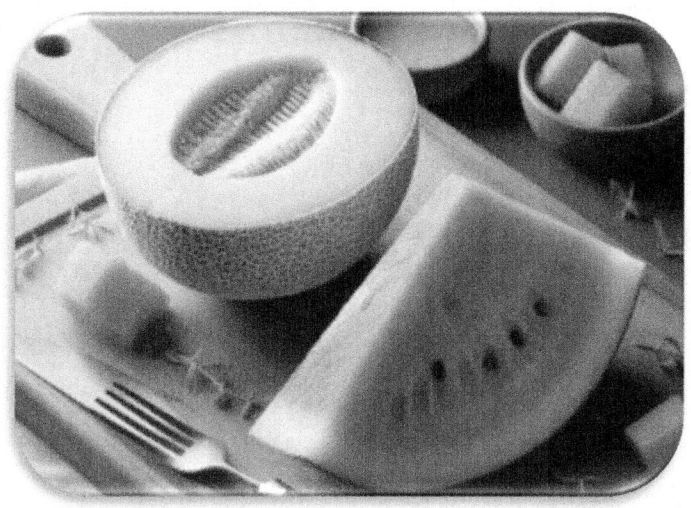

Ces deux fruits sont très importants pour les personnes qui sont bloquées dans le processus de guérison d'une maladie. Ils ont une assimilation digestive impressionnante car ils n'ont pratiquement pas besoin d'être digérés. Consommer du melon, c'est comme recevoir une alimentation par intraveineuse, le jus va presque directement là où il doit aller.

Les jus entraînent et expulsent les toxines telles que les moisissures, les mycotoxines, les neurotoxines virales, le gaz ammoniacal et les toxines bactériennes.

Ses électrolytes nous protègent des accidents vasculaires cérébraux, des anévrismes et des embolies. Le melon liquéfie le sang et réduit le risque d'infarctus ainsi que les maladies rénales et hépatiques.

Si vous voulez alcaliniser votre corps, introduisez le melon dans votre alimentation, c'est l'un des plus puissants.

Il purifie le corps des pesticides, des herbicides et des métaux lourds qui se trouvent au plus profond des organes.

En outre, le melon est idéal pour les ligaments, les articulations, les os, les dents, les tissus conjonctifs et les tendons en raison de sa teneur élevée en silicium.

Ils sont recommandés pour:

- Infertilité
- Maladie de Crohn
- Colite
- Hypertension
- Ulcère gastroduodénal
- Œsophage de Barrett
- Syndrome du côlon irritable
- Anévrisme
- Embolie
- Accident vasculaire cérébral
- Infarctus du myocarde
- Maladie rénale
- Cancer du sein
- Cancer du pancréas
- Pancréatite
- Tendinite
- Epilepsie
- Septicémie
- Ostéoporose
- Infection à H. pylori
- SLA
- Syndrome de Sjögren
- Maladie d'Addison
- Maladie de Parkinson
- Troubles obsessionnels compulsifs
- Trouble déficitaire de l'attention avec hyperactivité (TDAH)
- Trouble de stress post-traumatique
- Diabète
- Hypoglycémie
- Acné

- Dépression
- Anxiété
- Infection à l'herpès
- Infections des voies urinaires
- Accident ischémique transitoire
- Toxicité des métaux lourds
- Infection à E. coli
- Infections à levures
- Exposition aux moisissures

Essayez de prendre au moins un demi-melon par jour, si c'est trop, passez-le au mixeur et faites-en un jus.
Ne le consommez pas avec des repas lourds, prenez-le le matin au petit-déjeuner.

La santé est un état d'harmonie totale entre le corps, l'âme et l'esprit. Lorsque l'on est libéré des maux physiques et des distractions mentales, les portes de l'âme s'ouvrent.

BKS Iyengar

➢ ORANGES ET MANDARINES

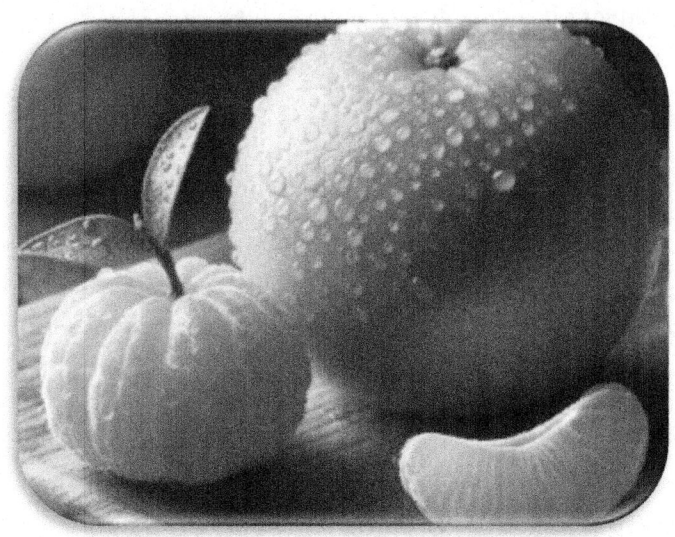

Les oranges et les mandarines ont une longue histoire. Ces deux fruits sont originaires d'Asie du Sud-Est.

Oranges :
Les oranges sont cultivées depuis des milliers d'années et seraient originaires du sud de la Chine, du nord-est de l'Inde et de l'Asie du Sud-Est. De là, elles se sont répandues le long de la route de la soie jusqu'au Moyen-Orient, puis en Europe. Les Arabes ont introduit les oranges en Espagne vers le Xe siècle, et de l'Espagne elles ont été transportées en Amérique à l'époque de la colonisation.

Les mandarines :
Les mandarines, quant à elles, sont originaires de Chine et y sont cultivées depuis plus de 3 000 ans. Le nom « mandarine » vient de la couleur des vêtements des mandarins, les anciens fonctionnaires de l'empire chinois. Ces fruits ont été introduits en Europe et en Amérique au XIXe siècle.

Ces deux fruits sont appréciés pour leur goût sucré et juteux et occupent une place particulière dans la culture et la gastronomie de nombreux pays.
Ces fruits regorgent de coenzyme glutathion, activée par leur teneur élevée en flavonoïdes et en limonoïdes. N'oublions pas que le glutathion est un pur médicament pour le foie.
Ces deux fruits sont la clé de la guérison de l'épidémie de maladies chroniques de ce siècle.
Ces flavonoïdes et limonoïdes combattent les virus, les radiations et les métaux lourds dans notre corps.
Les oranges et les mandarines contiennent un type unique de calcium bioactif. Contrairement à la croyance longtemps répandue selon laquelle l'acide contenu dans ces agrumes abîme les dents, c'est le contraire qui est vrai et il dissout également les calculs rénaux et biliaires.

Elles sont recommandées pour:

- Maladies parodontales
- Calculs rénaux
- Pharyngite à streptocoques
- Calculs biliaires
- Ostéoporose
- Diabète
- Hypoglycémie
- Exposition aux moisissures
- Fatigue surrénalienne
- Infertilité
- Stress post-traumatique
- Anxiété
- Dépression
- Infections des voies urinaires
- Artériosclérose
- Cancer de l'estomac et de l'intestin
- Acné

- Hypertension
- HHV-6
- Cytomégalovirus
- Herpès simplex
- Vhh-7
- Syndrome de fatigue chronique
- Fibromyalgie
- Lupus
- Maladie de Graves
- SLA
- Vertige
- Lymphome
- Infection par le virus d'Epstein-Barr
- Thyroïdite d'Hashimoto
- Infection par le papillomavirus humain
- Maladie de Huntington
- Herpès simplex 1
- Herpès simplex 2
- Bursite
- Syndrome du canal carpien
- Tendinite
- Froid
- Nodules

Je recommande d'en prendre 4 par jour. Si vous le prenez avec du miel, vous augmenterez de 50 % la capacité de la pectine à tuer et à éliminer les moisissures, les levures, les virus et les bactéries improductives dans l'intestin.

SHAKE NETTOYANT POUR MÉTAUX LOURDS

Ce shake est la combinaison parfaite et puissante de 5 ingrédients clés pour la purification des métaux lourds et a un goût délicieux. Ces éléments agissent en synergie les uns avec les autres. Il vous débarrassera non seulement des métaux lourds toxiques, mais aussi des radiations stockées dans votre corps et des microplastiques.

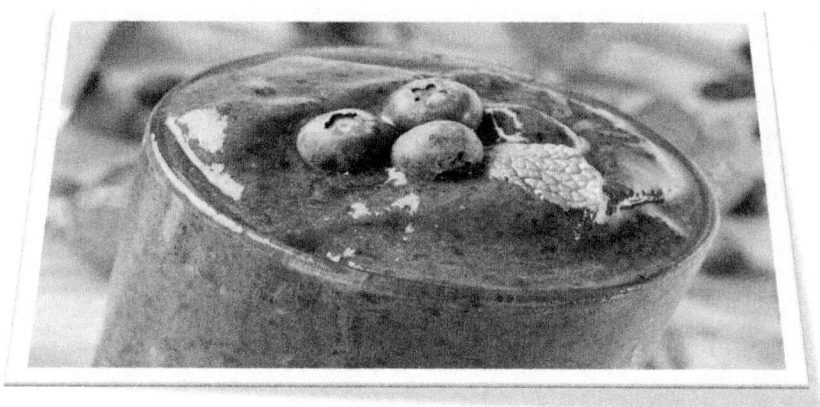

Ingrédients pour 1 personne:

- 2 bananes mûres
- 2 tasses de myrtilles sauvages.
- 1 tasse de coriandre
- 1 cuillère à café de jus d'herbe d'orge en poudre
- 1 cuillère à café de spiruline
- 1 cuillère à soupe d'algue dulse de l'Atlantique
- 1 orange
- 1 tasse d'eau

Placez les bananes, les myrtilles, la coriandre, la poudre de jus d'herbe d'orge, la spiruline, la dulse et le jus d'orange dans un mixeur à grande vitesse et mixez jusqu'à obtention d'un mélange homogène. Ajoutez jusqu'à 1 tasse d'eau si vous souhaitez une consistance plus liquide. Servez et savourez !

Conseil : si la poudre de spiruline rend le goût trop fort à votre goût, commencez par une petite quantité et augmentez progressivement.

Ce smoothie est celui que vous devriez boire tous les matins, une demi-heure après avoir bu de l'eau avec du jus de citron, pour nettoyer votre corps des métaux lourds toxiques qui l'envahissent.

Le temps nécessaire dépendra de si vous avez fait le nettoyage du foie que j'ai expliqué dans le chapitre précédent et de votre charge toxique.

Vous verrez que ce shake améliorera plusieurs aspects de votre santé. Essayez de le consommer pendant au moins 1 à 3 mois pour un changement radical.

Ce shake presque miraculeux peut traiter une variété d'autres pathologies telles que:

- Addictions
- Épuisement
- Anxiété
- Angoisse
- Atrophie du cerveau
- Atrophie des nerfs crâniens
- Changements d'humeur
- Crises d'épilepsie
- Dépression
- Dépersonnalisation
- Dysautonomie
- Troubles de l'apprentissage
- Dyslexie
- Douleurs articulaires
- Effets secondaires d'une commotion cérébrale
- SLA
- Syndrome de fatigue chronique
- Encéphalopathie
- Maladie cérébro-vasculaire
- Maladie d'Alzheimer
- Maladie de Lyme
- Maladie de Parkinson
- Maladie des implants mammaires

- Schizophrénie
- Fatigue
- Fibromyalgie
- Gastroparésie légère
- Faim constante
- Herpès simplex 1 et 2
- Herpès zoster
- Hyperpigmentation
- Hypoxie cérébrale
- Accident vasculaire cérébral
- Inflammation cérébrale
- Inflammation des nerfs crâniens
- Insomnie
- Lésions cérébrales
- Maux de tête migraineux
- NarcolepsieNegligencia hemiespacial
- Brouillard mental
- Palpitations cardiaques (non neurologiques)
- PANDAS
- Paralysie cérébrale
- Problèmes d'adaptation
- Psychose
- Sensibilité au froid
- Syndrome de Cushing
- Syndrome de Tourette
- Transpiration excessive
- TDAH
- Peur et agitation indéfinies
- Acouphènes
- Dépression saisonnière
- Trouble bipolaire
- Trouble de stress post-traumatique
- Trouble de la colère chronique
- Trouble du traitement auditif
- TOC
- Troubles psychomoteurs
- Troubles de l'alimentation
- Troubles et maladies « auto-immunes

- Tristesse
- Tumeurs et kystes cérébraux
- Vertige
- Vision trouble ou mauvaise
- Abstinence (alcool, ayahuasca, caféine, chocolat, drogues, marijuana, champignons hallucinogènes, thé)
- Accident ischémique transitoire
- Aphasie
- Amnésie
- Boutons de fièvre
- Anémie
- Anévrisme
- Anorexie
- Apnée du sommeil
- Apraxie
- Arythmie
- Arthrite réactive
- Arthrite rhumatoïde
- Crises de panique
- Atrophie du nerf optique
- Autisme
- Bruxisme
- Boulimie
- Bursites
- Calcifications cérébrales
- Cancer du cerveau
- Maladie cœliaque
- Sciatique
- Cicatrisation du tissu cérébral
- Cyclothymie
- Coude de tennis
- Colite ulcéreuse
- Contractions nerveuses
- COVID persistant
- Atteinte de la gaine de myéline des nerfs
- Faiblesse des membres
- Faiblesse musculaire
- Décoloration de la langue

- Doigt de gâchette
- Dégénérescence cérébelleuse paranéoplasique
- Démence
- Dermatite herpétiforme
- Évanouissement
- Difficultés de mastication
- Difficultés d'élocution
- Dysphagie
- Dysphorie
- Dysfonctionnement de l'ATM
- Dystrophie musculaire
- Douleur au cou (d'origine inconnue)
- Maux de dents (d'origine inconnue)
- Douleur à l'intérieur des oreilles
- Douleur faciale
- Douleurs gingivales (d'origine inconnue)
- Douleur à la langue
- Douleur lombaire (origine inconnue)
- Douleur à la mâchoire (origine inconnue)
- Douleurs musculaires (origine inconnue)
- Douleurs diverses
- Encéphalite
- Encéphalomyélite aiguë disséminée
- Maladie d'Addison
- Maladie de Baló
- Maladie de Castleman
- Maladie de Devic
- Maladie de Huntington
- Maladie de Ménière
- Maladie de Willis-Ekbom
- Maladie de Wilson
- Maladie neuromusculaire
- Intolérance systémique à l'exercice
- Maladies du tissu conjonctif
- Engourdissement
- Spasmes
- Spondylarthrite ankylosante
- Manque de mémoire

- Fibrillation auriculaire
- Fibrose kystique
- Herpès labial
- Hyperhidrose
- Hypertension intracrânienne
- Epaule gelée
- Infection de l'oreille interne
- Irritabilité
- Lupus
- Taches de vieillesse
- Taches de soleil
- Manie
- Mains et pieds froids
- Vertiges
- Mélasma
- Myasthénie grave
- Myocardite
- Myopathie inflammatoire
- Myopathie mitochondriale
- Mouvements oculaires inhabituels
- Nervosité
- Névralgie (occipitale, trigéminale)
- Névrite
- Neuropathie
- Névrose
- Palpitations cardiaques (neurologiques)
- Pancréatite auto-immune
- Paralysie de Bell
- Paralysie du nerf facial
- Parasites
- Perte d'audition (inexpliquée)
- Perte de goût
- Perte d'odorat
- Démangeaisons et brûlures (sans éruption cutanée)
- Problèmes de concentration
- Problèmes de contrôle des impulsions
- Problèmes de concentration visuelle
- Problèmes d'équilibre

- Syndrome de la personne raide
- Sarcoïdose
- Sensation de brûlure à l'intérieur de la bouche
- Sensation de brûlure sur la peau
- Sensation de choc électrique dans la tête
- Sensation de chaleur extrême sans fièvre
- Sensation d'élancement dans la tête
- Syndrome d'Ehlers-Danlos
- Syndrome de Guillain-Barré
- Syndrome de fatigue chronique
- Syndrome des jambes inquiètes
- Syndrome de Parsonage-Turner
- Syndrome de Sjögren
- Syndrome de tachycardie orthostatique posturale
- Syndrome du canal carpien
- Syndrome corps-esprit
- Syndrome post-polio
- Symptômes neurologiques
- Tremblements des mains
- Tremblements
- Tendinite
- Tics
- Dysmorphie corporelle
- Trouble du pica
- Troubles du sommeil
- Troubles visuels
- Vascularite
- VIH
- Virus d'Epstein-Barr

Imaginez un monde où les malades prendraient chaque jour ce shake pour renforcer leur santé : y aurait-il encore autant d'hôpitaux, de centres de santé, de pharmacies et de médecins ? Pourquoi cette précieuse sagesse reste-t-elle cachée dans les cabinets médicaux ? La réponse est évidente pour moi et mes collègues de la médecine naturelle : la colossale machine à facturer les médicaments s'effondrerait. Au lieu de cela, on nous prescrit une batterie de médicaments qui, au lieu de guérir, nous intoxiquent davantage et aggravent notre état, en le dissimulant sous un mince voile qui nous fait croire à une fausse amélioration.

Combien de temps dure le processus de désintoxication des métaux lourds ?

Il est difficile de déterminer le moment exact de la désintoxication des métaux lourds, car chaque personne est unique. Cela dépend de plusieurs facteurs, tels que la charge toxique individuelle, l'efficacité du système lymphatique et le niveau de dévouement et de cohérence du traitement.

Variabilité personnelle : chaque corps réagit différemment à la désintoxication. Il n'existe pas de période standard qui convienne à tout le monde en raison des variations de la quantité de métaux accumulés et de la capacité du système lymphatique à les éliminer.

Charge toxique : si votre maladie est récente, la charge toxique peut être moindre et vous pouvez vous désintoxiquer en un mois environ. En revanche, si vous souffrez depuis des années, l'accumulation de métaux lourds, en particulier au cœur du foie, peut être importante. Cette accumulation, associée à un système lymphatique éventuellement affaibli, peut nécessiter jusqu'à deux ans de traitement, en particulier dans le cas du mercure.

Tests conventionnels : les tests de diagnostic conventionnels ne sont pas toujours fiables pour détecter la présence de métaux lourds dans le cœur du foie, ce qui complique encore l'estimation du temps nécessaire à la désintoxication.

Preuves de traitement : des études ont montré qu'un traitement de 1 à 3 mois peut libérer jusqu'à 80 % des métaux lourds toxiques, ainsi que des radiations, du DDT, des débris viraux et des microplastiques.

Efforts et persévérance : La durée du processus est également influencée par les efforts et la persévérance que vous mettez dans le traitement. Les personnes qui sont cohérentes et disciplinées dans leur régime de désintoxication peuvent obtenir des résultats plus rapides.

En résumé, bien qu'il soit difficile de déterminer un délai exact pour une désintoxication complète, un engagement constant et une approche holistique peuvent accélérer considérablement le processus. La patience et la persévérance sont essentielles pour atteindre un état de santé optimal.

LES 33 REMÈDES

Permettez-moi de vous recommander un certain nombre de compléments extrêmement puissants pour lutter contre la sclérose en plaques. Ces compléments très pertinents et efficaces ont la capacité de traiter toute une série d'affections, que je détaillerai après chacune d'entre elles. Je présente ces informations pour souligner l'importance de ces compléments et la façon dont, lorsqu'ils sont pris à la bonne dose, ils peuvent faire une différence significative pour votre santé.

La supplémentation est cruciale lorsqu'il s'agit d'une affection médicale, car il serait pratiquement impossible d'atteindre les doses nécessaires par le seul biais de l'alimentation. Il est essentiel que ces compléments soient de haute qualité et contiennent un minimum d'additifs. Méfiez-vous des marques asiatiques bon marché. Les compléments en gouttes doivent être présentés sous forme de teinture mère sans alcool, c'est-à-dire avec de la glycérine. La présence d'alcool réduit les effets de la plante de plus de 50 %.

De nombreux sols agricoles modernes sont appauvris en minéraux essentiels, ce qui réduit la qualité nutritionnelle des aliments que nous consommons. Les suppléments peuvent aider à corriger ces carences.

La vie moderne nous expose à toute une série de toxines environnementales, des polluants atmosphériques aux produits chimiques présents dans les aliments. Les suppléments peuvent aider à détoxifier l'organisme et à renforcer le système immunitaire.

Le stress chronique et un mode de vie trépidant peuvent rapidement épuiser nos nutriments essentiels. La supplémentation peut aider à rétablir les niveaux adéquats de vitamines et de minéraux nécessaires au maintien de la santé.

Certains états de santé peuvent accroître les besoins en nutriments spécifiques.

Du point de vue de la naturopathie, la supplémentation permet non seulement de remédier aux carences, mais sert également de mesure préventive, en aidant à maintenir l'équilibre et la santé globale de l'organisme.

Encore une fois, l'essentiel est de choisir des compléments de haute qualité contenant le moins d'additifs possible, de préférence d'origine naturelle. La naturopathie valorise les approches holistiques et personnalisées, en adaptant la supplémentation aux besoins individuels de chaque personne et de chaque pathologie afin d'optimiser la santé et le bien-être.

Les compléments et les doses indiqués ont été largement testés et leur efficacité est prouvée.

Vous pouvez choisir de prendre plusieurs compléments en même temps, car la prise d'un seul d'entre eux pourrait retarder les résultats. Vous pouvez les combiner sans problème, en les prenant avec un peu d'eau ou de jus. De plus, je recommande de les accompagner d'un peu de glucose (miel, fruits, sirop d'érable, jus, etc.) pour maximiser leur absorption et leur efficacité, car le glucose agit comme un transporteur essentiel.

1. JUS DE CÉLERI FRAIS.

Prendre 1 litre par jour, puis passer à 2 litres si possible.
Si vous avez du mal à le faire, je vous recommande de boire au moins un demi-litre juste après le réveil, à jeun, et d'attendre une demi-heure avant de prendre votre petit-déjeuner.
Utilisez un extracteur et non un mixeur. Vous obtiendrez ainsi tout le jus sans avoir à ajouter de l'eau et votre corps l'assimilera sans problème, en rejetant ce qui ne vous intéresse pas.
Le céleri est un puissant allié contre l'inflammation, car il combat activement les bactéries, les levures, les moisissures, les champignons et les virus qui peuvent habiter notre corps, en éliminant leurs toxines et leurs déchets. Ces micro-organismes sont souvent la racine cachée de l'inflammation, et en les privant de leur source de nourriture, le céleri permet à l'organisme de mieux réguler sa réponse aux défis quotidiens. En outre, le céleri favorise la croissance des bactéries bénéfiques, ce qui contribue à un équilibre sain de nos systèmes digestif et hépatique.
L'intégration du céleri dans votre alimentation est une stratégie puissante pour alcaliniser votre intestin. Cela est dû en partie à sa richesse en sodium bioactif, une caractéristique remarquable si l'on considère que le céleri, qui est techniquement une herbe, regorge de cette substance précieuse. En outre, le céleri contient une variété de sels micro-minéraux essentiels qui agissent en synergie avec le sodium présent dans la plante pour augmenter le pH de votre corps. Ce processus permet d'éliminer les acides toxiques, y compris ceux qui s'accumulent dans l'intestin, contribuant ainsi à nettoyer et à réparer la muqueuse intestinale.
Le céleri n'est pas un simple légume, mais un véritable trésor nutritionnel. Ses enzymes et coenzymes, ainsi que sa capacité à augmenter l'acide chlorhydrique dans l'estomac, facilitent la digestion et préviennent les troubles gastro-intestinaux. La consommation de jus de céleri est particulièrement efficace pour traiter la perméabilité à l'ammoniaque, un problème sous-estimé qui peut être à l'origine de tous les maux, de la carie dentaire au brouillard mental.
En outre, le céleri a un impact significatif sur la santé des reins et le rétablissement des glandes surrénales. Ses sels minéraux non seulement alimentent les impulsions électriques et améliorent la

fonction neuronale, mais soulagent également les personnes souffrant de TDAH, de brouillard mental ou de perte de mémoire. En ce qui concerne le céleri, il est essentiel de penser à sa richesse en électrolytes, qui favorise l'hydratation au niveau cellulaire et réduit les risques de migraines.

Cet humble légume est un véritable guerrier contre une variété de menaces, des virus aux métaux lourds, et offre un soutien contre le stress tout en contribuant à la réparation de l'ADN. Ses propriétés curatives en font un ingrédient clé de nombreux remèdes traditionnels. En bref, le céleri est plus qu'un simple aliment ; c'est un puissant tonique curatif qui a résisté à l'épreuve du temps.

QUELLES SONT LES AUTRES PATHOLOGIES QU'IL PEUT TRAITER ?

Pratiquement TOUTES

2. SMOOTHIE EXTRACTEUR DE TOXINES

Ce smoothie n'est pas seulement rafraîchissant et délicieux, il déclenche également un processus de désintoxication interne. Il aide à éliminer un large éventail de toxines chimiques qui peuvent s'accumuler dans notre corps, ouvrant ainsi la voie à une expulsion plus efficace des métaux lourds toxiques.

Je recommande d'en boire un verre par jour au lever.

Ingrédients :

- 1 pomme, coupée en morceaux
- 1 tasse de myrtilles sauvages congelées ou fraîches, ou 30 ml de jus de myrtilles sauvages pur, ou 1 cuillère à soupe de poudre de myrtilles sauvages pure
- 1 tasse de mangue fraîche ou congelée, ou 1 banane fraîche ou congelée
- 1 tasse de persil frais, très finement haché
- 1 radis
- 1 cuillère à café de graines de moutarde en poudre
- 1 tasse d'eau, d'eau de coco, de jus de pomme frais ou de jus de pomme en bouteille 100 % biologique et sans additif

Mélanger tous les ingrédients dans un mixeur et mixer jusqu'à obtenir une consistance lisse et homogène. Ajouter jusqu'à une tasse de liquide, comme de l'eau, de l'eau de coco ou du jus de pomme frais et biologique, pour obtenir la texture souhaitée.

QUELLES SONT LES AUTRES PATHOLOGIES QU'IL PEUT TRAITER ?

- Crises d'épilepsie
- Dépression
- Dysautonomie
- Troubles de l'apprentissage

- Dyslexie
- SLA
- Maladie cérébro-vasculaire
- La maladie d'Alzheimer
- Schizophrénie
- Inflammation des nerfs crâniens
- Lésions cérébrales
- Narcolepsie
- Négligence hémisphérique
- Brouillard mental
- Infirmité motrice cérébrale
- Psychose
- Syndrome de Tourette
- TOC
- Trouble psychomoteur

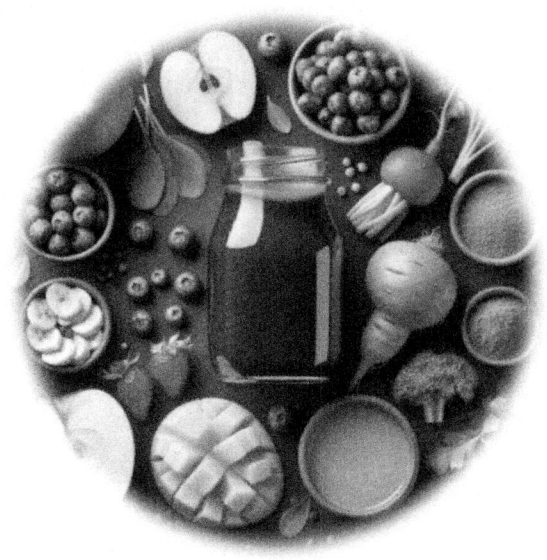

3. JUS POUR LES NERFS

- ¼ de citron vert, pelé
- ¼ tasse d'épinards, finement hachés
- ¼ tasse de chou frisé, finement haché
- ¼ tasse de laitue finement déchiquetée, finement hachée
- ¼ tasse de coriandre fraîche, finement hachée
- ¼ tasse de persil frais bien tassé
- 2 asperges moyennes crues
- ½ branche de céleri

Passez chaque ingrédient à l'extracteur (pas au mixeur).

Buvez ce petit verre chaque jour juste après le réveil.

QUELLES SONT LES AUTRES PATHOLOGIES QU'IL PEUT TRAITER ?

- Anxiété
- Angoisse
- Atrophie cérébrale
- Atrophie des nerfs crâniens
- Dysautonomie
- Douleurs articulaires
- SLA
- Encéphalopathie
- Maladie de Parkinson
- Fibromyalgie
- Herpès simplex 1 et 2
- Herpès zoster
- Inflammation du cerveau
- Inflammation des nerfs crâniens
- Maux de tête migraineux
- Brouillard mental
- Sensibilité au froid
- Syndrome de la Tourette
- Transpiration excessive
- Acouphènes

- Troubles psychomoteurs
- Troubles du nerf vague
- Vertige
- Vision floue (corps flottants)

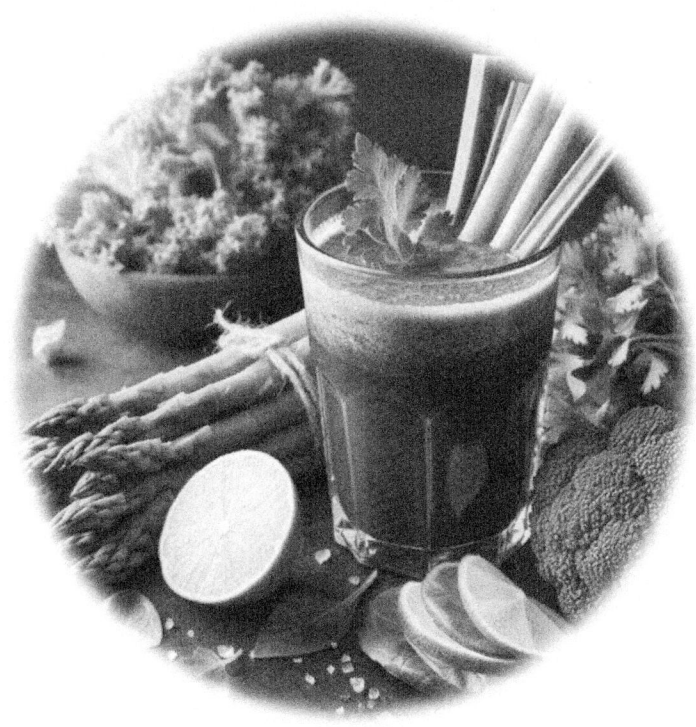

4. JUS POUR ÉLIMINER LES RADIATIONS

- ½ tasse de coriandre fraîche bien tassée
- ½ tasse de myrtilles sauvages fraîches ou surgelées, ou 2 cuillères à soupe de jus de myrtilles sauvages pur, ou 1 cuillère à soupe de poudre de myrtilles sauvages pure
- 4 asperges moyennes crues
- 1 branche de céleri
- ½ cuillère à café de spiruline
- ½ cuillère à café de jus d'herbe d'orge en poudre

Passez le tout à l'extracteur (pas au mixeur).

Si vous ne pouvez pas acheter de myrtilles sauvages fraîches ou surgelées, sous forme de jus ou de poudre, vous pouvez les remplacer par des mûres (mais elles n'auront pas le même pouvoir).

Prenez un petit verre juste après le réveil.

QUELLES SONT LES AUTRES PATHOLOGIES QU'IL PEUT TRAITER ?

- Abcès cérébral
- Atrophie cérébrale
- Atrophie des nerfs crâniens
- Crises d'épilepsie
- Encéphalopathie
- Maladie de Parkinson
- Maladie des implants mammaires
- Accident vasculaire cérébral
- Inflammation du cerveau
- Inflammation des nerfs crâniens
- Lésions cérébrales
- Négligence hémisphérique
- Tumeurs et kystes cérébraux

5. JUS POUR ÉLIMINER LES TOXINES DES MÉDICAMENTS

- ¼ de citron pelé
- ¼ de citron vert, pelé
- ¼ tasse d'oignon nouveau haché
- ½ tasse de coriandre fraîche, très finement hachée
- 2 asperges moyennes crues
- ½ branche de céleri
- ½ pomme

Passer le tout à l'extracteur (pas au mixeur).

Prendre ce contenu tous les jours juste après le réveil.

QUELLES SONT LES AUTRES PATHOLOGIES QU'IL PEUT TRAITER ?

- Atrophie cérébrale
- Atrophie des nerfs crâniens
- Caillots de sang
- Crises d'épilepsie
- Encéphalopathie
- Maladie cérébro-vasculaire
- Maladie de Lyme
- Maladie de Parkinson
- Maladie des implants mammaires
- Schizophrénie
- Inflammation du cerveau
- Inflammation des nerfs crâniens
- Lésions cérébrales
- Négligence hémisphérique
- Infirmité motrice cérébrale
- Psychose
- Tumeurs et kystes cérébraux

6. 5-MTHF

Le 5-méthyltétrahydrofolate est la forme active de l'acide folique que l'on trouve dans le corps humain et dans certains suppléments. Il s'agit d'un élément important de la synthèse de l'ADN, ainsi que de la conversion de l'acide aminé homocystéine en méthionine. Il est utilisé dans les suppléments pour soutenir la méthylation, un processus biochimique crucial pour la fonction cellulaire et la santé en général. En raison de sa forme active, le 5-MTHF est préféré par certaines personnes qui ont des difficultés à métaboliser l'acide folique synthétique (acide ptéroylmonoglutamique), en particulier celles qui présentent certaines variations génétiques telles que des mutations dans le gène MTHFR.

Ce complément peut être d'une grande aide pour renforcer la santé reproductive dans les situations où le virus d'Epstein-Barr menace. Il est également un allié précieux dans la guérison d'affections telles que l'infertilité, le syndrome des ovaires polykystiques et l'endométriose, toutes associées au virus. En outre, il est bénéfique pour le système endocrinien et le système nerveux central, favorise la méthylation et contribue à réduire les niveaux d'homocystéine.

Le 5-MTHF est étroitement lié à la vitamine B12 dans d'importants processus de santé. Par exemple, dans l'iléon, la partie finale de l'intestin grêle, les bactéries intestinales produisent de la vitamine B12. Le 5-MTHF est impliqué dans l'absorption de cette vitamine, ainsi que dans son activation et sa redistribution dans l'organisme. Dans le foie, le 5-MTHF aide à activer et à revitaliser les réserves de vitamine B12, les préparant à être libérées dans des situations d'urgence. Il contribue également à la conversion de la vitamine B12 en une forme bioactive qui peut être transportée dans le sang et ciblée sur des organes spécifiques par le biais de signaux codés. Cette association entre le 5-MTHF et la vitamine B12 permet aux autres organes d'identifier et d'absorber plus facilement la vitamine B12, contribuant ainsi à la santé globale de l'organisme.

QUELLES SONT LES AUTRES MALADIES QUE PEUT TRAITER LE 5-MTHF ?

- Acouphènes
- Additions
- Épuisement
- Anxiété et angoisse
- Anorexie et boulimie
- Arthrite psoriasique
- Atrophie du nerf optique
- Gain de poids
- Perte de cheveux et de poils
- Cataracte
- Prévention du daltonisme
- Défauts oculaires congénitaux
- Dégénérescence maculaire
- Dépression
- Diabète, pré-diabète et déséquilibres de la glycémie
- Difficultés de concentration
- Douleurs articulaires
- Eczéma et psoriasis
- Œdème et gonflement
- Encéphalomyélite myalgique
- Syndrome de fatigue chronique
- Alzheimer, démence et troubles de la mémoire
- Maladie de Lyme
- Maladies de la cornée
- Maladie de Parkinson
- Maladies de la thyroïde
- Fibromes
- Fibromyalgie
- Glaucome
- Gonflement
- Hypertension
- Champignons des ongles
- Infertilité
- Inflammation
- Insomnie

- Mauvaise vue
- Myodésopsies (mouches flottantes dans les yeux)
- Palpitations cardiaques
- Papillomavirus humain
- Peau sèche ou craquelée
- Problèmes d'énergie et fatigue
- Problèmes de méthylation
- Rétinopathie
- Sensation constante et mystérieuse de faim et de suralimentation
- Sentiments de culpabilité et de tristesse
- Sensibilité au froid, à la chaleur, au soleil ou à l'humidité
- Mains et pieds froids
- Sensibilités chimiques et alimentaires
- Syndrome des ovaires polykystiques
- Syndrome de Raynaud
- Symptômes de stress post-traumatique
- Symptômes de la ménopause
- Symptômes neurologiques
- Tissu cicatriciel
- Troubles affectifs saisonniers
- Troubles et maladies auto-immunes
- Ongles cassants ou striés
- Atrophie du cerveau
- Atrophie des nerfs crâniens
- Culpabilité chronique
- Dépersonnalisation
- Dysautonomie
- Dyslexie
- SLA
- Encéphalopathie
- Fatigue
- Faim constante
- Accident vasculaire cérébral (AVC)
- Inflammation du cerveau
- Inflammation des nerfs crâniens
- Lésions cérébrales
- Narcolepsie
- Brouillard mental

- Sensibilités chimiques et alimentaires
- Syndrome de Cushing
- Transpiration excessive
- Acouphènes
- Troubles bipolaires
- Trouble de la colère chronique
- Trouble du traitement auditif
- Troubles psychomoteurs
- Troubles de l'alimentation
- Tristesse
- Vision floue ou mauvaise

PRENDRE 2 CAPSULES 2 FOIS PAR JOUR

7. ACIDE ALPHA LIPOÏQUE

L'acide alpha-lipoïque est un antioxydant naturellement présent dans l'organisme et dans l'alimentation. Il est présent dans les mitochondries de toutes nos cellules et intervient dans les réactions de transformation du glucose en énergie.

Il est connu comme un antioxydant universel car il peut se dissoudre dans les milieux aqueux et gras, ce qui lui permet d'agir au niveau intra- et extracellulaire partout dans l'organisme. Ses avantages comprennent la régulation de la glycémie, des triglycérides et du cholestérol.

L'acide alpha-lipoïque se trouve dans des aliments tels que la viande rouge, la levure de bière, le germe de blé, les épinards, le brocoli, les pois et les choux de Bruxelles. Il est également considéré comme un complément important en raison de sa capacité à recycler d'autres antioxydants tels que le glutathion, la coenzyme Q10 et les vitamines C et E1.

L'acide alpha-lipoïque (ALA) est efficacement absorbé par les cellules du foie et constitue un solide bouclier antioxydant contre les dommages causés par les substances toxiques. Ce composé est bénéfique pour les fibres nerveuses associées au foie et améliore la capacité du foie à stocker le glucose, ce qui se traduit par une augmentation du glycogène dans les couches internes du foie. En outre, l'ALA stimule la fonction hépatique et contribue au processus de détoxification du foie.

QUE PEUT ENCORE TRAITER L'ALA ?

- Cancer
- Densité du sein
- Maladies de la cornée
- Fibromes
- Glaucome
- Mauvaise vision
- Cercles sombres sous les yeux
- Kystes du système reproducteur
- Rétinopathie

- Cicatrices
- Troubles et maladies auto-immunes
- Tumeurs et kystes
- Varices et varicosités
- Effets secondaires de la récupération après une commotion cérébrale
- Lésions cérébrales
- Narcolepsie
- Tristesse

PRENDRE 1 CAPSULE PAR JOUR

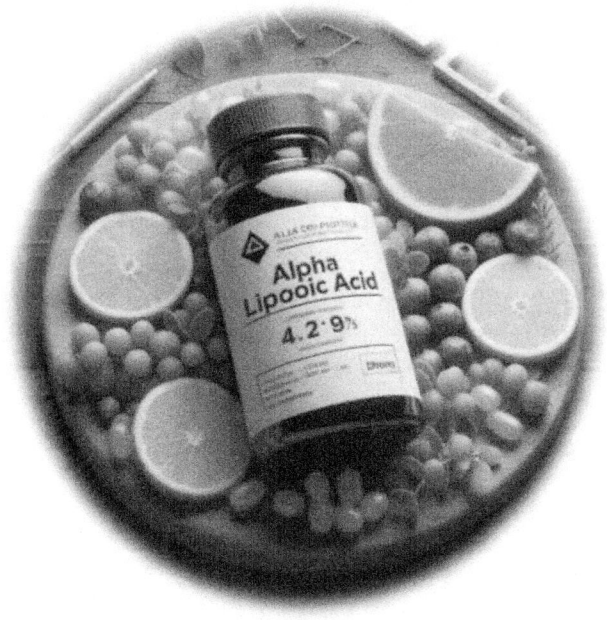

8. MYRTILLES SAUVAGES

Voir les explications antérieurement.

Prendre 2 cuillères à café de poudre ou 60 ml de jus par jour.

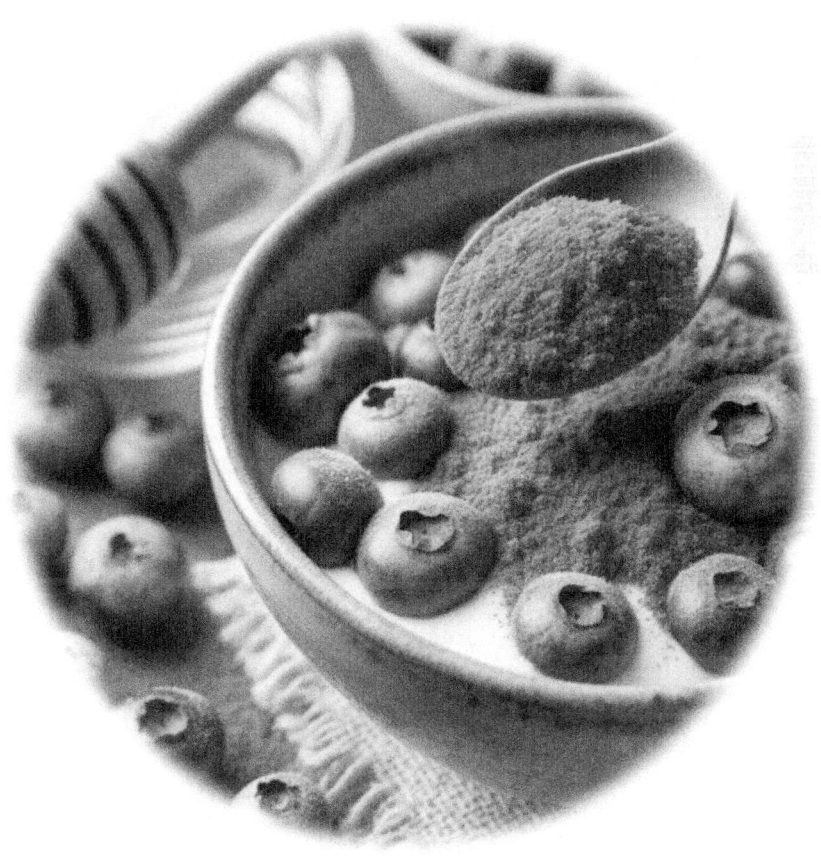

9. COMPLEXE B

Le complexe de vitamines B comprend un groupe de huit vitamines essentielles qui jouent un rôle crucial dans le métabolisme cellulaire et la production d'énergie. Voici une brève description de chacune d'entre elles :

B1 (thiamine) : aide à convertir les glucides en énergie et est cruciale pour le fonctionnement du cœur, des muscles et du système nerveux.

B2 (Riboflavine) : participe à la production d'énergie et contribue à la santé de la peau et de la vue.

B3 (Niacine) : améliore la fonction digestive, la peau et les nerfs, et contribue également à transformer les aliments en énergie.

B5 (acide pantothénique) : essentiel pour la synthèse des coenzymes et des hormones, ainsi que pour le métabolisme des graisses, des protéines et des hydrates de carbone.

B6 (pyridoxine) : cruciale pour le métabolisme des protéines et la création de neurotransmetteurs.

B7 (biotine) : intervient dans le métabolisme des acides gras et des acides aminés et est essentielle à la santé des cheveux et des ongles.

B9 (acide folique) : importante pour la synthèse de l'ADN et la division cellulaire, cruciale pendant la grossesse pour le développement du fœtus.

B12 (Cobalamine) : Essentielle à la production de globules rouges et au maintien du système nerveux.

Ces vitamines ne sont pas facilement stockées dans l'organisme et doivent donc être consommées régulièrement par le biais de l'alimentation.
Le foie est capable de convertir et de stocker les vitamines B en nutriments facilement utilisables par les organes et les tissus de

l'organisme. Bien qu'il puisse synthétiser une vitamine B en cas d'urgence, il a beaucoup plus de facilité à le faire lorsque ces vitamines sont disponibles dans des aliments ou des suppléments de haute qualité. Le foie assigne une vitamine B à un organe spécifique par le biais d'un composé chimique, travaillant en harmonie avec ces vitamines. Lorsque le foie est propre et exempt de toxines, le complexe de vitamines B peut déployer tout son potentiel

PRENDRE 1 CAPSULE PAR JOUR

QUE PEUT ENCORE TRAITER LE B-COMPLEX ?

- Épuisement
- Anxiété
- Angoisse
- Arthrite psoriasique
- Cataracte
- Dégénérescence maculaire
- Dépression
- Difficultés de concentration
- Douleurs articulaires
- La maladie d'Alzheimer
- Démence
- Glaucome
- Maladies de la cornée
- Maladies de la thyroïde
- Hypertension artérielle
- Infertilité
- Myodesopsie
- Cernes sous les yeux
- Papillomavirus humain
- Problèmes surrénaliens
- Problèmes de méthylation
- Rétinopathie
- Culpabilité et tristesse
- Symptômes de stress post-traumatique

- Symptômes de la ménopause
- Symptômes neurologiques
- Cicatrices
- Troubles affectifs saisonniers
- TOC
- Ongles cassants
- Vertiges
- Maladie de Ménière
- Atrophie cérébrale
- SLA
- Inflammation des nerfs crâniens
- Lésions cérébrales
- Brouillard mental
- Syndrome de Tourette
- Trouble bipolaire
- Vision floue

10. COENZYME Q10

La coenzyme Q10, également connue sous le nom de CoQ10, est une substance semblable à une vitamine que l'on trouve dans toutes les cellules de l'organisme. Elle joue un rôle crucial dans la production d'énergie dans les mitochondries, les « centrales énergétiques » des cellules. La CoQ10 agit également comme un antioxydant, protégeant les cellules des dommages causés par les radicaux libres.
Cette coenzyme est vitale pour la santé du cœur et du cerveau, et contribue également à la santé de la peau et du système immunitaire. Bien que l'organisme produise naturellement de la coenzyme Q10, ses niveaux peuvent diminuer avec l'âge et dans certaines conditions de santé, de sorte qu'une supplémentation est parfois recommandée.
La coenzyme Q10, également connue sous le nom d'ubiquinone, a été découverte en 1957 par des chercheurs de l'université du Wisconsin. Ces scientifiques ont constaté que cette molécule aidait les cellules musculaires à produire de l'énergie. L'ubiquinone est ainsi appelée parce qu'elle est présente dans presque toutes les cellules de l'organisme et que sa structure comprend une queue isoprénoïde de 10 unités et un anneau de quinone.
Selon une étude menée à l'université de Californie à San Diego, un supplément de CoQ10 allant jusqu'à 1 200 mg par jour a entraîné moins d'invalidité chez les personnes qui l'ont pris que chez celles qui ont pris un placebo.
Selon une étude menée à l'université de Californie à San Diego, un supplément de CoQ10 allant jusqu'à 1 200 mg par jour a permis aux personnes qui l'ont pris de développer moins d'incapacités que celles qui ont pris un placebo.
Les personnes souffrant d'arythmie cardiaque l'expliquent par une sensation d'arrêt du cœur. La coenzyme Q10 a un effet stabilisateur sur le système de conduction électrique du cœur, ce qui contribue à prévenir l'arythmie cardiaque. Des études cliniques ont montré son efficacité dans un quart des cas où les patients présentent un type d'arythmie lié à des contractions ventriculaires prématurées.
Les suppléments de magnésium et de potassium sont également indiqués pour traiter ce type d'arythmie.
La coenzyme Q10 est d'une grande aide pour lutter contre l'hypertension artérielle. Une étude publiée dans Pharmacotherapy a

montré que 50 % des patients souffrant de ce problème ont pu arrêter de prendre entre un et trois médicaments pour la tension artérielle après seulement quatre mois de prise de CoQ10.

C'est un antioxydant léger qui soutient toutes les fonctions du foie et protège les cellules hépatiques du stress oxydatif. Le foie a la capacité de modifier, d'ajuster et d'adapter certains antioxydants en fonction de ses besoins spécifiques. La CoQ10 est l'un de ces antioxydants que le foie utilise comme élément de base pour se protéger des dommages cellulaires extrêmes.

PRENDRE 1 CAPSULE PAR JOUR

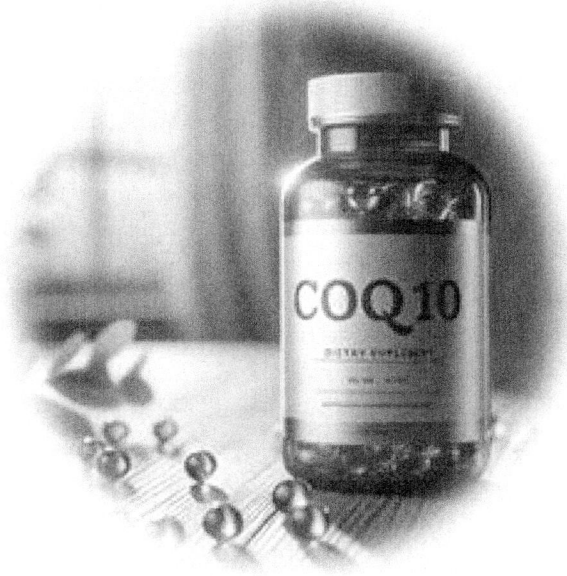

QUELLES AUTRES PATHOLOGIES LA COQ10 PEUT-ELLE TRAITER ?

- Épuisement
- Perte de cheveux
- Cancer de la prostate
- Maux de tête et migraines
- Cholestérol élevé
- Défauts oculaires congénitaux
- Dégénérescence maculaire
- Douleurs articulaires
- Maladie d'Alzheimer
- Démence
- Troubles de la mémoire
- Maladies de la cornée
- Maladie de Parkinson
- Glaucome
- Hypertension artérielle
- Palpitations cardiaques (non neurologiques)
- Rétinopathie
- Culpabilité et tristesse
- Stress post-traumatique
- Sinusite
- Fluctuations de la température corporelle
- TOC
- Tumeurs et kystes
- Ongles cassants
- Caillots de sang
- SLA
- Maladie cérébro-vasculaire
- Accident vasculaire cérébral (AVC)
- Narcolepsie
- Négligence hémisphérique

11. CURCUMINE

La curcumine est le principal composé actif du curcuma, une épice issue du rhizome de la plante Curcuma longa. Cette plante est originaire de l'Inde et de l'Asie du Sud-Est, où elle est utilisée depuis plus de 4 000 ans dans la cuisine, la médecine traditionnelle et les rituels religieux.

Le curcuma est mentionné dans l'un des plus anciens traités médicaux chinois, le Pentasao de Sheng Nung, datant d'environ 2600 av. Depuis, son utilisation s'est répandue dans diverses cultures et régions, devenant un élément essentiel de la médecine ayurvédique et de la cuisine dans de nombreuses cultures asiatiques.

La curcumine est réputée pour ses propriétés anti-inflammatoires et antioxydantes. Elle est utilisée dans la médecine traditionnelle indienne (Ayurveda) depuis des siècles pour traiter toute une série d'affections, des problèmes digestifs aux inflammations et aux maladies de la peau.

De nombreuses études sont actuellement en cours pour étudier ses avantages potentiels dans le traitement de maladies chroniques telles que l'arthrite, la maladie d'Alzheimer et divers types de cancer. La curcumine est également devenue un complément alimentaire populaire en raison de ses effets positifs sur la santé et le bien-être en général.

Ce composant du curcuma contient des substances phytochimiques qui détendent le foie et réduisent les spasmes. Il facilite la préparation et la purification du sang avant qu'il n'atteigne le foie, ce qui permet d'obtenir un sang contenant moins de toxines. Ses propriétés curatives activent la chaleur dans un foie paresseux et congestionné, ce qui entraîne une réduction des maladies.

PRENDRE 3 CAPSULES 2 FOIS PAR JOUR

QUELLES AUTRES PATHOLOGIES LA CURCUMINE PEUT-ELLE TRAITER ?

- Problèmes de foie
- Abcès
- Acné

- Addictions
- Ulcères aphteux
- Epuisement
- Anxiété
- Angoisse
- Anorexie
- Boulimie
- Atrophie du nerf optique
- Perte de cheveux
- Calculs rénaux
- Cancer
- Cataracte
- Maux de tête et migraines
- Cholestérol élevé
- Malformations oculaires congénitales
- Dégénérescence maculaire
- Densité des seins
- Dépression
- Diarrhée prolongée
- Diverticulose
- Douleurs articulaires
- Eczéma
- Psoriasis
- Oedèmes et gonflements
- Syndrome de fatigue chronique
- Endométriose
- Maladie d'Alzheimer
- Démence
- Maladie de Lyme
- Maladie du rein
- Maladies de la cornée
- Maladie de Parkinson
- Prostatite
- Maladie de la thyroïde
- Vieillissement
- Fibromes
- Fibromyalgie
- Glaucome

- Goutte
- Hépatite
- Herpès simplex
- Herpès zoster
- Hypertension artérielle
- Infections de l'oreille
- Infertilité
- Inflammation
- Insomnie
- Mauvaise vision
- Myodésopsies
- Palpitations cardiaques
- Papillomavirus humain
- Dysfonctionnement érectile
- Peau sèche
- Kystes du système reproducteur
- Rétinopathie
- Sensation de faim constante
- Sentiments de culpabilité et de tristesse
- Sensibilité aux changements de température
- Mains et pieds froids
- Syndrome des ovaires polykystiques
- Syndrome de Raynaud
- Syndrome de stress post-traumatique
- Symptômes de la ménopause
- Symptômes neurologiques
- Croissance bactérienne de l'intestin grêle
- Fluctuations de la température corporelle
- Cicatrisation
- Troubles affectifs saisonniers
- TOC
- Maladies « auto-immunes
- Tumeurs et kystes
- Ongles cassants
- Vessie hyperactive
- Varices
- Vertiges et maladie de Ménière
- Problèmes cérébraux

- Abcès cérébral
- Artériosclérose
- Atrophie des nerfs crâniens
- Caillots de sang
- Crise d'épilepsie
- Dysautonomie
- Effets secondaires de la récupération après une commotion cérébrale
- SLA
- Encéphalopathie
- Maladie cérébro-vasculaire
- Accident vasculaire cérébral (AVC)
- Inflammation du cerveau
- Inflammation des nerfs crâniens
- Insomnie
- Lésions cérébrales
- Acouphènes
- Trouble bipolaire
- Trouble du traitement auditif
- TOC
- Troubles de l'alimentation
- Maladies « auto-immunes »
- Vision floue et mauvaise

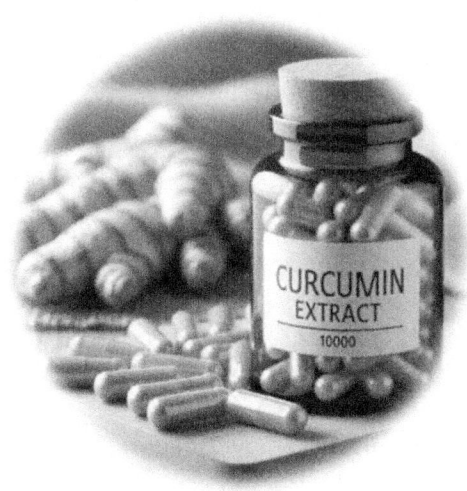

12. EPA et DHA (sans poisson)

L'EPA (acide eicosapentaénoïque) et le DHA (acide docosahexaénoïque) sont deux types d'acides gras oméga-3 essentiels à la santé.

Les acides gras oméga-3 EPA et DHA trouvent leur origine dans les algues marines et les organismes marins qui les consomment. Les algues sont la source originelle de ces acides gras qui, par le biais de la chaîne alimentaire, s'accumulent dans les poissons gras tels que le saumon, le thon et les sardines. Il n'est pas recommandé de les consommer à partir d'une source telle que le poisson, car ils sont généralement extraits du foie, où l'on trouve la plus forte concentration de mercure. Il faut donc le chercher dans les algues.

Notre organisme ne peut pas produire efficacement l'EPA et le DHA, nous devons donc les obtenir par le biais de l'alimentation ou de suppléments.

Les acides gras oméga-3 renforcent le système immunitaire du foie en empêchant la plaque et les déchets toxiques d'adhérer aux parois des veines hépatiques, de l'artère hépatique et de la veine porte. En gardant ces vaisseaux clairs, le sang circule mieux vers et depuis le foie, protégeant et soulageant le cœur. Je répète que vous devriez opter pour des versions à base de plantes plutôt que pour celles extraites du poisson afin de ne pas aggraver votre état.

PRENDRE 1 CAPSULE PAR JOUR AU REPAS DU SOIR

QUELLES AUTRES PATHOLOGIES L'EPA et le DHA PEUVENT-ILS TRAITER ?

- Addictions
- Épuisement
- Anxiété
- Angoisse
- Anorexie et boulimie
- Arthrite psoriasique
- Atrophie du nerf optique

- Perte de cheveux
- Cataracte
- Cholestérol élevé
- Malformations oculaires congénitales
- Dégénérescence maculaire
- Dépression
- Eczéma
- Psoriasis
- Fatigue chronique
- La maladie d'Alzheimer
- Démence
- Maladies de la cornée
- Maladie de Parkinson
- Maladies de la thyroïde
- Constipation
- Fibromyalgie
- Goutte
- Hypertension artérielle
- Infertilité
- Mauvaise vue
- Rétinopathie
- Rétinopathie
- Culpabilité et tristesse
- Symptômes de stress post-traumatique
- Symptômes de la ménopause
- Symptômes neurologiques
- Troubles affectifs saisonniers
- TOC
- Tumeurs et kystes bénins
- Varices
- Vertiges et maladie de Ménière
- Problèmes cérébraux
- Artériosclérose
- Atrophie cérébrale
- Atrophie des nerfs crâniens
- Caillots de sang
- Crises d'épilepsie
- SLA

- Encéphalopathie
- Maladie cérébro-vasculaire
- Fibromyalgie
- Inflammation des nerfs crâniens
- Lésions cérébrales
- Narcolepsie
- Syndrome de Tourette
- TDAH
- TOC
- Troubles de l'alimentation
- Tumeurs et kystes cérébraux

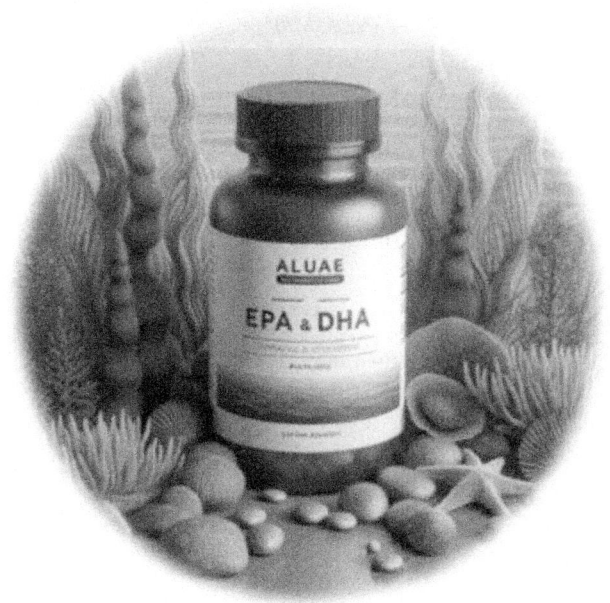

13. SPIRULINE

La spiruline est un complément alimentaire obtenu à partir de cyanobactéries du genre Arthrospira, notamment les espèces Arthrospira platensis et Arthrospira maxima. Ces algues filamenteuses poussent dans des environnements tropicaux et subtropicaux, tels que les lacs et les étangs aux eaux alcalines.
En termes de définition, la spiruline est une microalgue planctonique considérée comme un superaliment en raison de sa teneur élevée en protéines, vitamines, acides gras et autres nutriments essentiels. Elle est riche en protéines (environ 60-70% de son poids sec) et contient plusieurs pigments antioxydants, tels que la phycocyanine et la chlorophylle-A.
J'en ai déjà parlé, je n'en dirai donc pas plus.
Je recommande la meilleure variété : la variété hawaïenne.

PRENDRE 1 CUILLÈRE À SOUPE OU 9 CAPSULES PAR JOUR.

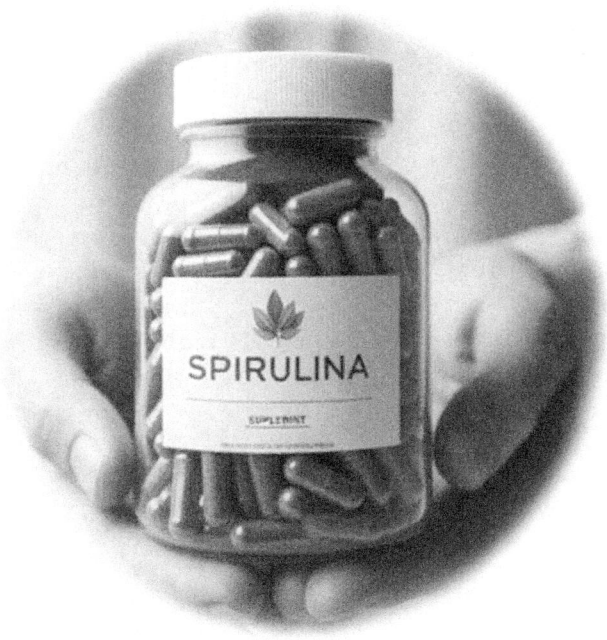

14. GABA

Le GABA (acide gamma-aminobutyrique) est un neurotransmetteur inhibiteur, ce qui signifie qu'il contribue à réduire l'activité neuronale dans le système nerveux central. Ce neurotransmetteur est synthétisé à partir de la dégradation du glutamate et joue un rôle essentiel dans la régulation du stress, de l'anxiété et du sommeil.

Le GABA se trouve naturellement dans certaines plantes comme la valériane et le thé vert. Dans le cerveau, il est produit principalement dans le cervelet, les ganglions de la base et diverses zones de la moelle épinière. Bien qu'il ne soit pas présent en grande quantité dans l'alimentation, sa synthèse est presque exclusivement organique à partir de l'acide glutamique.

Le GABA est le principal neurotransmetteur inhibiteur du cerveau. Sa fonction principale est de réduire l'activité neuronale et de calmer le système nerveux central. Voici comment il agit :

- Liaison avec les récepteurs GABA : Lorsque le GABA est libéré dans le cerveau, il se lie à des récepteurs spécifiques des cellules nerveuses, appelés récepteurs GABA-A et GABA-B.

- Ouverture des canaux ioniques : cette liaison provoque l'ouverture des canaux ioniques qui permettent le passage des ions chlorure (Cl-) dans les cellules nerveuses.

- Hyperpolarisation : L'afflux d'ions chlorure rend la cellule nerveuse plus négative, un processus appelé hyperpolarisation. Ce processus réduit la probabilité que la cellule nerveuse s'enflamme et transmette des signaux excitateurs.

- Effet calmant : il en résulte une diminution de l'activité neuronale, ce qui a un effet calmant et relaxant sur le cerveau. Cela contribue à réduire le stress et l'anxiété et favorise un sommeil réparateur.

Le GABA est essentiel au maintien de l'équilibre entre l'excitation et l'inhibition dans le cerveau, ce qui contribue à la stabilité émotionnelle et au bien-être général.

PRENDRE 1 CAPSULE DE 250 MG PAR JOUR

QUELLES AUTRES PATHOLOGIES LE GABA PEUT-IL TRAITER ?

- Acné
- Addictions
- Anxiété
- Angoisse
- Anorexie
- Boulimie
- Changements d'humeur
- Dépression
- Maladie de Parkinson
- Insomnie
- Dysfonctionnement érectile
- Symptômes de stress post-traumatique
- Symptômes neurologiques
- Atrophie cérébrale
- Sentiment de culpabilité
- Dépersonnalisation
- Dysautonomie
- Troubles de l'apprentissage
- SLA
- La maladie d'Alzheimer
- Maladie de Parkinson
- Hypoxie cérébrale
- Inflammation des nerfs crâniens
- Lésions cérébrales
- Maux de tête migraineux
- Négligence hémisphérique
- Problèmes d'adaptation
- Psychose
- TDAH
- Trouble bipolaire
- Trouble de la colère chronique

- Trouble du traitement auditif
- TOC
- Troubles psychomoteurs
- Troubles de l'alimentation
- Troubles du nerf vague
- Tumeurs et kystes cérébraux

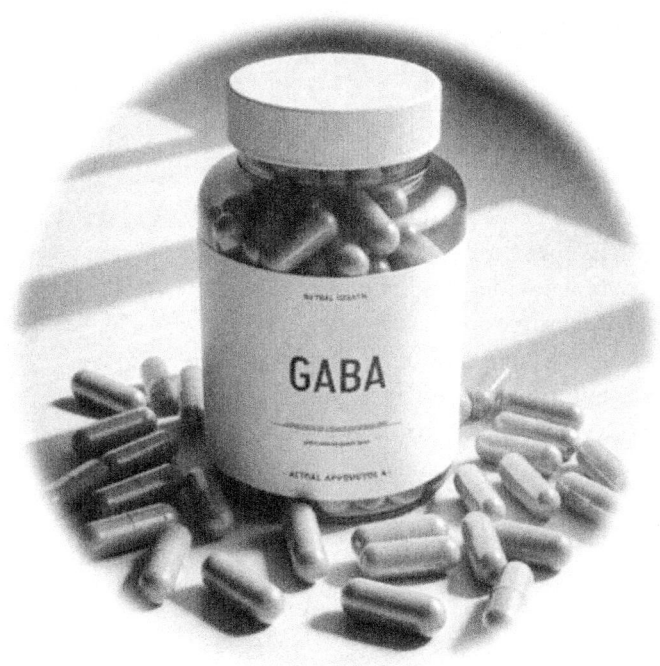

15. GLUCONATE OU GLYCINATE DE MAGNÉSIUM

Le gluconate de magnésium est un sel de magnésium dérivé de l'acide gluconique. Il est couramment utilisé comme complément alimentaire pour apporter du magnésium, un minéral essentiel à de nombreuses fonctions corporelles. Voici plus de détails :
Il se présente sous la forme d'une poudre blanche ou cristalline.
Le magnésium est essentiel au fonctionnement de plus de 300 enzymes, notamment à la synthèse des protéines et à la production d'énergie.
Il aide à réguler les neurotransmetteurs, ce qui peut améliorer l'humeur et les fonctions cognitives.
Il est essentiel à la contraction et à la relaxation des muscles et peut aider à prévenir les crampes.
Contribue à la formation et au maintien d'os solides.
Améliore la production d'énergie et réduit la fatigue.
Peut contribuer à réduire l'anxiété et à améliorer la qualité du sommeil.
Possède des propriétés anti-inflammatoires qui peuvent être bénéfiques pour la santé en général.
Le gluconate de magnésium est obtenu par la réaction de l'acide gluconique avec le magnésium. Ce processus produit un sel de magnésium hautement biodisponible, ce qui signifie qu'il est facilement absorbé par l'organisme. Il s'agit d'une forme courante de supplémentation en magnésium en raison de son efficacité et de sa faible incidence d'effets secondaires.
Le magnésium améliore la souplesse et l'élasticité des vaisseaux sanguins dans le foie, ce qui permet une circulation sanguine plus efficace. Ce minéral évacue en douceur les toxines du foie et réduit les spasmes et l'agitation de l'organe. En outre, il remplit de nombreuses fonctions chimiques dans le foie, y compris sa capacité d'adaptation. Le magnésium contribue également à nettoyer le tractus intestinal, ce qui permet au foie de recevoir plus facilement un sang plus pur et moins toxique.
Le glycinate de magnésium est une forme de supplémentation en magnésium qui associe le magnésium à l'acide aminé glycine. Cette combinaison améliore l'absorption du magnésium et réduit les risques d'effets secondaires gastro-intestinaux, tels que la diarrhée, qui

peuvent être fréquents avec d'autres types de supplémentation en magnésium.

PRENDRE 2 CAPSULES 3 FOIS PAR JOUR

QUELLES AUTRES PATHOLOGIES LE GLUCONATE OU LE GLYCINATE DE MAGNÉSIUM PEUVENT-ILS TRAITER ?

- Épuisement
- Anxiété
- Angoisse
- Artériosclérose
- Atrophie cérébrale
- Changements d'humeur
- Caillots de sang
- Crises d'épilepsie
- Sensation de Culpabilité
- Dépression
- Dépersonnalisation
- Dysautonomie
- Troubles de l'apprentissage
- Dyslexie
- Douleurs articulaires
- Récupération d'une commotion cérébrale
- SLA
- Syndrome de fatigue chronique
- Encéphalopathie
- Maladie cérébro-vasculaire
- Maladie d'Alzheimer
- Maladie de Parkinson
- Schizophrénie
- Fibromyalgie
- Gastroparésie légère
- Faim constante
- Hypoxie cérébrale
- Accident vasculaire cérébral

- Inflammation cérébrale
- Inflammation des nerfs crâniens
- Insomnie
- Lésions cérébrales
- Maux de tête migraineux
- Narcolepsie
- Négligence hémisphérique
- Palpitations cardiaques
- Infirmité motrice cérébrale
- Problèmes d'adaptation
- Psychose
- Sensibilité au froid
- Syndrome de Cushing
- Syndrome de Tourette
- Transpiration excessive
- TDAH
- Peur et malaise d'origine indéterminée
- Acouphènes
- Troubles bipolaires
- Trouble de stress post-traumatique
- Trouble de la colère chronique
- Trouble du traitement auditif
- TOC
- Troubles psychomoteurs
- Troubles de l'alimentation
- Troubles du nerf vague
- Tumeurs et kystes cérébraux
- Vertige
- Mauvaise vision

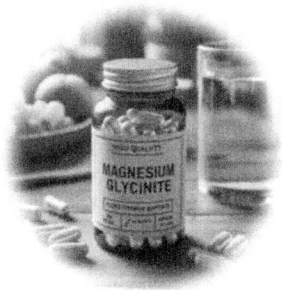

16. GLUTATHION

Le glutathion est un puissant antioxydant présent dans pratiquement toutes les cellules de l'organisme. Il est composé de trois acides aminés : la glutamine, la cystéine et la glycine.
Il contribue à la désintoxication du foie et à l'élimination des toxines et des métaux lourds de l'organisme.
Neutralise les radicaux libres et protège les cellules des dommages oxydatifs.
Renforce le système immunitaire et aide à lutter contre les infections et les maladies.
Participe à la réparation de l'ADN et à la synthèse des protéines.
Influence le métabolisme des graisses, des protéines et des hydrates de carbone.
L'organisme produit naturellement du glutathion, mais les niveaux peuvent diminuer en raison de facteurs tels que l'âge, l'exposition aux toxines, le stress et une mauvaise alimentation.
Pour augmenter les niveaux de glutathion, vous pouvez prendre des suppléments ou manger des aliments riches en ses précurseurs, tels que l'ail, les oignons, les brocolis, les asperges et les avocats.
Le glutathion est essentiel au maintien de la santé et du bien-être en général en raison de son rôle crucial dans la défense contre le stress oxydatif et la désintoxication.
Il pénètre rapidement dans le foie et le soutient efficacement, au bénéfice de toutes les cellules hépatiques et de leurs fonctions. Il agit comme un pur médicament pour le foie, résolvant momentanément tous ses problèmes. Bien qu'il se retire du foie tout aussi rapidement, sa brève présence est très appréciée, car il contribue à ses plus de 2000 fonctions chimiques.

PRENDRE 1 CAPSULE PAR JOUR

QUELLES AUTRES PATHOLOGIES LE GLUTATHION PEUT-IL TRAITER ?

- Atrophie du nerf optique
- Cancer de la prostate
- Cirrhose

- Diabète (type 1, type 1.5 et type 2)
- Déséquilibre de la glycémie
- Douleurs articulaires
- Oedème et gonflement
- Encéphalomyélite myalgique
- Syndrome de fatigue chronique
- Alzheimer, démence et troubles de la mémoire
- Lyme
- Hyperthyroïdie et maladie de Graves
- Vieillissement
- Champignons des ongles
- Mauvaise vision
- Myodésopsies
- Peau sèche et fissurée
- Problèmes de méthylation
- Kystes du système reproducteur
- Sensibilité au froid, à la chaleur, au soleil ou à l'humidité
- Mains et pieds froids
- Syndrome des ovaires polykystiques
- Symptômes de la ménopause
- Troubles et maladies auto-immunes
- Tumeurs et kystes
- Artériosclérose
- Atrophie cérébrale
- Atrophie des nerfs crâniens
- Caillots de sang
- Dépersonnalisation
- Troubles de l'apprentissage
- Douleurs articulaires
- Récupération d'une commotion cérébrale
- SLA
- Syndrome de fatigue chronique
- Encéphalopathie
- Maladie d'Alzheimer
- Accident vasculaire cérébral
- Lésions cérébrales
- Narcolepsie
- Négligence hémisphérique

- Infirmité motrice cérébrale
- Sensibilité au froid
- Syndrome de Cushing
- Syndrome de Tourette
- Transpiration excessive
- Trouble bipolaire
- Trouble du traitement auditif

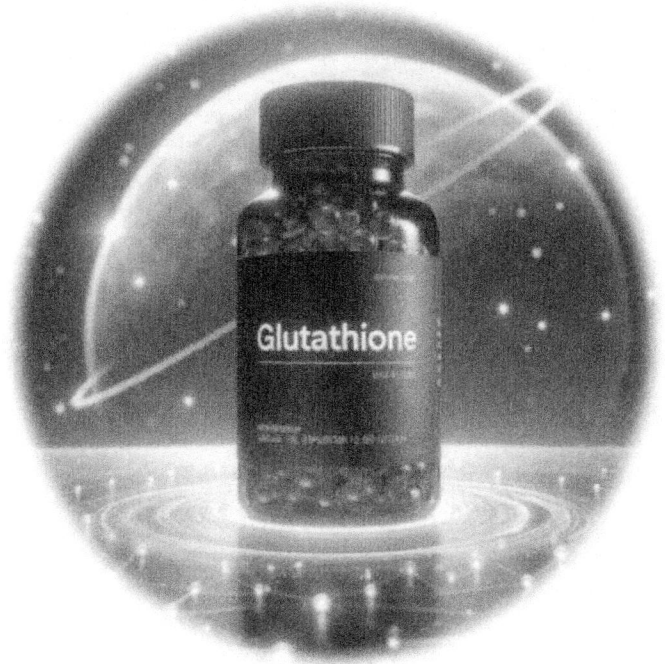

17. FEUILLE DE MOLÈNE

La molène, également connue sous le nom de Verbascum thapsus, est une plante médicinale bisannuelle appartenant à la famille des Scrofulariaceae. Elle est originaire d'Europe, d'Asie occidentale, d'Amérique du Nord et de l'Himalaya. Cette plante se caractérise par ses grandes feuilles ovales couvertes de poils et ses fleurs jaunes groupées en grappes.
La molène est connue pour ses nombreux bienfaits pour la santé.
C'est une plante aromatique réputée pour ses propriétés antivirales et antibactériennes bénéfiques pour le foie. Elle réduit l'inflammation, apaise les spasmes du foie et réduit la chaleur toxique. Elle aide également à apaiser un foie irrité et à réduire et expulser le mucus dans les vaisseaux sanguins et les cellules du foie.

PRENDRE 3 COMPTE-GOUTTES (+- 60 à 80 DROP) DEUX FOIS PAR JOUR.

QUELLES AUTRES PATHOLOGIES LA FEUILLE DE MOLÈNE PEUT-ELLE TRAITER ?

- Abcès
- Acné
- Acouphènes et perte d'audition inexpliquée
- Amygdalite
- Maux de gorge
- Arthrite psoriasique
- Atrophie du nerf optique
- Conjonctivite
- Diarrhée (chronique, intermittente, prolongée)
- Diverticulite
- Eczéma et psoriasis (y compris rosacée, taches de vieillesse, lichen scléreux, sclérodermie, vitiligo, dermatite séborrhéique, kératose actinique et cellulite)
- Lyme
- Prostatite
-Hypothyroïdie, maladie de Hashimoto, goitre, nodules, kystes et tumeurs de la thyroïde.

- Glaucome
- Hépatite
- Herpès simplex
- Herpès zoster
- Névralgie du trijumeau
- Mycose de l'ongle
- Infections de la vésicule biliaire
- Infections des voies urinaires
- Infections de l'ouie
- Inflammation
- Mauvaise vision
- Epstein-Barr
- Problèmes d'énergie et fatigue
- Sensibilité aux changements de température
- Syndrome des ovaires polykystiques
- Symptômes neurologiques
- Sinusite
- Infections pulmonaires
- Croissance bactérienne de l'intestin grêle (SBID ou « candida »)
- Troubles et maladies « auto-immunes
- PANDAS
- Vessie hyperactive
- Vertiges et maladie de Ménière
- Atrophie des nerfs crâniens
- Dysautonomie
- Syndrome de fatigue chronique
- Maladie de Lyme
- Fatigue
- Névralgie du trijumeau
- Inflammation du cerveau
- Inflammation des nerfs crâniens
- Rhume, grippe et COVID
- Sensibilité au froid
- TDAH
- Vision trouble et mauvaise

18. FEUILLE D'ORTIE

L'ortie est une plante vivace du genre Urtica, connue sous son nom scientifique Urtica dioica. Elle est connue pour ses feuilles couvertes de petits poils urticants qui libèrent des substances chimiques pouvant provoquer une sensation de piqûre et de brûlure au contact.
Elle est originaire d'Europe. Cependant, sa présence s'est étendue à diverses régions tempérées et tropicales du monde. La plante est cosmopolite et peut être trouvée à des altitudes élevées, de l'Inde et de la Chine à la Cordillère des Andes.
Elle est riche en vitamines A, C, D, E, K et B, ainsi qu'en minéraux tels que le fer, le calcium, le magnésium et le potassium.
Elle est traditionnellement utilisée pour traiter les allergies, l'arthrite, l'anémie, les problèmes urinaires et digestifs, ainsi que pour améliorer la circulation sanguine.
Elle aide à réduire l'inflammation et la douleur dans des conditions telles que l'arthrite.
Protège les cellules des dommages causés par les radicaux libres.
On peut préparer des infusions d'ortie pour profiter de ses bienfaits médicinaux.
Elle est disponible sous forme de gélules et d'extraits pour une consommation pratique.
Les jeunes feuilles d'ortie cuites sont utilisées dans les soupes, les ragoûts et les salades, car elles perdent leurs propriétés piquantes lorsqu'elles sont cuites.
Bien que les feuilles d'ortie ne figurent pas souvent sur les listes de plantes adaptogènes, cela ne veut pas dire qu'elles ne sont pas un adaptogène exceptionnel, idéal pour soutenir l'organisme en période de stress. Avec plus de 700 substances phytochimiques, l'ortie est une plante qui revitalise et prolonge la vie, ainsi qu'un formidable anti-inflammatoire pour les organes fatigués grâce à ses alcaloïdes cicatrisants.
Lorsqu'il s'agit de la santé des femmes, les ovaires font l'objet d'une grande attention en raison de leur rôle dans la production d'hormones de reproduction. C'est donc le système reproducteur qui est mis en cause lorsque les tests révèlent de faibles taux d'hormones, ce qui entraîne souvent des remplacements hormonaux inutiles. En réalité, les glandes surrénales produisent également des œstrogènes,

de la progestérone et de la testostérone chez les femmes. Un faible taux d'hormones indique souvent que les glandes surrénales sont soit trop actives (l'excès d'adrénaline interfère avec les résultats), soit trop peu actives (elles ne produisent pas assez d'hormones sexuelles). Pour obtenir des résultats précis lors des tests hormonaux, les glandes surrénales doivent être saines et équilibrées.

De nombreuses femmes âgées de 20 à 40 ans sont diagnostiquées comme étant en périménopause, alors qu'elles souffrent en fait de fatigue surrénalienne. Souvent, on accuse le système reproducteur alors qu'en réalité, ce sont les glandes surrénales qui ont besoin d'aide, et c'est là que la feuille d'ortie entre en jeu. Cet aliment sauvage anti-radiation est incroyablement efficace pour soigner les glandes surrénales surmenées et fatiguées et d'autres membres du système endocrinien. Les ovaires faisant partie du système endocrinien, l'ortie est très efficace pour traiter simultanément plusieurs sources de troubles hormonaux.

La feuille d'ortie est la meilleure plante pour le système reproducteur, en particulier pour les femmes. Elle stimule la production d'ovules en soutenant l'hormone folliculo-stimulante et élimine de l'organisme les œstrogènes toxiques provenant de sources externes telles que les plastiques et les herbicides. L'ortie est également riche en éléments qui aident à construire et à protéger les os, comme le silicium, et contient plus de 40 oligo-éléments dans leur état le plus bioactif et le plus biodisponible. C'est aussi un puissant analgésique qui améliore notre capacité à prospérer.

La feuille d'ortie augmente l'acide chlorhydrique dans l'estomac, facilitant ainsi son fonctionnement. Elle stimule également la production de bile dans le foie, calme l'inflammation de la vésicule biliaire, inhibe la formation de calculs biliaires et favorise les canaux biliaires du foie. En outre, il optimise les fonctions des cellules du foie, réduit la chaleur hépatique causée par les toxines et nettoie en douceur diverses toxines héritées et acquises. Il équilibre les surrénales, en évitant leur suractivité ou leur sous-activité, et améliore la capacité d'adaptation du foie.

Pour optimiser ses effets, il est recommandé de prendre une infusion d'ortie le soir.

PRENDRE 4 COMPTE-GOUTTES (80-100 GOUTTES)

DEUX FOIS PAR JOUR

QUELLES AUTRES PATHOLOGIES LA FEUILLE D'ORTIE PEUT-ELLE TRAITER ?

- Acné
- Acouphènes et perte d'audition inexpliquée
- Epuisement
- Anorexie et boulimie
- Arthrite psoriasique
- Prise de poids
- Perte de cheveux et de poils
- Calculs biliaires
- Sautes d'humeur, irritabilité, problèmes d'humeur
- Cancer
- Cataracte
- Maux de tête et migraines
- Défauts oculaires congénitaux
- Dégénérescence maculaire
- Diabète
- Diarrhée chronique, intermittente ou prolongée
- Difficultés de concentration
- Diverticulose
- Douleurs articulaires
- Eczéma et psoriasis
- Œdème et gonflement
- Endométriose
- Alzheimer, démence et troubles de la mémoire
- Maladie de Lyme
- Maladie de la cornée
- Maladie de Parkinson
- Maladie inflammatoire pelvienne et prostatite
- Maladie de la thyroïde
- Vieillissement prématuré
- Constipation
- Fibromes
- Fibromyalgie
- Glaucome

- Goutte
- Herpès simplex
- Herpès zoster
- Névralgie du trijumeau
- Infertilité
- Inflammation
- Myodésopsies (mouches flottantes dans les yeux)
- Palpitations cardiaques
- Papillomavirus humain
- Peau sèche et craquelée
- Problèmes surrénaux
- Problèmes hormonaux
- Kystes du système reproducteur
- Rétinopathie
- Syndrome des ovaires polykystiques
- Syndrome de Raynaud
- Syndrome du sang sale
- Syndrome de l'intestin irritable
- Syndrome de l'œil sec
- Symptômes de stress post-traumatique
- Symptômes de la ménopause
- Symptômes neurologiques
- Bouffées de chaleur, frissons, sueurs nocturnes, bouffées de chaleur et fluctuations de la température corporelle
- Tissu cicatriciel
- Troubles et maladies auto-immunes
- Tumeurs et kystes
- Ongles cassants
- Vessie hyperactive
- Varices et varicosités
- Artériosclérose
- Changements d'humeur
- SLA
- Encéphalopathie
- Maladie cérébrovasculaire
- La maladie d'Alzheimer
- Maladie de Lyme
- Maladie de Parkinson

- Inflammation cérébrale
- Lésions cérébrales
- Maux de tête migraineux
- Palpitations cardiaques
- Acouphènes
- Symptômes de stress post-traumatique
- Vision floue

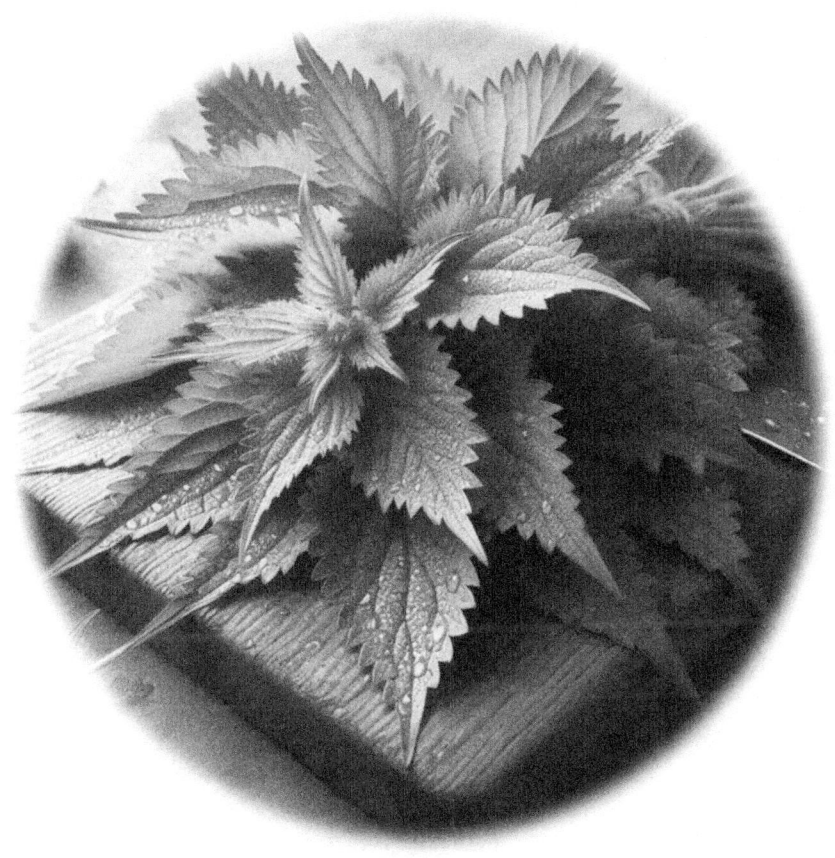

19. L-GLUTAMINE

La L-glutamine est un acide aminé non essentiel, ce qui signifie que l'organisme peut la synthétiser lui-même. C'est l'acide aminé libre le plus abondant dans le plasma et le tissu musculaire, représentant environ 60 % du total des acides aminés libres dans le muscle squelettique et 20 % dans le plasma.

La glutamine a été découverte pour la première fois en 1883 par le chimiste allemand Ernst Schulze, qui l'a isolée à partir du jus de betterave. Peu après, Schulze et ses doctorants ont conclu que l'acide glutamique était présent dans la betterave sous la forme d'un amide, qu'ils ont nommé glutamine. La structure de l'acide glutamique/glutamine a été élucidée en 1872 par le chimiste allemand Wilhelm Dittmar.

La L-glutamine a de multiples fonctions dans l'organisme. Elle est indispensable à la synthèse d'autres acides aminés, de protéines, de nucléotides et de diverses biomolécules. Elle est également impliquée dans l'équilibre des fluides, la régulation de la température corporelle et du rythme cardiaque. En outre, elle constitue un carburant important pour certaines cellules immunitaires et entérocytes, et joue un rôle crucial dans la synthèse du glutathion, un antioxydant essentiel qui protège les cellules contre les dommages oxydatifs.

La L-glutamine est populaire auprès des athlètes et des amateurs de fitness en raison de son rôle dans la récupération musculaire. Pendant l'exercice, les muscles subissent des microdéchirures qui peuvent guérir et se renforcer pendant la récupération. La glutamine peut contribuer à ce processus en fournissant les éléments constitutifs d'un nouveau tissu musculaire. Il a également été démontré que la glutamine peut soutenir la fonction du système immunitaire, qui peut être compromise par une activité physique intense.

PRENDRE 1 CAPSULE DE 500 MG PAR JOUR

QUELLES AUTRES PATHOLOGIES LA L-GLUTAMINE PEUT-ELLE TRAITER ?

- Atrophie cérébrale
- Dépersonnalisation
- Dyslexie
- Encéphalopathie
- La maladie d'Alzheimer
- Maladie de Parkinson
- Accident vasculaire cérébral
- Lésions cérébrales
- Narcolepsie
- Transpiration excessive
- TOC
- Troubles psychomoteurs
- Vertige
- Addictions
- Perte de cheveux
- Infertilité masculine
- Maladie de Ménière

20. L-LYSINE

La L-lysine, également connue sous le nom d'acide alpha-amino-epsilon-aminocaproïque, est un acide aminé essentiel que l'organisme ne peut pas synthétiser et qui doit donc être apporté par l'alimentation. C'est l'un des neuf acides aminés essentiels pour l'homme.

La L-lysine a été découverte en 1889 par les chimistes allemands Drechsel et Albrecht Kossel. Ils l'ont découverte en tant que produit de l'hydrolyse (décomposition) de la caséine, une protéine présente dans le fromage. Elle a ensuite été identifiée dans d'autres protéines telles que la gélatine, l'ovalbumine et la fibrine.

La L-lysine joue un rôle crucial dans la synthèse des protéines, la croissance osseuse, la formation du collagène, les anticorps et les enzymes. Elle est également importante pour le métabolisme énergétique de l'organisme et le soutien du système immunitaire.

La L-lysine est naturellement présente dans des aliments tels que la viande, le poisson, les œufs, les produits laitiers et les légumineuses. Elle est particulièrement importante dans les régimes alimentaires qui peuvent être déficients en cet acide aminé, tels que les régimes à base de céréales.

La L-lysine est un anti-inflammatoire naturel pour l'ensemble du système nerveux. Plus précisément, elle protège le système nerveux central, ainsi que les nerfs vague et phrénique, qui peuvent être endommagés par les neurotoxines produites par le virus d'Epstein-Barr, les virus de l'herpès et d'autres agents pathogènes.

La L-lysine agit dans le foie pour créer une barrière protectrice contre les virus responsables des maladies du foie et des troubles auto-immuns. Les virus détestent la lysine, qui agit comme un retardateur viral, empêchant leur prolifération. De plus, la L-lysine renforce le système immunitaire du foie et soutient certaines de ses fonctions les plus cruciales. C'est un antagoniste de l'arginine, dont la consommation doit être évitée.

PRENDRE 4 CAPSULES DE 500 MG DEUX FOIS PAR JOUR.

QUELLES AUTRES PATHOLOGIES LA L-LYSINE PEUT-ELLE TRAITER ?

- Acouphènes
- Perte d'audition inexpliquée
- Ulcères aphteux
- Epuisement
- Angine à streptocoques
- Maux de gorge d'origine virale
- Sties
- Anxiété
- Anxiété
- Rhumatisme psoriasique
- Atrophie du nerf optique
- Cancer
- Maux de tête et migraines
- Défauts oculaires congénitaux
- Dégénérescence maculaire
- Dépression
- Diabète et déséquilibres du taux de sucre dans le sang
- Difficultés de concentration
- Douleurs articulaires
- Eczéma et psoriasis
- Œdème et gonflement
- Syndrome de fatigue chronique
- Endométriose
- Maladie d'Alzheimer et démence
- Troubles de la mémoire
- Maladie de Lyme
- Maladie du rein
- Maladies de la cornée
- Maladie inflammatoire pelvienne et prostatite
- Maladie de la thyroïde
- Fibromes
- Fibromyalgie
- Glaucome
- Goutte
- Herpès simplex 1 et 2

- Herpès zoster
- Névralgie du trijumeau
- Mycose de l'ongle
- Infections de l'oreille
- Infertilité
- Inflammation
- Mauvaise vision
- Myodésopsies
- Mononucléose
- Papillomavirus humain
- Perte de désir sexuel (hommes) et dysfonctionnement érectile
- Peau sèche et craquelée
- Problèmes de méthylation
- Sensibilité au froid, à la chaleur, au soleil ou à l'humidité
- Mains et pieds froids
- Sensibilités chimiques et alimentaires
- Syndrome des ovaires polykystiques
- Syndrome de Raynaud
- Symptômes de la ménopause
- Symptômes neurologiques
- Atrophie des nerfs crâniens
- Dysautonomie
- SLA
- Inflammation du cerveau
- Inflammation du nerf crânien
- Lésions cérébrales
- Méningite
- Maux de tête migraineux
- Mononucléose
- Brouillard mental
- Tristesse
- Vision trouble et médiocre
- Sinusite, infections des sinus et des poumons
- Bouffées de chaleur, frissons, sueurs nocturnes
- Tissu cicatriciel
- Troubles et maladies auto-immunes
- Vessie hyperactive
- Vertiges et maladie de Ménière

21. MONOLAURINE

La monolaurine est un monoglycéride dérivé de l'acide laurique, que l'on trouve principalement dans l'huile de coco et le lait maternel. Elle est connue pour ses propriétés antimicrobiennes et sa capacité à soutenir le système immunitaire.

L'acide laurique a été découvert au XIXe siècle par le chimiste français Michel Chevreul. Toutefois, la monolaurine a été isolée et étudiée pour la première fois dans les années 1960 par le Dr Jon Kabara, qui a reconnu ses bienfaits potentiels pour la santé. La monolaurine est formée dans le corps humain à partir de l'acide laurique, qui représente environ 50 % de la teneur en acides gras de l'huile de coco.

La monolaurine peut contribuer à maintenir et à soutenir une réponse immunitaire saine en interférant avec les membranes lipidiques des micro-organismes pathogènes, ce qui les rend plus vulnérables aux défenses naturelles de l'organisme.

Elle a été étudiée pour son potentiel à promouvoir et à réguler une digestion saine.

La monolaurine est également étudiée pour ses avantages potentiels dans la promotion de la santé de la peau, à la fois par voie topique et par voie orale.

Outre ses applications dans le domaine de la santé, la monolaurine est couramment utilisée comme surfactant dans les cosmétiques, comme déodorant et comme additif alimentaire en tant qu'émulsifiant ou conservateur.

Cet antiviral décompose la charge virale du virus d'Epstein-Barr et réduit ses cofacteurs, tels que les streptocoques.

PRENDRE 1 CAPSULE DEUX FOIS PAR JOUR

QUELLES AUTRES PATHOLOGIES LA MONOLAURINE PEUT-ELLE TRAITER ?

- Acouphènes et perte d'audition inexpliquée
- Atrophie du nerf optique
- Conjonctivite
- Diarrhée prolongée
- Douleurs articulaires
- Syndrome de fatigue chronique
- Maladies de la cornée
- Maladies de la thyroïde
- Fibromyalgie
- Glaucome
- Infections de l'ouie
- Mauvaise vision
- Mononucléose
- Papillomavirus humain
- Kystes de l'appareil reproducteur
- Syndrome des ovaires polykystiques
- Bouffées de chaleur, sueurs nocturnes
- Vessie hyperactive
- Vertiges et maladie de Ménière
- Atrophie des nerfs crâniens
- Dysautonomie
- Vision floue

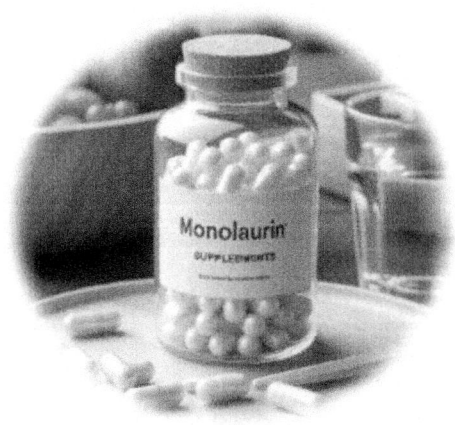

22. MSM

Le MSM (méthylsulfonylméthane) est un composé organique soufré connu pour ses propriétés anti-inflammatoires et sa capacité à favoriser la santé des articulations. Il s'agit d'un supplément couramment utilisé pour soulager la douleur et l'inflammation associées à des affections telles que l'arthrite et l'ostéoarthrite.

Le MSM a été découvert dans les années 1950 par le biochimiste Robert Herschler, qui a breveté son utilisation alimentaire et pharmaceutique en 1982. Herschler a observé que le MSM pouvait être utile pour traiter l'inflammation des muqueuses et le stress. Depuis, il a gagné en popularité en tant que complément naturel pour la santé des articulations et la réduction de la douleur.

Le MSM contribue à réduire l'inflammation dans l'organisme, ce qui peut être bénéfique pour les personnes souffrant d'affections inflammatoires.

Il fournit du soufre, un minéral essentiel à la santé des articulations, des tendons et des ligaments.

Il possède des propriétés antioxydantes qui peuvent contribuer à protéger les cellules des dommages oxydatifs.

Il est utilisé dans les produits de récupération post-exercice pour réduire les douleurs musculaires et accélérer la récupération.

Le MSM est présent naturellement dans certains aliments tels que le lait de vache, la betterave, le chou, les tomates, le café, le thé et la bière, mais en quantités relativement faibles, dont certaines ne sont pas très bonnes pour la santé.

Il est également produit dans l'organisme à partir du diméthylsulfoxyde (DMSO).

Il libère les graisses accumulées dans les cellules du foie et facilite leur élimination. Il renforce toutes les cellules du foie, le rendant moins vulnérable aux attaques bactériennes et virales. Le MSM revitalise un foie paresseux et stagnant, réduit la chaleur toxique et nettoie en douceur les toxines en profondeur. Il purge également la vésicule biliaire des petites particules de déchets. Il renforce le système immunitaire dans et autour du foie.

PRENDRE 1 CAPSULE DEUX FOIS PAR JOUR

QUELLES SONT LES AUTRES PATHOLOGIES QUE LE MSM PEUT TRAITER ?

- Arthrite psoriasique
- Atrophie du nerf optique
- Perte de cheveux
- Cirrhose
- Douleurs articulaires
- Maladies de la cornée
- Fibromyalgie
- Goutte
- Inflammation
- Peau sèche
- Rétinopathie
- Mains et pieds froids
- Symptômes de la ménopause
- Troubles « auto-immuns »
- Varices
- Lésions cérébrales
- Troubles psychomoteurs

23. PROPOLIS

La propolis est une résine produite par les abeilles à partir de la propolis végétale, une substance résineuse présente dans certaines plantes. Elle est connue pour ses propriétés anti-inflammatoires, antimicrobiennes et antioxydantes.

Le terme « propolis » vient du grec « pro » (avant) et « polis » (ville), en référence à son utilisation protectrice dans la ruche. Les abeilles récoltent la propolis sur les bourgeons et l'écorce d'arbres tels que le peuplier, le châtaignier, le pin, le saule, l'épicéa et le chêne. Elles mélangent ensuite cette propolis à de la cire et à de la salive pour créer une substance protectrice qu'elles utilisent pour boucher les trous et protéger la ruche des micro-organismes et des conditions météorologiques défavorables.

Depuis l'Antiquité, la propolis est utilisée par différentes cultures pour ses propriétés médicinales. Les Égyptiens l'utilisaient pour embaumer les momies, et les Grecs et les Romains reconnaissaient ses bienfaits pour la santé. Au Moyen Âge, elle était utilisée dans la fabrication de parfums et dans la construction de violons par des maîtres tels que Stradivarius.

Contribue à réduire l'inflammation.
Protège contre les infections bactériennes et virales.
Protège les cellules des dommages oxydatifs.
Renforce la réponse immunitaire.

PRENDRE 2 COMPTE-GOUTTES (40-50 GOUTTES) DEUX FOIS PAR JOUR

QUELLES AUTRES PATHOLOGIES LA PROPOLIS PEUT-ELLE TRAITER ?

- Aphtes
- Herpès zoster
- Névralgie du trijumeau
- Sciatique

- Abcès cérébral
- Dysautonomie
- SLA
- Syndrome de fatigue chronique
- Maladie de Lyme
- Herpès simplex 1 et 2
- Inflammation du cerveau
- Inflammation des nerfs crâniens
- Lésions cérébrales
- Méningite
- Rhumes, grippes et COVID
- Acouphènes
- Troubles et maladies "auto-immunes"

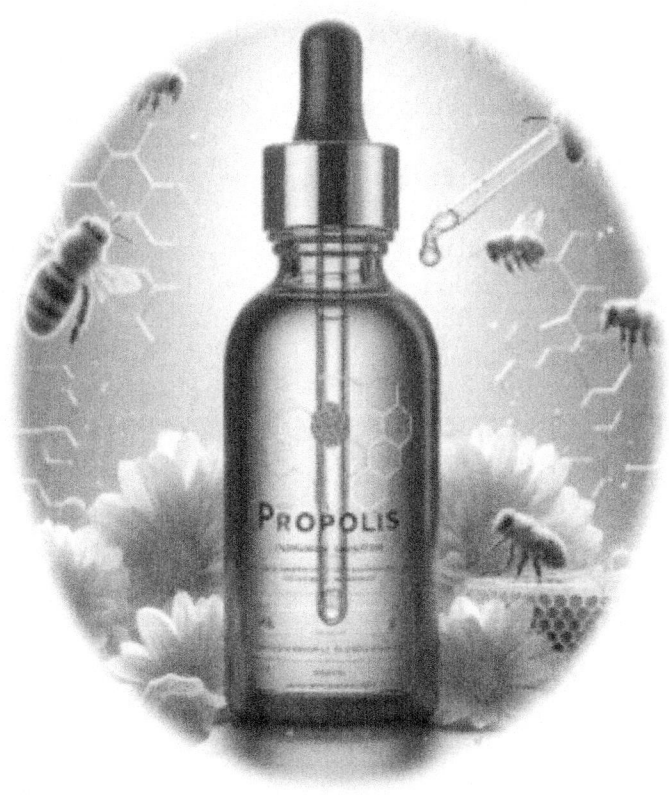

24. RACINE DE RÉGLISSE

La racine de réglisse (Glycyrrhiza glabra) est connue pour son goût sucré et ses multiples bienfaits pour la santé.
La racine de réglisse est originaire du sud-est de l'Europe, de l'Asie occidentale et de la région méditerranéenne.
Depuis des milliers d'années, la racine de réglisse est utilisée dans la médecine traditionnelle chinoise, égyptienne, grecque et romaine. Dans la Chine ancienne, elle était utilisée pour renforcer l'énergie vitale et traiter la toux. Les Égyptiens l'utilisaient pour l'embaumement et les Grecs et les Romains pour soulager l'asthme et les ulcères.
Au Moyen Âge, la racine de réglisse était cultivée dans les jardins des monastères et utilisée pour traiter les inflammations des voies respiratoires et broncho-pulmonaires. À l'époque napoléonienne, elle était utilisée pour soulager les douleurs d'estomac avant les batailles.
Aujourd'hui, la racine de réglisse est cultivée dans plusieurs pays et entre dans la composition de divers produits, qu'il s'agisse de médicaments, d'aliments ou de boissons.
Elle possède des propriétés anti-inflammatoires et expectorantes : Elle aide à réduire l'inflammation et à calmer la toux.
Protège les cellules des dommages oxydatifs.
Renforce la réponse immunitaire.
La racine de réglisse est l'une des plantes les plus précieuses aujourd'hui en cas de maladie chronique. Son importance réside dans le fait qu'elle constitue une arme puissante contre la prolifération des virus. Les virus de l'herpès, y compris Epstein-Barr, HHV-6, cytomégalovirus et herpès zoster, sont responsables de nombreuses maladies mystérieuses.
Il est essentiel de comprendre que l'organisme ne s'attaque pas lui-même ; les agresseurs sont les souches et les mutations des virus de l'herpès. C'est pourquoi nous avons besoin d'un antiviral puissant tel que la racine de réglisse. Ses propriétés phytochimiques et antivirales empêchent les virus de se reproduire et les expulsent de l'organisme, faisant de votre corps un environnement hostile pour eux. Dans la confusion du concept d'auto-immunité au 21e siècle, la racine de réglisse apparaît comme un outil crucial.
Elle est également excellente pour les personnes souffrant

d'hypotension, car elle réduit la chaleur du foie et l'apaise. La racine de réglisse est également le plus important reconstituant de la glande surrénale disponible aujourd'hui. Contrairement à d'autres plantes populaires telles que la rhodiole, le basilic sacré, le ginseng et l'ashwagandha, dont l'effet sur les glandes endocrines est limité, la réglisse agit comme un puissant chargeur de batterie, augmentant la capacité fonctionnelle des glandes surrénales à votre profit.

PRENDRE 2 COMPTE-GOUTTES (40-50 GOUTTES) DEUX FOIS PAR JOUR (DEUX SEMAINES DE TRAITEMENT, DEUX SEMAINES D'ARRÊT). La raison pour laquelle il faut faire une pause toutes les deux semaines est qu'elle peut augmenter la tension artérielle si elle est prise pendant une période prolongée..

QUELLES AUTRES PATHOLOGIES LA RACINE DE RÉGLISSE PEUT-ELLE TRAITER ?

- Addictions
- Aphtes
- Épuisement
- Atrophie des nerfs crâniens
- Culpabilité
- Dépression
- Dysautonomie
- Douleurs articulaires
- SLA
- Syndrome de fatigue chronique
- Maladie de Lyme
- Fatigue
- Fibromyalgie
- Gastroparésie
- Faim constante
- Herpès simplex 1 et 2
- Herpès zoster
- Névralgie du trijumeau
- Sciatique
- Inflammation du cerveau

- Inflammation des nerfs crâniens
- Lésions cérébrales
- Méningite
- Mononucléose
- Narcolepsie
- Brouillard mental
- PANDAS
- Transpiration excessive
- TDAH
- Acouphènes
- Troubles post-traumatiques
- Troubles de l'alimentation
- Troubles du nerf vague
- Troubles gastriques
- Troubles et maladies "auto-immunes"
- Vertiges
- Vision trouble et mauvaise
- Dépression
- Diarrhée prolongée
- Diverticulose
- Eczéma et psoriasis
- Maladie de la thyroïde
- Constipation
- Hépatite
- Ballonnements
- Infections de la vésicule biliaire
- Infections de l'ouïe
- Infertilité (pour les deux sexes)
- Inflammation
- Insomnie
- Cernes sous les yeux
- Papillomavirus humain
- Dysfonctionnement érectile
- Perte du désir sexuel
- Problèmes surrénaux
- Problèmes d'énergie et fatigue
- Syndrome de Raynaud
- Syndrome du côlon irritable

- Syndrome de l'œil sec
- Symptômes de stress post-traumatique
- Symptômes neurologiques
- Bouffées de chaleur et sueurs nocturnes
- Vessie hyperactive

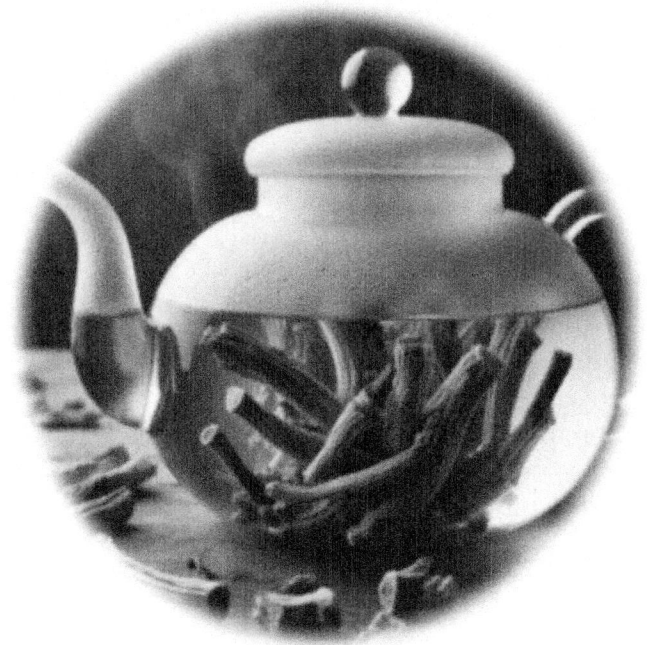

25. GRIFFE DE CHAT

La griffe de chat (Uncaria tomentosa), également connue sous le nom de « griffe de chat », est une plante grimpante originaire de la forêt amazonienne d'Amérique du Sud, en particulier au Pérou, en Colombie et en Bolivie. Son nom vient des épines de sa tige qui ressemblent à des griffes de chat.

Les peuples indigènes de la région amazonienne, tels que les Ashaninka, utilisent la griffe de chat depuis des milliers d'années pour ses propriétés médicinales. Un chasseur asháninka aurait observé un jaguar en train de couper l'écorce de la plante et d'en boire le liquide, ce qui lui aurait donné de l'énergie et de la force.

Les Asháninka et d'autres tribus utilisaient la griffe de chat pour traiter diverses affections, notamment les infections, les blessures, les morsures de serpent et comme contraceptif. Elle était également utilisée comme rafraîchissement, car lorsque la tige fraîche est coupée, elle exsude un liquide qui soulage la fatigue et la faim.

Dans les années 1950, le naturaliste allemand Arthur Brell a réalisé les premières études scientifiques sur la plante, ce qui a accru sa popularité en Europe et en Amérique du Nord. Aujourd'hui, elle est l'une des plantes les plus étudiées pour ses propriétés antioxydantes, anti-inflammatoires et sa capacité à renforcer le système immunitaire.

Aide à renforcer le système immunitaire.
Réduit l'inflammation dans l'organisme.
Protège les cellules des dommages oxydatifs.
Elle aide à éliminer les toxines de l'organisme.

Cette plante contient des substances phytochimiques spécifiquement conçues pour éliminer les virus et les bactéries responsables de l'inflammation, en particulier le virus d'Epstein-Barr et son cofacteur, le streptocoque, obtenant ainsi un effet anti-inflammatoire remarquable. En réduisant les cellules du virus d'Epstein-Barr, elle contribue à réduire l'hypertrophie de la rate, du foie et de la thyroïde, ainsi que les nodules, tumeurs et kystes, cancéreux ou bénins, induits par le virus dans ces organes.

Diverses souches du virus d'Epstein-Barr, de l'herpès zoster, du HHV-6 et d'autres virus de l'herpès, ainsi que des bactéries et des parasites, sont responsables de la souffrance de nombreuses personnes. Pour éliminer l'inflammation généralisée et les autres symptômes débilitants des maladies chroniques, il est essentiel d'éradiquer ces agents pathogènes.

C'est là qu'intervient la griffe de chat, l'une des ressources les plus puissantes dont nous disposons pour inverser l'épidémie de maladies chroniques et mystérieuses du XXIe siècle. La griffe de chat peut soulager une grande variété de symptômes, qu'ils soient neurologiques, comme la sclérose en plaques, ou digestifs. Bien qu'elle soit reconnue pour ses propriétés curatives, la science continue de découvrir de nouveaux composés bioactifs dans cette plante qui pourraient remplacer les médicaments synthétiques.

Les antibiotiques sont souvent utilisés pour traiter des maladies telles que la maladie de Lyme ou l'otite. Si la griffe de chat remplaçait les antibiotiques, le taux de maladie diminuerait et la guérison serait plus rapide, quel que soit le diagnostic. Bien que les antibiotiques pharmacologiques aient leur place, la griffe de chat est unique car les agents pathogènes, tels que les bactéries, ne peuvent pas y devenir résistants, comme c'est le cas pour les antibiotiques.

Les parasites tels que Babesia et les bactéries telles que Bartonella ne résistent pas aux effets de la griffe de chat. Cette plante élimine ces organismes sans provoquer la réaction d'Herxheimer commune aux antibiotiques, car ses composants bioactifs régulent la destruction des pathogènes à un niveau tolérable pour chaque individu.

La griffe de chat se distingue par sa capacité à tuer les streptocoques, qui sont souvent diagnostiqués à tort comme des levures ou des candida. De nombreuses femmes prennent des antibiotiques et des antifongiques qui aggravent la situation, car les streptocoques responsables des infections urinaires sont souvent résistants aux antibiotiques. La griffe de chat réduit la concentration de cette bactérie, ce qui en fait la meilleure plante pour soulager ce type d'infection et un outil indispensable à notre époque.

Veuillez noter que si vous êtes enceinte ou si vous essayez de concevoir un enfant, vous devriez éviter d'inclure la griffe de chat dans votre régime médicinal.

PRENDRE 3 COMPTE-GOUTTES (60-80 GOUTTES) DEUX FOIS PAR JOUR.

QUELLES AUTRES PATHOLOGIES LA GRIFFE DU CHAT PEUT-ELLE TRAITER ?

- Abcès
- Acné
- Acouphènes
- Ulcères aphteux
- Epuisement
- Angine à streptocoques
- Maux de gorge d'origine virale
- Sties
- Arthrite psoriasique
- Atrophie du nerf optique
- Cancer
- Maux de tête et migraines
- Conjonctivite
- Diarrhée
- Difficultés de concentration
- Diverticulose
- Douleurs articulaires
- Eczéma
- Psoriasis
- Lupus
- Taches de vieillesse
- Lichen scléreux
- Sclérodermie
- Vitiligo
- Dermatite séborrhéique
- Dermatite
- Kératose actinique
- Cellulite
- Oedème
- Encéphalomyélite myalgique
- Syndrome de fatigue chronique
- Syndrome de dysfonctionnement immunitaire
- Intolérance systémique à l'effort
- Endométriose

- Maladie d'Alzheimer
- Démence
- Troubles de la mémoire
- Maladie de Lyme
- Maladies de la cornée
- Maladie inflammatoire pelvienne
- Prostatite
- Maladie de la thyroïde
- Constipation
- Fibromes
- Fibromyalgie
- Glaucome
- Goutte
- Hépatite
- Herpès simplex
- Herpès zoster
- Mycose de l'ongle
- Infections de la vésicule biliaire
- Infections des voies urinaires
- Infections de la vessie
- Infections à levures
- Vaginose bactérienne
- Infections de l'ouïe
- Insomnie
- Vers et parasites
- Mauvaise vue
- Myodésopsies (mouches flottantes dans les yeux)
- Mononucléose
- Virus d'Epstein-Barr
- Névralgie du trijumeau
- Palpitations cardiaques
- Papillomavirus humain
- Perte de désir sexuel (hommes)
- Dysfonctionnement érectile
- Problèmes de méthylation
- Kystes de l'appareil reproducteur
- Rhume et grippe
- Rétinopathie

- Sensibilité au froid, à la chaleur, au soleil ou à l'humidité
- Mains et pieds froids
- Syndrome des ovaires polykystiques
- Syndrome de Raynaud
- Syndrome de l'intestin irritable
- Symptômes de stress post-traumatique
- Symptômes de la ménopause
- Symptômes neurologiques
- Sinusite, infections des sinus
- Infections pulmonaires
- Surcroissance bactérienne de l'intestin grêle
- Bouffées de chaleur, frissons, sueurs nocturnes, bouffées de chaleur et fluctuations de la température corporelle
- Tissu cicatriciel
- TOC
- Troubles et maladies auto-immunes
- PANDAS
- Tumeurs et kystes bénins
- Vessie hyperactive
- Vertiges et maladie de Ménière
- Atrophie des nerfs crâniens
- Sciatique
- Dysautonomie
- SLA
- Syndrome de fatigue chronique
- Encéphalopathie
- Inflammation du cerveau
- Inflammation des nerfs crâniens
- Lésion cérébrale
- Méningite
- Migraine
- Mononucléose
- Narcolepsie
- Brouillard mental
- Rhume, grippe et COVID
- Troubles psychomoteurs
- Troubles de l'alimentation
- Tristesse

26. VITAMINE B12 (sous forme d'adénosylcobalamine et de méthylcobalamine)

La vitamine B12, également connue sous le nom de cobalamine, est une vitamine hydrosoluble essentielle au fonctionnement normal du cerveau, du système nerveux et de la formation du sang. Elle fait partie des huit vitamines B et joue un rôle crucial dans le métabolisme cellulaire, la synthèse de l'ADN, la production d'énergie et de sang et le bon fonctionnement du cerveau et du système nerveux.

L'exploration de la vitamine B12 a débuté vers 1849 par le médecin anglais Thomas Addison, qui a observé une maladie mystérieuse se traduisant par une pâleur et une faiblesse chez les patients. En 1926, George Minot et William Murphy ont découvert que le foie de bœuf pouvait traiter cette maladie, connue sous le nom d'anémie pernicieuse.

La structure chimique complexe de la vitamine B12 a été déterminée en 1955 par Dorothy Crowfoot Hodgkin, ce qui lui a valu le prix Nobel de chimie en 1964.

Dans le corps humain, la vitamine B12 se présente sous deux formes actives : l'adénosylcobalamine et la méthylcobalamine. L'adénosylcobalamine est essentielle à la production de sang et au maintien de fonctions cérébrales et nerveuses normales.

La vitamine B12 est essentielle à la production de globules rouges et à la prévention de l'anémie.

Elle contribue à la santé du système nerveux et peut prévenir les lésions nerveuses.

Elle est essentielle au métabolisme cellulaire et à la synthèse de l'ADN.

Une carence en vitamine B12 peut entraîner une anémie, de la fatigue, une dépression et des problèmes neurologiques.

Il est essentiel de veiller à un apport suffisant en vitamine B12, car presque tout le monde souffre d'une carence en cette vitamine essentielle. La vitamine B12 protège l'organisme des dommages causés par les neurotoxines des virus tels que l'herpès et Epstein-Barr, qui sont responsables de nombreuses maladies chroniques et dites auto-immunes. En particulier, elle renforce et répare le système nerveux central et le système endocrinien, renforçant les neurotransmetteurs du cerveau pour mieux résister à ces virus. En outre, la B12 renforce le système immunitaire, améliore l'humeur tant mentale qu'émotionnelle, aide à résoudre les problèmes de méthylation et réduit les niveaux d'homocystéine. Avec le temps, la prise du bon type de B12 peut même corriger un diagnostic de mutation génétique MTHFR en réparant les dommages dans le corps qui causent des faux positifs dans les tests de mutation génétique.

Il est important de ne pas prendre la B12 en injection ou par voie sublinguale, mais toujours sous forme liquide (comme l'adénosylcobalamine et la méthylcobalamine) avec un peu d'eau.

De nombreuses personnes se demandent si elles doivent opter pour des injections de vitamine B12. La vérité est que ces injections ne contiennent souvent pas la bonne forme de vitamine B12 pour être réellement bénéfiques. En outre, la vitamine B12 est plus efficace lorsqu'elle est prise par voie orale. Lorsqu'elle est ingérée, elle est absorbée par le système digestif, où elle est convertie en une forme active et biodisponible qui peut être utilisée par les nerfs et les organes. Les injections sautent ce processus, ce qui les rend moins efficaces que les suppléments oraux. L'idéal est de rechercher un mélange de haute qualité d'adénosylcobalamine et de méthylcobalamine. En outre, il est important de consommer des aliments riches en biotiques pour aider l'organisme à produire sa propre B12.

Même si les analyses de sang révèlent des taux normaux de vitamine B12, cela ne garantit pas que la vitamine soit utilisée et absorbée là où l'organisme en a réellement besoin. Le système nerveux central, le foie ou d'autres organes peuvent encore être gravement déficients, ce qui facilite la propagation rapide du virus d'Epstein-Barr.

Facilite la communication entre les cellules du foie, améliorant leur capacité à transférer des informations sans résistance. Elle protège le tissu nerveux qui relie et traverse le foie. La vitamine B12 est cruciale pour plus de 2000 fonctions chimiques dans le foie et est essentielle pour activer la capacité de l'organe à traiter et distribuer d'autres vitamines et minéraux stockés dans le foie. Découverte comme l'une des avancées les plus importantes de la médecine conventionnelle, la B12 prévient la stagnation hépatique, renforce les hépatocytes et les autres cellules du foie ainsi que les lobules hépatiques, et prévient l'atrophie des vaisseaux sanguins hépatiques. Il s'agit sans aucun doute d'un complément essentiel.

PRENDRE 2 COMPTE-GOUTTES (40-50 GOUTTES) DEUX FOIS PAR JOUR.

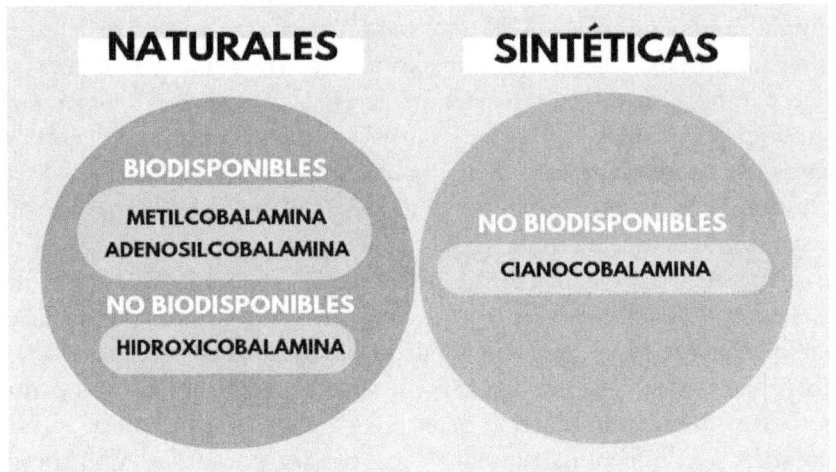

QUELLES AUTRES PATHOLOGIES LA VITAMINE B12 PEUT-ELLE TRAITER ?

- Problèmes de foie
- Abcès
- Acné
- Acouphènes
- Addictions
- Ulcères aphteux
- Épuisement
- Anxiété et angoisse
- Anorexie et boulimie
- Arthrite psoriasique
- Atrophie du nerf optique
- Gain de poids
- Perte de cheveux et chute de cheveux
- Sautes d'humeur, irritabilité, problèmes d'humeur
- Cancer
- Cataracte
- Maux de tête et migraines

- Cirrhose et péri-cirrhose
- Cholestérol élevé
- Conjonctivite
- Prévention du daltonisme
- Défauts oculaires congénitaux
- Dégénérescence maculaire
- Dépression
- Diabète, pré-diabète et déséquilibres de la glycémie
- Diarrhée (chronique, intermittente, prolongée)
- Difficultés de concentration
- Diverticulite
- Douleurs articulaires
- Eczéma et psoriasis (y compris rosacée, lupus, taches de vieillesse, lichen scléreux, sclérodermie, vitiligo, dermatite séborrhéique, dermatite classique, kératose actinique et cellulite)
- Oedème et gonflement
- Encéphalomyélite myalgique
- Syndrome de fatigue chronique
- Endométriose
- Maladie d'Alzheimer, démence et troubles de la mémoire
- Maladie de Lyme
- Maladie rénale
- Maladie de la cornée
- Parkinson
- Maladie inflammatoire pelvienne et prostatite
- Maladie de la thyroïde
- Vieillissement
- Constipation
- Sciatique
- Fibromes
- Fibromyalgie
- Glaucome
- Goutte
- Herpès simplex 1 et 2
- Herpès zoster
- Névralgie du trijumeau
- Hypertension artérielle
- Mycoses des ongles

- Infections de l'oreille
- Infertilité
- Inflammation
- Insomnie
- Insuffisance hépatique pédiatrique
- Mauvaise vision
- Myodésopsies
- Cercles sombres sous les yeux
- Palpitations cardiaques
- Papillomavirus humain
- Perte de désir sexuel (hommes) et dysfonction érectile
- Perte de désir sexuel (femmes)
- Peau sèche et craquelée
- Problèmes surrénaux
- Problèmes d'énergie et fatigue
- Problèmes de méthylation
- Problèmes hormonaux
- Kystes du système reproducteur
- Rhume et grippe
- Rétinopathie
- Sensation constante et mystérieuse de faim et de suralimentation
- Sentiment de culpabilité et de tristesse
- Sensibilité au froid, à la chaleur, au soleil ou à l'humidité
- Mains et pieds froids
- Sensibilités chimiques et alimentaires
- Syndrome des ovaires polykystiques
- Syndrome de Raynaud
- Syndrome de l'intestin irritable
- Syndrome de l'œil sec
- Symptômes de stress post-traumatique
- Symptômes de la ménopause
- Symptômes neurologiques (oppression thoracique, tremblements des mains, tics et spasmes, faiblesse musculaire, picotements et engourdissements, jambes sans repos, agitation, faiblesse des membres, spasmes musculaires, malaise généralisé)
- Bouffées de chaleur, frissons, sueurs nocturnes, bouffées de chaleur et fluctuations de la température corporelle
- Tissu cicatriciel

- Troubles affectifs saisonniers
- TOC
- Troubles et maladies auto-immunes
- PANDAS
- Tumeurs et kystes
- Vessie hyperactive
- Varices et varicosités
- Vertiges et maladie de Ménière
- Artériosclérose
- Atrophie du cerveau
- Atrophie des nerfs crâniens
- Caillots de sang
- Crises d'épilepsie
- Culpabilité
- Dépersonnalisation
- Dysautonomie
- Troubles de l'apprentissage
- Dyslexie
- Commotions cérébrales
- SLA
- Encéphalopathie
- Maladie cérébro-vasculaire
- Maladie de Parkinson
- Schizophrénie
- Gastrite auto-immune
- Gastroparésie
- Hypoxie cérébrale
- Accident vasculaire cérébral
- Inflammation cérébrale
- Inflammation des nerfs crâniens
- Lésions cérébrales
- Méningite
- Brouillard mental
- Palpitations cardiaques
- Infirmité motrice cérébrale
- Problèmes d'adaptation
- Psychose
- Rhume, grippe et COVID

- Syndrome de Cushing
- Syndrome de Tourette
- Transpiration excessive
- Acouphènes
- Troubles bipolaires
- Trouble de la colère chronique
- Trouble du traitement auditif
- TOC
- Troubles psychomoteurs
- Troubles gastriques
- Tristesse
- Vision floue et mauvaise

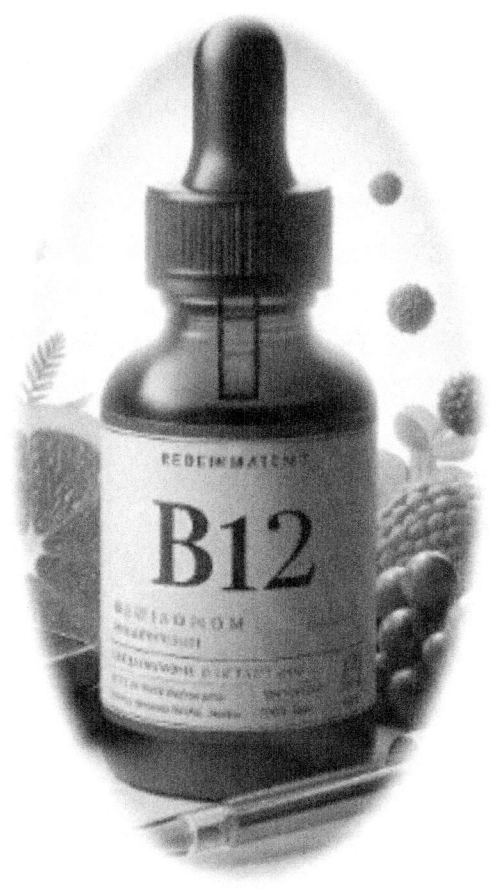

27. VITAMINE C (Micro-C, Ester-C ou liposomale)

La vitamine C, également connue sous le nom d'acide ascorbique, est un nutriment essentiel pour l'homme et d'autres animaux, tels que les primates, les cochons d'Inde et certaines chauves-souris. Contrairement aux autres mammifères, l'homme ne peut pas synthétiser la vitamine C dans son organisme et doit la puiser dans son alimentation.
L'effet médicinal de la consommation de fruits et légumes frais est reconnu depuis l'Antiquité, même si la vitamine C en tant que telle n'était pas connue.
Au XVe siècle, lors des grands voyages en mer, la maladie du scorbut touchait les marins en raison du manque de fruits et de légumes frais dans leur alimentation. En 1747, le chirurgien James Lind a démontré que la consommation d'agrumes pouvait prévenir et guérir cette maladie.
En 1928, le scientifique hongrois Albert Szent-Györgyi isole la vitamine C et découvre sa structure chimique. En 1937, il a reçu le prix Nobel de médecine pour cette découverte.
En 1933, les chimistes britanniques Walter Norman Haworth, Edmund Hirst et Tadeus Reichstein ont synthétisé la vitamine C. Haworth a également reçu le prix Nobel de chimie en 1937.
La vitamine C est un puissant antioxydant qui contribue à protéger les cellules des dommages oxydatifs.
Elle est essentielle à la synthèse du collagène, qui est important pour la peau, les tendons, les ligaments et les vaisseaux sanguins.
Il contribue à renforcer le système immunitaire et à prévenir les maladies.
Elle intervient dans de nombreux processus métaboliques et est nécessaire à la synthèse de la carnitine et du collagène.
Outre l'acide ascorbique, il existe différentes formes de vitamine C qui sont beaucoup plus facilement assimilables. En voici quelques-unes :
Ester-C : une forme brevetée de vitamine C qui contient de l'ascorbate de calcium, de l'ascorbate de calcium et des métabolites de la vitamine C. Elle est moins acide et peut être plus douce pour l'estomac. Elle est moins acide et peut être plus douce pour l'estomac.
Ascorbate de sodium : une forme de vitamine C liée au sodium,

également moins acide et plus douce pour le système digestif.

Ascorbate de calcium : semblable à l'Ester-C, il s'agit d'une combinaison de vitamine C et de calcium, qui apporte des avantages supplémentaires pour les os.

Vitamine C liposomale : forme de vitamine C encapsulée dans des liposomes, ce qui améliore son absorption et sa biodisponibilité.

Ascorbate de potassium : combinaison de vitamine C et de potassium, souvent utilisée pour ses effets bénéfiques sur la santé cardiaque.

Micro-C est une forme améliorée de vitamine C qui se présente sous forme de gélules. Il s'agit d'un mélange spécial qui comprend de l'ascorbate de calcium et du magnésium, ce qui le rend moins acide et plus facile à digérer que les formes traditionnelles de vitamine C. Il est également enrichi d'extraits de vitamine C. Il est également enrichi d'extraits de cynorrhodon, de pépins de raisin, de rutine et d'acérola, ce qui lui confère des avantages supplémentaires pour le système immunitaire, la santé de la peau et le système cardiovasculaire. Ce dernier est le meilleur de tous.

La vitamine C renforce le système immunitaire, en particulier les cellules tueuses qui combattent les agents pathogènes tels que le virus d'Epstein-Barr. Au stade quatre de ce virus, l'une de ses cibles est l'épuisement des niveaux de vitamine C dans l'organisme. Il est donc essentiel de maintenir une quantité suffisante de vitamine C pour contrer l'activité virale. La vitamine C détruit le virus d'Epstein-Barr dans le foie, élimine les toxines accumulées, équilibre la production de plaquettes et répare le système nerveux central endommagé par les neurotoxines. Elle contribue également à la réduction des nodules, des tumeurs et des kystes (cancéreux ou bénins) dans la thyroïde et renforce et restaure les glandes surrénales.

La vitamine C renforce tous les niveaux du système immunitaire spécifique du foie, en accélérant la récupération des leucocytes et en réduisant leur temps de réadaptation après avoir combattu des virus et des bactéries. Elle affaiblit également les agents pathogènes qui y sont exposés. Le foie utilise la vitamine C dans ses plus de 2000 fonctions chimiques.

Elle détoxifie et nettoie le foie, soulage le foie paresseux, détache et disperse les cellules graisseuses stockées dans le foie, renforce les glandes surrénales et aide le foie à se rétablir après des pics d'adrénaline liés au stress. Il aide également à stopper et à réparer les tissus cicatriciels au cœur du foie.

PRENDRE 6 CAPSULES DE 500 MG DEUX FOIS PAR JOUR

QUELLES AUTRES PATHOLOGIES LA VITAMINE C PEUT-ELLE TRAITER ?

- Abcès
- Acné
- Addiction
- Ulcères aphteux
- Épuisement
- Anxiété et angoisse
- Arthrite psoriasique
- Atrophie du nerf optique
- Surcharge pondérale
- Perte de cheveux et de poils
- Calculs biliaires
- Changements d'humeur, irritabilité, problèmes d'humeur
- Cancer
- Cataracte
- Maux de tête et migraines
- Cirrhose
- Cholestérol élevé
- Conjonctivite
- Malformations oculaires congénitales
- Dégénérescence maculaire
- Densité mammaire
- Dépression
- Diabète
- Diarrhée chronique, intermittente et prolongée
- Difficultés de concentration
- Diverticulose
- Douleurs articulaires
- Eczéma et psoriasis

- Oedème et gonflement
- Encéphalomyélite myalgique/syndrome de fatigue chronique
- Endométriose
- Alzheimer, démence et troubles de la mémoire
- Maladie de Lyme
- Maladies rénales
- Maladies de la cornée
- Maladie de Parkinson
- Maladie inflammatoire pelvienne et prostatite
- Maladie de la thyroïde
- Vieillissement
- Fibromes
- Fibromyalgie
- Goutte
- Hépatite
- Herpès simplex 1 et 2
- Herpès zoster
- Névralgie du trijumeau
- Sciatique
- Hypertension artérielle
- Mycose de l'ongle
- Jaunisse
- Infections de la vésicule biliaire
- Infections des voies urinaires
- Infections de l'oreille
- Infertilité
- Inflammation
- Insomnie
- Insuffisance hépatique pédiatrique
- Mauvaise vision
- Myodésopsies
- Mononucléose
- Palpitations cardiaques
- Papillomavirus humain
- Perte du désir sexuel
- Peau sèche et craquelée
- Problèmes surrénaux
- Problèmes d'énergie et fatigue

- Problèmes hormonaux
- Kystes de l'appareil reproducteur
- Rhume et grippe
- Rétinopathie
- Sensibilité au froid, à la chaleur, aux mains et aux pieds
- Sensibilités chimiques et alimentaires
- Syndrome des ovaires polykystiques
- Syndrome de Raynaud
- Syndrome de l'œil sec
- Symptômes de stress post-traumatique
- Symptômes de la ménopause
- Symptômes neurologiques
- Sinusite, infections des sinus et infections pulmonaires
- Croissance bactérienne de l'intestin grêle (SBI)
- Bouffées de chaleur, frissons, sueurs nocturnes
- Tissu cicatriciel
- Troubles affectifs saisonniers
- TOC
- Troubles et maladies auto-immunes
- PANDAS
- Tumeurs et kystes
- Ongles cassants
- Vessie hyperactive
- Varices et varicosités
- Vertiges et maladie de Ménière
- Artériosclérose
- Atrophie du cerveau
- Atrophie des nerfs crâniens
- Caillots de sang
- Crises d'épilepsie
- Dysautonomie
- Troubles de l'apprentissage
- Commotions cérébrales
- SLA
- Encéphalopathie
- Maladie cérébro-vasculaire
- Hypoxie cérébrale
- Accident vasculaire cérébral (AVC)

- Inflammation cérébrale
- Inflammation des nerfs crâniens
- Lésion cérébrale
- Méningite
- Mononucléose
- Narcolepsie
- Négligence hémisphérique
- Brouillard mental
- Palpitations cardiaques
- Paralysie cérébrale
- Rhume, grippe et COVID
- Syndrome de Cushing
- Syndrome de Tourette
- TDAH
- Acouphène
- Trouble bipolaire
- Trouble du traitement auditif
- Trouble psychomoteur
- Tristesse
- Vision floue ou mauvaise

28. SULFATE DE ZINC LIQUIDE

Le sulfate de zinc ($ZnSO_4$) est un composé chimique inorganique. Il est soluble dans l'eau et est utilisé dans diverses industries en raison de ses propriétés bénéfiques.
Le sulfate de zinc est obtenu en combinant du zinc avec de l'acide sulfurique. Son histoire remonte à l'Antiquité, où il était utilisé dans la fabrication d'objets et de pièces de monnaie en laiton, un alliage de cuivre et de zinc. Au XIVe siècle, le zinc métallique, appelé Jasada, était déjà produit en Inde et faisait l'objet d'un commerce avec la Chine.
En naturopathie, le sulfate de zinc est apprécié pour ses nombreux bienfaits pour la santé.
Le zinc est essentiel au bon fonctionnement du système immunitaire. Il contribue à renforcer la réponse immunitaire et à prévenir les infections.
Il possède des propriétés astringentes et antibactériennes, ce qui le rend utile pour traiter l'acné et d'autres affections cutanées.
Le zinc est important pour la santé des yeux et peut contribuer à prévenir la dégénérescence visuelle.
Il est essentiel à la fonction de reproduction chez les hommes et les femmes.
Son action antioxydante aide à combattre les radicaux libres et à réduire l'inflammation dans l'organisme.
Le zinc combat les agents pathogènes responsables d'un grand nombre de maladies chroniques, de symptômes et d'affections, y compris les affections auto-immunes. Comme nos sols et nos aliments sont appauvris en ce minéral, nous sommes pratiquement tous déficients en zinc, d'où l'importance d'une supplémentation. En outre, le zinc contribue à supprimer les tempêtes de cytokines, est essentiel pour prévenir les rhumes et la grippe et s'en remettre, et maintient le système immunitaire fort pendant les périodes d'épuisement, les dépendances et les habitudes de vie malsaines.
Le zinc renforce considérablement le système immunitaire en renforçant les globules blancs tels que les lymphocytes, les basophiles, les neutrophiles, les éosinophiles, les macrophages et les monocytes. Cela leur permet d'identifier et de détruire efficacement les cellules pathogènes. En outre, le zinc renforce le système

immunitaire du foie, l'aidant à se défendre contre les micro-organismes hostiles qui l'envahissent.

Le zinc joue un rôle crucial dans plus de 2000 fonctions chimiques du foie. Il participe notamment à sa formation au cours du développement fœtal et à sa croissance à l'âge adulte. Le foie stocke de grandes quantités de zinc en raison de la carence fréquente de ce minéral dans notre alimentation. Sans zinc, le foie ne peut pas remplir ses fonctions protectrices pour l'organisme. En outre, les attaques de virus, de bactéries et d'autres agents pathogènes épuisent nos réserves de zinc.

Le zinc est lui-même un antiseptique pour les agents pathogènes tels qu'Epstein-Barr et l'herpès, de sorte que sa prise supprime leur croissance dans l'organisme tout en contribuant à réduire l'inflammation et la croissance des nodules, des tumeurs et des kystes. Le zinc renforce la thyroïde et stabilise également les glandes surrénales.

Comme les attaques de virus, de bactéries et d'autres agents pathogènes épuisent nos réserves de zinc, le foie en a toujours besoin. Le zinc élimine également les formes toxiques de cuivre dans le foie, qui peuvent l'endommager. Une grave carence en zinc peut entraîner des troubles tels que la sclérose en plaques et des maladies auto-immunes associées à des virus.

Si le zinc a un goût fort pour vous, réduisez la dose à un niveau confortable, même à quelques gouttes, et mélangez-le à du jus pour masquer le goût.

Il existe sur le marché des suppléments de zinc qui peuvent être agressifs et, pour les personnes sensibles, provoquer des vomissements. Ces types de zinc manquent de stabilisation. Le mieux est d'opter pour le sulfate de zinc liquide. Attention à l'acide citrique et aux autres conservateurs présents dans certains compléments.

PRENDRE 2 COMPTE-GOUTTES (40-60) DEUX FOIS PAR JOUR.

QUELLES AUTRES PATHOLOGIES LE ZINC PEUT-IL TRAITER ?

- Abcès
- Acné
- Acouphènes (tinnitus)
- Addictions
- Ulcères aphteux
- Epuisement
- Amygdalite à streptocoques
- Sties
- Anxiété et angoisse
- Anorexie et boulimie
- Arthrite psoriasique
- Atrophie du nerf optique
- Prise de poids
- Perte de cheveux
- Changements d'humeur
- Cancer
- Cholestérol élevé
- Conjonctivite
- Malformations oculaires congénitales
- Dégénérescence maculaire
- Densité mammaire
- Dépression
- Diabète
- Diarrhée prolongée
- Difficultés de concentration
- Diverticulose
- Douleurs articulaires
- Eczéma et psoriasis
- Œdèmes et gonflements
- Syndrome de fatigue chronique
- Endométriose
- Alzheimer et démence
- Maladie de Lyme
- Maladie rénale
- Maladies de la cornée

- Prostatite
- Maladies de la thyroïde
- Vieillissement
- Fibromes
- Fibromyalgie
- Glaucome
- Goutte
- Hépatite
- Herpès simplex 1 et 2
- Herpès zoster
- Sciatique
- Névralgie du trijumeau
- Mycose de l'ongle
- Infections de la vésicule biliaire
- Infections de l'oreille
- Infertilité
- Inflammation
- Insomnie
- Insuffisance hépatique pédiatrique
- Mauvaise vision
- Myodésopsies
- Mononucléose
- Cernes sous les yeux
- Palpitations cardiaques
- Papillomavirus humain
- Perte du désir sexuel (femmes)
- Peau sèche
- Problèmes surrénaux
- Problèmes d'énergie et fatigue
- Problèmes de méthylation
- Rhume, grippe et COVID
- Rétinopathie
- Culpabilité et tristesse
- Sensibilité aux changements de température
- Syndrome des ovaires polykystiques
- Syndrome de Raynaud
- Syndrome de l'œil sec
- Symptômes de la ménopause

- Symptômes neurologiques
- Sinusite et infections pulmonaires
- Syndrome de la mort subite du nourrisson
- Cicatrices
- Dépression saisonnière
- Troubles et maladies auto-immunes
- PANDAS
- Tumeurs et kystes
- Ongles cassants
- Vessie hyperactive
- Vertiges et maladie de Ménière
- Artériosclérose
- Atrophie cérébrale
- Atrophie des nerfs crâniens
- Crises d'épilepsie
- Dysautonomie
- Commotions cérébrales
- SLA
- Encéphalopathie
- Maladie cérébro-vasculaire
- Maladie de Parkinson
- Gastrite auto-immune
- Gastroparésie légère
- Accident vasculaire cérébral
- Inflammation du cerveau
- Inflammation des nerfs crâniens
- Lésions cérébrales
- Méningite
- Mononucléose
- Narcolepsie
- Brouillard mental
- Palpitations cardiaques
- Syndrome de Cushing
- TDAH
- Trouble du traitement auditif
- Troubles psychomoteurs
- Troubles gastriques

29. JUS D'HERBE D'ORGE EN POUDRE

Le jus d'herbe d'orge en poudre est un supplément dérivé des jeunes pousses de l'orge (Hordeum vulgare). Ces pousses sont transformées par déshydratation et broyage en une poudre riche en nutriments.
L'herbe d'orge est une jeune plante verte qui est récoltée avant que les grains d'orge ne soient complètement développés. Elle est utilisée depuis l'Antiquité pour ses propriétés nutritionnelles et médicinales.
Bien que l'orge soit surtout connue pour son utilisation dans la fabrication de la bière, ses pousses vertes ont été reconnues pour leurs bienfaits sur la santé. Récemment, le jus d'herbe d'orge en poudre a gagné en popularité en raison de sa haute densité nutritionnelle et de ses multiples bienfaits pour la santé.
Il contient une grande quantité de chlorophylle, de vitamines (A, C, E et groupe B), de minéraux (fer, magnésium, zinc et manganèse) et d'antioxydants.
Elle contribue à renforcer le système immunitaire, ce qui peut aider à prévenir les maladies.
Il favorise la santé digestive et peut aider à soulager les problèmes digestifs.
La chlorophylle présente dans l'herbe d'orge aide à éliminer les toxines de l'organisme.
Elle contribue à la santé de la peau et peut améliorer l'élasticité et l'aspect général de la peau.
Elle peut contribuer à la perte de poids en agissant comme un rassasiant et une aide à la digestion.
Incroyablement alcalinisant : il maintient l'équilibre acido-basique de l'organisme, ce qui est essentiel, car un organisme alcalin ne tombe pas malade.
Élimine l'halitose et les odeurs corporelles : améliore la fraîcheur et la santé générale.
Le jus d'herbe d'orge biologique est considéré comme un « superaliment ». Il contient une grande quantité de chlorophylle qui rétablit l'alcalinité du sang et favorise la production de globules rouges. C'est une bonne source de vitamines C, E, du groupe B et de bêta-carotène. Elle contient également du zinc, du fer et du manganèse.
Il faut choisir du « jus d'herbe » et non de l'« herbe » d'orge.

Elle est extraordinaire pour faciliter l'élimination du mercure et d'autres métaux lourds toxiques de l'organisme. Elle contient des alcaloïdes spécifiques qui aident à prévenir l'atrophie de la thyroïde et empêchent le virus d'Epstein-Barr de se développer à l'intérieur de la thyroïde avec son carburant préféré, à savoir les métaux lourds.

Il s'agit d'un véritable super-aliment qui fournit des phytonutriments essentiels au foie mal nourri, l'aidant à se désintoxiquer de nombreuses toxines et poisons, qu'ils soient hérités ou actuels. Cette poudre élimine les toxines et les remplace par des nutriments vitaux.

Elle est réputée pour sa capacité à faciliter l'élimination du mercure et d'autres métaux lourds toxiques de l'organisme. Veillez à rechercher de la poudre de jus d'herbe d'orge plutôt que de l'orge verte, car elle est plus concentrée et plus nutritive.

Ne pas confondre avec la poudre d'orge ou l'herbe d'orge.

PRENDRE 2 À 3 CUILLÈRES À CAFÉ PAR JOUR

QUELLES SONT LES AUTRES MALADIES QUE LE JUS D'HERBE D'ORGE EN POUDRE PEUT TRAITER ?

- Abcès
- Tous les problèmes de peau
- Acouphènes
- Addictions
- Épuisement
- Anxiété et angoisse
- Anorexie et boulimie
- Arthrite psoriasique
- Atrophie du nerf optique
- Gain de poids
- Perte de cheveux
- Calculs biliaires
- Calculs rénaux
- Changements d'humeur
- Cancer
- Cataracte
- Maux de tête et migraines

- Cirrhose
- Cholestérol élevé
- Malformations oculaires congénitales
- Dégénérescence maculaire
- Densité mammaire
- Dépression
- Diabète
- Difficultés de concentration
- Diverticulite
- Douleurs articulaires
- Oedème et gonflement
- Syndrome de fatigue chronique
- Endométriose
- Alzheimer et démence
- Maladie de Lyme
- Maladie rénale
- Maladies de la cornée
- Maladie de Parkinson
- Prostatite
- Maladie de la thyroïde
- Vieillissement
- Constipation
- Fibromes
- Fibromyalgie
- Glaucome
- Goutte
- Hépatite
- Herpès simplex 1 et 2
- Foie gras
- Gonflement
- Hypertension artérielle
- Mycose des ongles
- Jaunisse
- Infections de la vésicule biliaire
- Infections des voies urinaires
- Infections de l'ouïe
- Infertilité
- Inflammation

- Insuffisance hépatique pédiatrique
- Vers et parasites
- Mauvaise vision
- Myodésopsies
- Cernes sous les yeux
- Palpitations cardiaques
- Papillomavirus humain
- Dysfonctionnement érectile
- Perte de désir sexuel chez les femmes
- Problèmes d'énergie et fatigue
- Problèmes de méthylation
- Problèmes hormonaux
- Kystes du système reproducteur
- Rétinopathie
- Faim constante
- Sentiment de culpabilité
- Sensibilité aux changements de température
- Syndrome des ovaires polykystiques
- Syndrome de Raynaud
- Syndrome de l'intestin irritable
- Syndrome de l'œil sec
- Syndrome de stress post-traumatique
- Symptômes de la ménopause
- Symptômes neurologiques
- Sinusite et infections pulmonaires
- Syndrome bactérien de l'intestin
- Cicatrices
- Troubles affectifs saisonniers
- TOC
- Troubles et maladies « auto-immunes »
- Tumeurs et kystes
- Ongles cassants
- Vessie hyperactive
- Varices
- Vertiges et maladie de Ménière
- Artériosclérose
- Atrophie du cerveau
- Atrophie des nerfs crâniens

- Dépersonnalisation
- Dysautonomie
- Troubles de l'apprentissage
- Dyslexie
- Commotion cérébrale
- SLA
- Encéphalopathie
- Maladie cérébro-vasculaire
- Herpès zoster
- Sciatique
- Névralgie du trijumeau
- Hypoxie cérébrale
- Accident vasculaire cérébral
- Inflammation des nerfs crâniens
- Insomnie
- Lésions cérébrales
- Narcolepsie
- Négligence hémisphérique
- Brouillard mental
- Palpitations cardiaques
- Paralysie cérébrale
- Syndrome de Cushing
- Syndrome de Tourette
- Transpiration excessive
- TDAH
- TAS
- Trouble bipolaire
- Trouble de stress post-traumatique
- Trouble de la colère chronique
- Trouble du traitement auditif
- Troubles psychomoteurs
- Troubles de l'alimentation

30. MÉLISSE

La baume du citron, également connue sous le nom de mélisse officinale (Melissa officinalis), est une plante vivace de la famille des Lamiaceae. Elle est originaire de l'est de la Méditerranée et de l'Europe. La plante est connue pour son odeur caractéristique de citron et ses feuilles semblables à celles de la menthe et de la menthe poivrée.

La mélisse a de multiples usages et bienfaits. Ses feuilles sont utilisées pour préparer des infusions qui aident à détendre et à calmer le système nerveux, à améliorer le sommeil et à réduire l'anxiété. Elle possède également des propriétés antioxydantes et anti-inflammatoires bénéfiques pour la peau, qu'elle aide à hydrater et à tonifier. Elle est également utilisée dans les produits de beauté et comme répulsif naturel contre les moustiques.

L'utilisation de la mélisse remonte à l'Antiquité. Hippocrate, connu comme le père de la médecine moderne, reconnaissait déjà ses vertus thérapeutiques. Dans la Grèce antique, elle était utilisée pour soulager les douleurs d'estomac et infusée dans du vin pour traiter diverses affections. Dioscoride et Pline l'Ancien, figures importantes de la botanique et de la médecine dans l'Antiquité, mentionnaient également ses bienfaits.

Au fil des siècles, la culture de la mélisse s'est étendue à de nombreuses régions tempérées, dont l'Allemagne et les États-Unis. En Inde, elle a été intégrée à la pharmacopée ayurvédique, où elle est utilisée pour lutter contre les maux d'estomac, l'anxiété et la dépression.

La mélisse est une plante essentielle pour calmer les nerfs, notamment ceux liés à la digestion. De nombreuses personnes souffrent de diverses intolérances intestinales et reçoivent des diagnostics compliqués et confus. Souvent, ces problèmes proviennent d'une hypersensibilité des terminaisons nerveuses entourant les organes digestifs. Les nerfs jouent un rôle crucial dans de nombreux troubles digestifs actuels. Par exemple, l'inflammation des nerfs phréniques et du nerf vague, qui contrôlent et relient le diaphragme à l'estomac et au tube digestif, peut provoquer des intolérances digestives.

Si une personne souffre d'une irritation de l'estomac ou des intestins sans raison identifiable, cela est souvent dû à des nerfs sensibles. Même des aliments faciles à digérer peuvent provoquer une gêne en frottant contre la paroi intestinale chez les personnes dont les nerfs sont hypersensibles. Ces sensibilités nerveuses peuvent déclencher des symptômes tels que des nausées, une perte d'appétit et une envie soudaine d'évacuer lorsque nous sommes nerveux.

La mélisse, un cadeau de la nature pour nous aider à faire face à ce monde stressant, est merveilleuse pour traiter ces situations en raison de ses propriétés calmantes dérivées de phytochimiques bioactifs et d'alcaloïdes qui réduisent la sensibilité et l'inflammation des nerfs dans le tube digestif. La mélisse est donc une plante précieuse pour la gestion du stress.

Et ce n'est pas tout. La mélisse est un véritable remède universel, bénéfique pour la quasi-totalité de l'organisme. Elle est extrêmement riche en minéraux essentiels tels que le bore, le manganèse, le cuivre, le chrome, le molybdène, le sélénium et le fer, et contient de grandes quantités de silicium. Elle conserve également la vitamine B12, empêchant ainsi l'organisme d'épuiser ses réserves. Elle est antiparasitaire, antivirale et antibactérienne dans tout l'organisme, luttant contre des virus tels que l'Epstein-Barr, l'herpès zoster et d'autres virus de l'herpès tels que le HHV-6.

Elle est excellente pour traiter les amygdalites causées par les streptocoques et purifie également le foie, la rate et les reins, tout en réduisant l'inflammation de la vessie, ce qui la rend idéale pour soulager la cystite interstitielle et les infections des voies urinaires.

PRENDRE 4 COMPTE-GOUTTES (80-100 GOUTTES) DEUX FOIS PAR JOUR.

QUELLES AUTRES PATHOLOGIES LA MÉLISSE PEUT-ELLE TRAITER ?

- Abcès
- Tous les problèmes de peau
- Addictions
- Acné
- Ulcères aphteux
- Épuisement
- Anxiété et angoisse
- Anorexie et boulimie
- Arthrite psoriasique
- Atrophie du nerf optique
- Gain de poids
- Perte de cheveux
- Calculs rénaux
- Changements d'humeur
- Cancer
- Cataracte
- Maux de tête et migraines
- Cirrhose
- Conjonctivite
- Malformations oculaires congénitales
- Dégénérescence maculaire
- Dépression
- Diabète
- Diarrhée prolongée
- Difficultés de concentration
- Diverticulose
- Douleurs articulaires
- Oedème et gonflement
- Syndrome de fatigue chronique
- Endométriose
- Alzheimer et démence
- Maladie de Lyme
- Maladie rénale
- Maladie de la cornée
- Prostatite

- Maladie de la thyroïde
- Fibromes
- Fibromyalgie
- Glaucome
- Goutte
- Hépatite
- Herpès simplex 1 et 2
- Herpès zoster
- Sciatique
- Névralgie du trijumeau
- Gonflement
- Hypertension
- Jaunisse
- Infections de la vésicule biliaire
- Infections des voies urinaires
- Infections d'ouïe
- Infertilité
- Inflammation
- Insomnie
- Insuffisance hépatique pédiatrique
- Vers et parasites
- Mauvaise vision
- Myodésopsies
- Mononucléose
- Palpitations cardiaques
- Papillomavirus humain
- Perte du désir sexuel
- Problèmes surrénaux
- Problèmes d'énergie et fatigue
- Problèmes hormonaux
- Kystes de l'appareil reproducteur
- Rhume, grippe et COVID
- Rétinopathie
- Faim constante
- Sentiments de culpabilité et de tristesse
- Sensibilité aux changements de température
- Syndrome des ovaires polykystiques
- Syndrome de Raynaud

- Syndrome de l'intestin irritable
- Syndrome de l'œil sec
- Symptômes de stress post-traumatique
- Symptômes de la ménopause
- Symptômes neurologiques
- Sinusite et infections pulmonaires
- SBID
- SAD
- TOC
- Troubles et maladies « auto-immunes
- PANDAS
- Tumeurs et kystes
- Ongles cassants
- Vessie hyperactive
- Varices
- Vertiges et maladie de Ménière
- Atrophie des nerfs crâniens
- Bruxisme
- Crises d'épilepsie
- Dépersonnalisation
- Dysautonomie
- Commotions cérébrales
- SLA
- Maladie d'Addison
- Maladie de Castleman
- Maladie de Baló
- Maladie de Devic
- Maladie de Parkinson
- Epilepsie
- Schizophrénie
- Gastroparésie aiguë et légère
- L'herpès labial
- Hypoxie cérébrale
- Accident vasculaire cérébral
- Inflammation cérébrale
- Inflammation des nerfs crâniens
- Grippe
- Insomnie

- Lésions cérébrales
- Lupus
- Méningite
- Myocardite
- Myopathie
- Mononucléose
- Mouvements oculaires inhabituels
- Nervosité
- Névralgie
- Névrite
- Brouillard mental
- Infirmité motrice cérébrale
- Problèmes d'adaptation
- Psychose
- Syndrome d'Ehlers-Danlos
- Syndrome de Guillain-Barré
- Syndrome de Parsonage-Turner
- Syndrome des jambes inquiètes
- Syndrome de Sjögren
- Syndrome de Tourette
- Syndrome du canal carpien
- TDAH
- Tremblements
- Acouphènes
- Trouble bipolaire
- Trouble de la colère chronique
- TPA
- Troubles du nerf vague
- Tous les troubles gastriques
- Virus d'Epstein-Barr

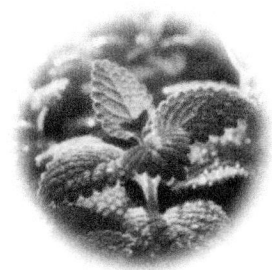

31. CELERYFORCE

Celeryforce est un mélange exclusif contenant du glycinate de magnésium, de l'inositol, de la L-glutamine, de la L-taurine et de la choline. Ces composants clés, y compris les vitamines, les minéraux et les acides aminés, soutiennent la santé des neurotransmetteurs, des nerfs, des muscles, des cellules, des systèmes immunitaire et cardiovasculaire, et plus encore.
Ce complément facilite l'apport de nutriments essentiels dont les différentes parties de l'organisme ont besoin pour fonctionner correctement. De la santé des neurotransmetteurs à la fonction musculaire optimale, en passant par une transmission nerveuse efficace et une fonction cellulaire robuste, Celeryforce peut vous aider.

La choline, membre de la famille des vitamines B, favorise la santé cellulaire et est essentielle à la production de l'acétylcholine, un neurotransmetteur. Elle est également importante pour la transmission nerveuse et le métabolisme des lipides.

L'inositol favorise le bon fonctionnement des cellules et joue un rôle essentiel dans la signalisation des neurotransmetteurs.

Le magnésium, cofacteur essentiel de plus de 300 systèmes enzymatiques, est indispensable à la fonction mitochondriale et à la synthèse de l'ADN et de l'ARN. Il active également l'adénylate cyclase, un régulateur clé de l'activité cellulaire, et est vital pour la fonction musculaire.

La L-glutamine favorise un système immunitaire robuste.

La L-taurine est essentielle pour la santé cellulaire et cardiovasculaire.

Ce produit n'est pas de la poudre de jus de céleri et n'est pas destiné à remplacer votre jus de céleri quotidien. Il est sans OGM, sans gluten, casher, sans maïs, sans soja et végétalien. Il ne contient pas non plus d'acide citrique ni de gélatine.

PRENDRE 2 CAPSULES TROIS FOIS PAR JOUR

QUELLES SONT LES AUTRES PATHOLOGIES QUE CELERYFORCE PEUT TRAITER ?
- Acouphènes
- Dépendances
- Épuisement
- Anxiété et angoisse
- Anorexie et boulimie
- Arthrite psoriasique
- Atrophie du nerf optique
- Changements d'humeur
- Cancer
- Cataracte
- Maux de tête et migraines
- Dégénérescence maculaire
- Dépression
- Difficultés de concentration
- Tous les problèmes de peau
- Œdèmes et gonflements
- Syndrome de fatigue chronique
- Alzheimer et démence
- Parkinson
- Maladies thyroïdiennes
- Vieillissement
- Constipation
- Fibromyalgie
- Gonflement
- Hypertension artérielle
- Infertilité masculine
- Inflammation
- Insomnie
- Mauvaise vision
- Myodésopsies
- Cernes sous les yeux
- Palpitations cardiaques
- Dysfonctionnement érectile
- Perte du désir sexuel

- Problèmes surrénaux
- Problèmes d'énergie et fatigue
- Problèmes de méthylation
- Problèmes hormonaux
- Faim constante
- Sentiments de culpabilité et de tristesse
- Sensibilité aux changements de température
- Syndrome de Raynaud
- Syndrome du côlon irritable
- Syndrome de l'œil sec
- Symptômes de stress post-traumatique
- Symptômes de la ménopause
- Symptômes neurologiques
- TAS
- TOC
- Troubles et maladies auto-immunes
- Vertiges et maladie de Ménière
- Atrophie cérébrale
- Atrophie des nerfs crâniens
- Dépersonnalisation
- Dysautonomie
- Troubles de l'apprentissage
- Dyslexie
- SLA
- Encéphalopathie
- Maladie cérébro-vasculaire
- Maladie de Lyme
- Hypoxie cérébrale
- Accident vasculaire cérébral (AVC)
- Inflammation cérébrale
- Inflammation des nerfs crâniens
- Insomnie
- Lésions cérébrales
- Narcolepsie
- Négligence hémisphérique
- Brouillard mental
- Infirmité motrice cérébrale
- Problèmes d'adaptation

- Psychose
- Syndrome de la Tourette
- Transpiration excessive
- TDAH
- TAS
- Trouble bipolaire
- Trouble de la colère chronique
- Trouble du traitement auditif
- TOC
- Trouble psychomoteur
- Troubles et maladies « auto-immunes »
- Tumeurs et kystes cérébraux
- Vision trouble et mediocre

32. SHAKE NETTOYANT POUR MÉTAUX LOURDS

Voir la section précédente sur la dépuration des métaux lourds.

Ses composants sont si puissants qu'il sert également d'antiviral.

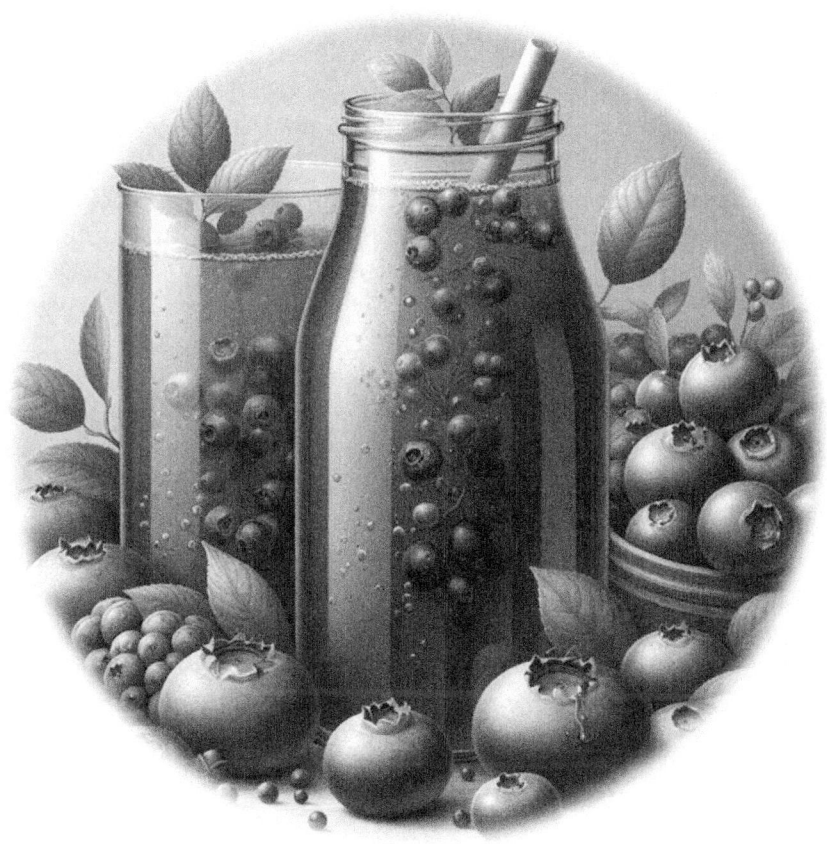

33. ANDROGRAPHIS

L'andrographis, dont le nom scientifique est Andrographis paniculata, est une plante médicinale originaire d'Asie du Sud, notamment d'Inde et du Sri Lanka. Elle est communément appelée le « roi des amers » en raison de son goût très amer.

L'andrographis est utilisé depuis des siècles dans la médecine traditionnelle chinoise et ayurvédique. Elle est largement cultivée en Asie du Sud-Est et est utilisée pour traiter diverses affections, telles que les infections respiratoires, les inflammations et les problèmes digestifs.

La plante contient un composé actif appelé andrographolide, qui possède des propriétés anti-inflammatoires, antioxydantes, antivirales et immunitaires. Elle est traditionnellement utilisée pour soulager les symptômes du rhume, de la grippe et d'autres infections des voies respiratoires supérieures.

Dans une étude publiée dans BMC Neurology, l'Andrographis paniculata s'est révélée capable de réduire la fatigue chez les personnes atteintes de sclérose en plaques, avec des effets supérieurs à ceux d'un placebo. L'Andrographis paniculata a également été généralement bien toléré.

Il n'existe pas de dose standard spécifique d'andrographis recommandée pour la sclérose en plaques, car les preuves scientifiques sont encore limitées et des recherches supplémentaires sont nécessaires pour établir une dose sûre et efficace. Cependant, des études préliminaires ont utilisé des doses allant de 300 à 600 mg d'extrait d'andrographis par jour, divisées en deux doses.

Durée du Traitement de Supplémentation

La durée pendant laquelle vous devrez prendre ces suppléments dépend de plusieurs facteurs, tels que vos carences (qui passent souvent inaperçues dans les analyses de sang), les virus que vous pouvez héberger (c'est-à-dire les infections virales légères non diagnostiquées), votre déshydratation et la quantité de métaux lourds toxiques présents dans votre cerveau et votre foie. Le niveau d'épuisement du glucose et des sels minéraux dans vos organes, l'inflammation mystérieuse que vous subissez en raison d'infections virales et bactériennes mineures non diagnostiquées et le degré d'affaiblissement de vos systèmes organiques jouent également un rôle. Ce sont des éléments qui passent souvent inaperçus lors d'une consultation médicale conventionnelle.

Vous vous dites peut-être : « Mon médecin m'a examiné et je n'ai aucune carence. Il n'a pas parlé de métaux lourds, pourquoi devrais-je prendre des suppléments ? Le problème est que les médecins n'ont pas toujours la formation ou les outils nécessaires pour identifier tous les facteurs à l'origine des maladies chroniques. Si vos symptômes et vos affections persistent malgré les consultations médicales, vous devrez peut-être continuer à prendre des suppléments pour traiter les problèmes sous-jacents.

Outre les suppléments, d'autres mesures d'autosoins telles que le nettoyage matinal avec du jus de céleri, de l'eau citronnée ou du jus de concombre, la désintoxication des métaux lourds, ainsi que l'incorporation d'aliments curatifs dans votre régime alimentaire, la réduction de la consommation de graisses et l'évitement des ennemis toxiques et des aliments à problèmes, auront un impact important sur votre processus de guérison. Le temps que votre corps a passé à lutter contre la maladie et le temps que vous avez passé à souffrir avant de commencer votre plan de guérison influenceront également la durée de votre traitement de supplémentation.

Chaque personne a un processus de guérison et une période de temps différents. Si vous êtes malade depuis longtemps, les suppléments peuvent être essentiels pour maintenir les progrès une fois que vous commencez à aller mieux. Même si vous vous sentez mieux et que vos symptômes disparaissent, il est important de continuer à prendre des suppléments pour s'assurer que vous traitez toutes les conditions sous-jacentes.

La constance dans l'utilisation de suppléments et d'autres pratiques d'autosoins fera une grande différence dans votre rétablissement. La patience et la persévérance sont essentielles dans ce processus de guérison.

AUTRES THÉRAPIES

Dans cette section, nous allons examiner 16 autres thérapies qui peuvent être complémentaires à toutes les thérapies ci-dessus et qui se sont avérées efficaces pour lutter contre cette pathologie.

- HOMEOPATHIE
- SELS DE SCHÜSSLER
- THÉRAPIE À L'HYDRASTE DU CANADA
- THÉRAPIE AU SULFATE DE ZINC
- THÉRAPIE À LA VITAMINE C
- THÉRAPIE À LA MÉLISSE
- THÉRAPIE PAR LE THYM
- THÉRAPIE PAR LE PAVOT DE CALIFORNIE
- THÉRAPIE PAR LA PROPOLIS
- CHROMOTHÉRAPIE
- FLEURS DE BACH
- FLEURS DE CALIFORNIE
- AROMATHERAPIE
- MÉDECINE AYURVÉDIQUE
- EFT
- BIO-NEUROÉMOTION

"La nature ne fait rien d'incomplet et rien en vain."

Aristote

HOMEOPATHIE

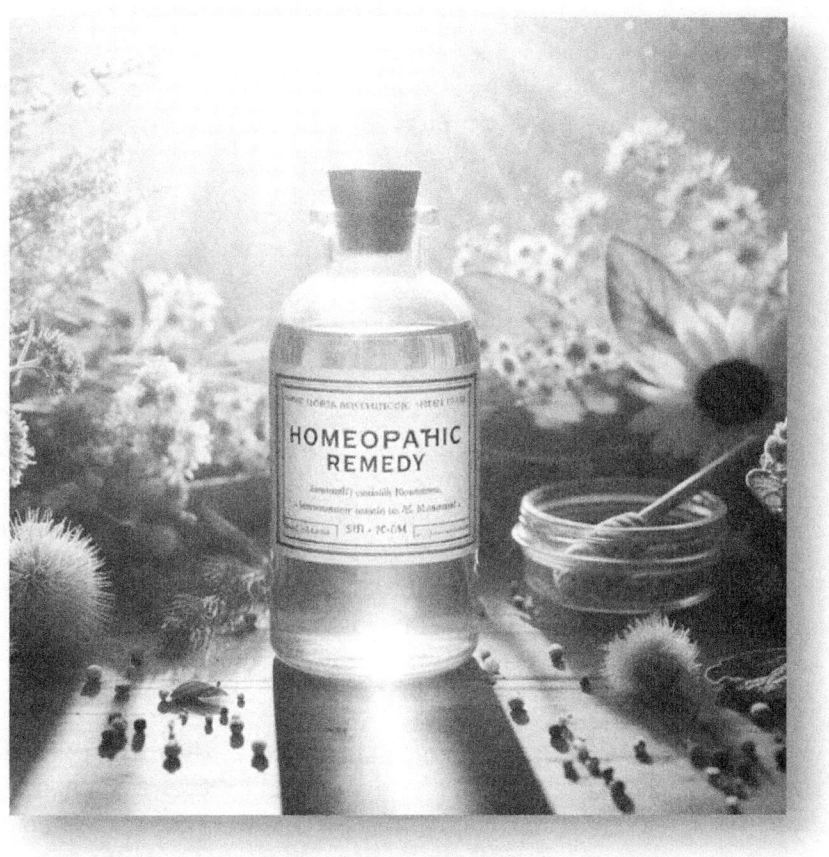

La homéopathie est un système de médecine alternative basé sur l'idée que "le semblable guérit le semblable" (similia similibus curantur). Elle a été développée par le médecin allemand Samuel Hahnemann à la fin du XVIIIe siècle.

Principes de base de l'homéopathie

La loi des similitudes :

L'homéopathie repose sur le principe qu'une substance qui provoque des symptômes chez une personne en bonne santé peut, à des doses très diluées, traiter des symptômes similaires chez une personne malade.

Dilution et potentialisation :

Les remèdes homéopathiques sont préparés par un processus de dilution répétée et d'agitation vigoureuse (potentialisation). L'idée est que plus une substance est diluée, plus son effet thérapeutique est important.

Traitement individualisé :

Les homéopathes croient en l'individualisation du traitement. Chaque personne est traitée de manière unique et les remèdes sont sélectionnés sur la base d'une évaluation détaillée des symptômes physiques, émotionnels et mentaux du patient.

Préparation des remèdes homéopathiques

Les remèdes homéopathiques sont préparés à partir de substances naturelles, telles que des plantes, des minéraux et des animaux. Ils sont dilués en plusieurs étapes, chaque dilution étant suivie d'une agitation vigoureuse. Les dilutions peuvent être si extrêmes qu'il ne reste plus aucune molécule de la substance originale dans la solution finale.

Ces produits sont disponibles dans de nombreuses pharmacies.

➢ GELSEMIUM

Le gelsémium (Gelsemium sempervirens), également connu sous le nom de gelsémia, est une plante médicinale originaire d'Amérique du Nord, en particulier des États-Unis et du Mexique. Elle est connue pour ses propriétés sédatives et analgésiques.

L'un des principaux remèdes homéopathiques pour traiter la sclérose en plaques est le Gelsemium. Dans certains cas, il améliore les symptômes. Certaines personnes y répondent très bien et, dans de rares cas, ne présentent plus aucun symptôme. Il aide à traiter les changements neurologiques de la sclérose en plaques, tels que la vision floue, la vision double et la perte d'équilibre.

Une puissance de 6C est recommandée, à raison d'une ou deux doses par jour. Les granules de cette puissance peuvent être prises « à volonté » tant qu'elles apportent un soulagement ou une amélioration de l'état.

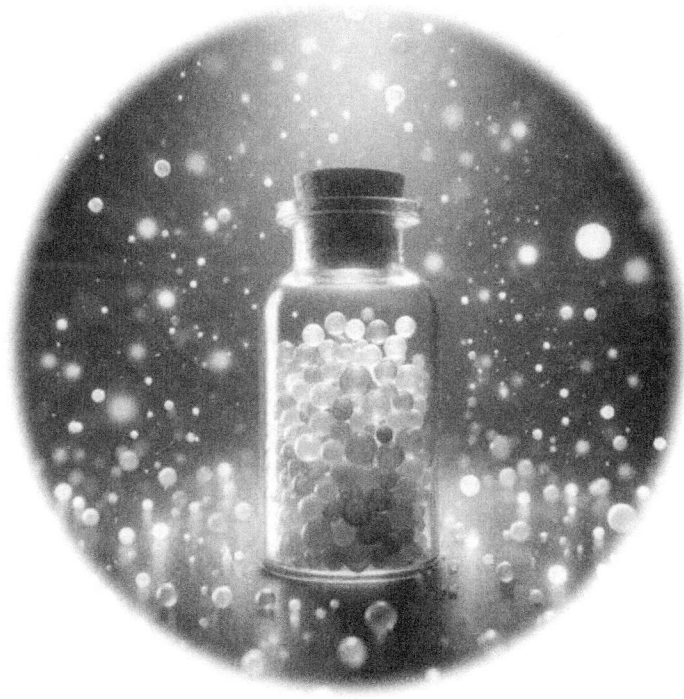

➤ IGNATIA

Ignatia Amara, également connu sous le nom de haricot de Saint-Ignace, est une plante médicinale originaire des Philippines. En homéopathie, elle est principalement utilisée pour traiter le stress, l'anxiété, la dépression et d'autres problèmes émotionnels.

Utilisations et bienfaits

- Stress et anxiété : aide à calmer le système nerveux et à réduire le taux de cortisol.
- Dépression : peut soulager la douleur émotionnelle associée à la perte d'un être cher et à d'autres événements stressants.
- Problèmes digestifs : utilisé pour traiter les douleurs abdominales et les symptômes du syndrome du côlon irritable.
- Difficultés de sommeil : Peut aider à améliorer la qualité du sommeil.

Symptômes associés

- Sautes d'humeur soudaines.
- Noeud dans la gorge.
- Toux et maux de gorge.
- Insomnie.
- Crampes dans les bras et les jambes.

La posologie habituelle est de prendre Ignatia 30C deux fois par jour pendant une semaine environ, ou jusqu'à ce que le patient constate un changement substantiel de ses symptômes. Si les symptômes sont aigus, la plupart des gens remarquent un changement avec seulement une ou deux doses. Les homéopathes prescrivent généralement une dose unique de 200C ou plus, car ils pensent que l'effet sera plus fort.

SELS DE SCHÜSSLER

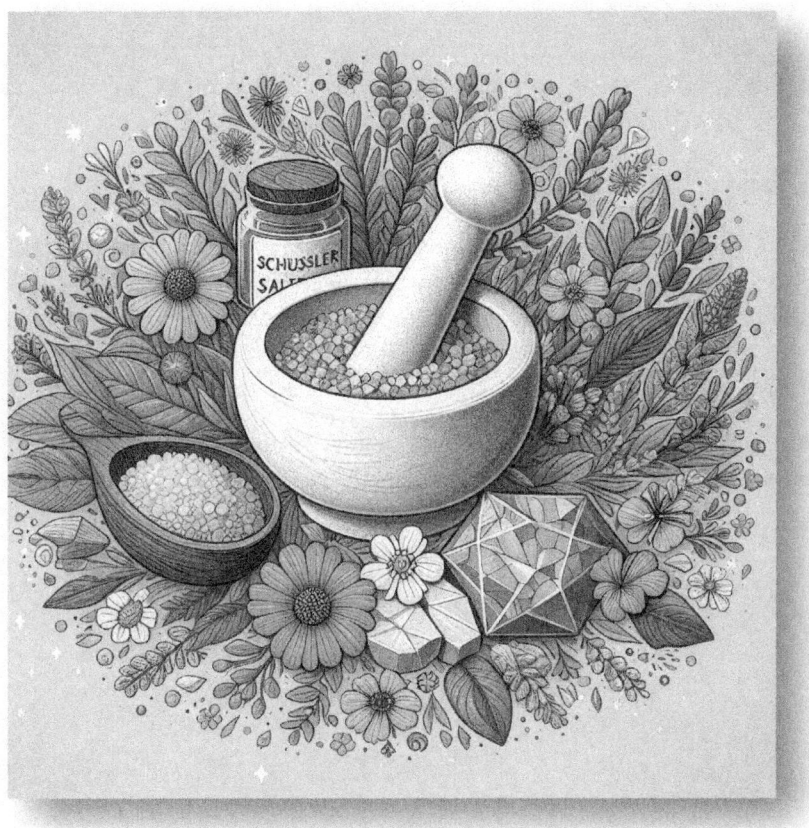

Les sels de Schüssler sont un système thérapeutique développé par le médecin allemand Dr Wilhelm Heinrich Schüssler au 19ème siècle. Basée sur l'homéopathie, cette approche se concentre sur l'utilisation de 12 sels minéraux considérés comme essentiels à la santé cellulaire. Schüssler a postulé que de nombreuses maladies étaient le résultat d'un déséquilibre dans la distribution de ces sels minéraux dans les cellules et les tissus de l'organisme.

Principes de base des sels de Schüssler

Homéostasie cellulaire :

Les sels de Schüssler visent à rétablir l'équilibre minéral dans les cellules, facilitant ainsi leur bon fonctionnement et favorisant l'homéostasie.

Dilution et potentialisation :

Comme en homéopathie, les sels de Schüssler sont préparés par un processus de dilution et de potentialisation, bien que les dilutions soient généralement inférieures à celles de l'homéopathie classique.

Traitement individualisé :

Le choix des sels est basé sur les symptômes spécifiques et les caractéristiques physiques du patient, ce qui permet un traitement personnalisé.

Les 12 Sels de Schüssler

Chacun des 12 sels a des applications spécifiques et est utilisé pour traiter divers problèmes de santé. Voici les sels et leurs principales utilisations :

- Calcium fluoratum (fluorure de calcium) :

Utilisations : Amélioration de l'élasticité des tissus, renforcement des os et des dents, traitement des varices et des hémorroïdes.

- Calcium phosphoricum (phosphate de calcium) :

Utilisations : favorise la croissance et le développement des os, utile en cas de fractures et de problèmes dentaires.

- Ferrum phosphoricum (phosphate de fer) :

Utilisations : traite les inflammations aiguës, les infections, l'anémie et est utile dans les premiers stades des infections.

- Kalium chloratum (Chlorure de potassium) :

Utilisations : Traite l'inflammation des muqueuses, la congestion et les problèmes respiratoires.

- Kalium phosphoricum (phosphate de potassium) :

Utilisations : renforce le système nerveux, améliore la fatigue mentale et physique, et est utile dans les cas d'anxiété et de dépression.

- Kalium sulfuricum (sulfate de potassium) :

Utilisations : Traite les problèmes de peau chroniques, les maladies du foie et les problèmes digestifs..

- Magnesium phosphoricum (phosphate de magnésium) :

Utilisations : soulage les crampes musculaires, les spasmes et les douleurs névralgiques.

- Natrium chloratum (chlorure de sodium) :

Utilisations : régule l'équilibre des fluides, traite les problèmes de rétention d'eau et la sécheresse des muqueuses.

- Natrium phosphoricum (phosphate de sodium) :

Utilisations : équilibre le pH du corps, utile en cas d'acidité, d'indigestion et de problèmes métaboliques.

- Natrium sulfuricum (sulfate de sodium) :

Utilisations : améliore la désintoxication de l'organisme, traite les problèmes hépatiques et rénaux.

- Silicea (Silice) :

Utilisations : renforce les cheveux, la peau et les ongles, et favorise l'élimination des toxines.

- Calcium sulphuricum (sulfate de calcium) :

Utilisations : aide au nettoyage et à la cicatrisation des plaies, et aux processus de purification de l'organisme.

Applications et bénéfices

Les sels de Schüssler sont utilisés pour un large éventail de problèmes de santé, des troubles aigus aux problèmes chroniques. Comme ils sont fortement dilués, ils sont considérés comme sûrs et n'ont pas d'effets secondaires significatifs. Voici quelques-uns des avantages et des applications les plus courants :

- Problèmes respiratoires : utilisées pour traiter les rhumes, les bronchites et les sinusites.
- Santé digestive : aide à la digestion et aux problèmes tels que les brûlures d'estomac et l'indigestion.
- Santé mentale et nerveuse : améliore la concentration, réduit l'anxiété et soulage la fatigue mentale.
- Soins de la peau et des tissus : favorise la cicatrisation des plaies et améliore des problèmes tels que l'acné et les varices.
- Détoxification et métabolisme : Favorise l'élimination des toxines et améliore le métabolisme général de l'organisme.

Comment les prendre

Les sels de Schüssler se présentent généralement sous la forme de comprimés sublinguaux qui se dissolvent dans la bouche, permettant une absorption rapide. Les doses varient en fonction de l'affection et de la gravité des symptômes, et plusieurs prises par jour sur une période donnée sont souvent recommandées.

Dans le cas présent, il est recommandé :

➤ Sel de Schüssler n° 5. Phosphate de potassium (Kalium phosphoricum)

Ce sel nourrit les tissus musculaires et nerveux, assure leur bon fonctionnement et prévient leur détérioration. « Le sel des nerfs. Aide à traiter l'épuisement mental, émotionnel et physique. Esprit, système nerveux parasympathique. Son harmonie rend l'esprit alerte.

Une carence entraîne un épuisement, parfois accompagné de troubles psychologiques : dépression, anxiété, déprime, dépression, perte de mémoire. Les premiers symptômes peuvent être difficiles à distinguer : timidité, humeur maussade, irritabilité, paresse, somnolence, maux de tête, dyspepsie, dépression, apathie. En bref : baisse de vitalité.

Il est indiqué pour:

- Épuisement physique (crampes, faiblesse musculaire, diminution de la force des membres, douleurs dorsales).
- Adynamie.
- Epuisement psychique ou nerveux (maux de tête d'origine nerveuse, insomnie d'origine nerveuse, anxiété, palpitations, troubles cardiaques, hystérie, stress dû à l'inquiétude, hyperactivité, surcharge intellectuelle, irritabilité, faiblesse, épuisement, apathie, mélancolie, apathie intellectuelle, diminution de la mémoire, dermatite, alopécie localisée).
- Indigestion.

Soutien du système nerveux: Le calcium est essentiel à la transmission des impulsions nerveuses. Dans le cas de la SEP, où le système nerveux central est altéré, le maintien d'un taux de calcium adéquat peut contribuer à améliorer la fonction nerveuse.

Santé osseuse : la sclérose en plaques peut entraîner une diminution de la densité osseuse en raison de l'inactivité physique et d'autres facteurs. Le phosphate de calcium contribue à la formation et au maintien d'os solides, ce qui est essentiel pour prévenir l'ostéoporose.

Réduction du stress et de l'anxiété : la SEP peut entraîner un niveau élevé de stress et d'anxiété. Le calcium joue un rôle dans la régulation du système nerveux et peut contribuer à réduire ces symptômes, améliorant ainsi le bien-être général.

Amélioration de l'état général : La sclérose en plaques peut entraîner de la fatigue et une faiblesse générale. Le calcium est vital pour l'énergie cellulaire et peut aider à combattre la fatigue, améliorant ainsi la qualité de vie.

> **Sel de Schüssler n° 7 : phosphate de magnésium (Magnesium phosphoricum).**

Magnesia phosphorica est connu sous le nom de « sel de la douleur » et constitue une option précieuse dans le système des sels de Schüssler pour ceux qui cherchent à soulager les crampes, les spasmes et les douleurs nerveuses. Son utilisation peut contribuer de manière significative à l'amélioration de la qualité de vie, en particulier dans les situations de douleur et d'inconfort musculaires.

Principales indications:

Soulagement des crampes et des spasmes musculaires (y compris les crampes menstruelles, les tensions cervicales et des épaules, et les spasmes douloureux du tractus gastro-intestinal).

À qui s'adresse-t-il ?

- Douleurs générales
- Diarrhée
- Sensibilité dentaire
- Inflammation
- Ménopause

Bénéfices:

- Le « sel de la douleur » : efficace pour éliminer rapidement les crampes et les spasmes musculaires.
- Formation des tissus : le magnésium phosphorique participe à la formation des os, des muscles et des nerfs.
- Impulsions nerveuses : Diminue les impulsions nerveuses menant aux muscles, soulageant ainsi les crampes et la douleur.
- Activité cellulaire : Le phosphore est essentiel à la production d'énergie cellulaire, et sa carence peut aggraver les crampes et les coliques..

Contribue à traiter:

Douleurs musculaires, telles que les douleurs menstruelles, les tensions cervicales, les spasmes des épaules et les spasmes gastro-intestinaux.

Utilisations complémentaires:

- Quintes de toux
- Crampes aux jambes et à l'estomac
- Problèmes vasculaires (tels que la migraine)
- Règles douloureuses
- Maux de dents et de ventre chez les enfants
- Asthme et spasmes musculaires
- Coliques, insomnie et surexcitation
- Anxiété, en particulier en cas d'examens et d'agitation nerveuse
- Douleurs rhumatismales
- Traitement des douleurs intenses, des crampes, des problèmes de reins et de vésicule biliaire

Ce remède est connu pour sa capacité à soulager efficacement diverses formes de douleur, grâce à son action directe sur les nerfs et les muscles, imitant les fonctions naturelles des sels minéraux dans l'organisme.

Soutien du système nerveux : Le magnésium est essentiel à la transmission des impulsions nerveuses. Dans la sclérose en plaques, où le système nerveux central est compromis, le maintien de niveaux adéquats de magnésium peut contribuer à améliorer la fonction nerveuse.

Réduction des spasmes musculaires : le phosphore de magnésium a la capacité de réduire les impulsions nerveuses menant aux muscles, ce qui peut soulager les spasmes musculaires et les crampes courantes dans la sclérose en plaques.

Amélioration de l'état général : La sclérose en plaques peut entraîner une fatigue et une faiblesse générale. Le magnésium est vital pour l'énergie cellulaire et peut aider à combattre la fatigue, améliorant ainsi la qualité de vie.

Réduction du stress et de l'anxiété : le magnésium joue un rôle dans la régulation du système nerveux et peut contribuer à réduire les symptômes de stress et d'anxiété, fréquents chez les personnes atteintes de SEP.

> **Sel de Schüssler n° 2 : Calcium phosphoricum (phosphate de calcium).**

Le calcium phosphorique est un sel essentiel qui joue un rôle crucial dans la croissance et le développement des os, la récupération après une blessure et le renforcement général de l'organisme. Son utilisation peut contribuer de manière significative à l'amélioration de la santé et du bien-être en général.

Soutien du système nerveux : le calcium est essentiel à la transmission des impulsions nerveuses. Dans le cas de la SEP, où le système nerveux central est compromis, le maintien d'un taux de calcium adéquat peut contribuer à améliorer la fonction nerveuse.

Santé osseuse : la sclérose en plaques peut entraîner une diminution de la densité osseuse en raison de l'inactivité physique et d'autres facteurs. Le phosphate de calcium contribue à la formation et au maintien d'os solides, ce qui est essentiel pour prévenir l'ostéoporose.

Réduction du stress et de l'anxiété : la SEP peut entraîner un niveau élevé de stress et d'anxiété. Le calcium joue un rôle dans la régulation du système nerveux et peut contribuer à réduire ces symptômes, améliorant ainsi le bien-être général.

Amélioration de l'état général : La sclérose en plaques peut entraîner de la fatigue et une faiblesse générale. Le calcium est vital pour l'énergie cellulaire et peut aider à combattre la fatigue, améliorant ainsi la qualité de vie.

THÉRAPIE À L'HYDRASTE

L'hydraste du Canada (Hydrastis canadensis) est une plante médicinale originaire d'Amérique du Nord. Elle est connue pour ses puissantes propriétés antimicrobiennes et anti-inflammatoires.
Elle est efficace contre les bactéries, les champignons et les virus, et est couramment utilisée pour les infections respiratoires et digestives.
Elle soulage les inflammations et réduit les gonflements dans diverses parties du corps.
Elle aide à traiter les problèmes gastro-intestinaux tels que les ulcères, la colite et la diarrhée.
Renforce le système immunitaire et améliore la résistance aux infections.
Utilisé dans le traitement des plaies, des coupures et des affections cutanées en raison de ses propriétés cicatrisantes.
L'hydraste du Canada peut être consommé sous diverses formes, telles que des extraits liquides, des gélules, des comprimés ou des thés. Il est également appliqué localement sous forme de crèmes et d'onguents.
Cette thérapie est un outil puissant pour revitaliser votre système immunitaire. En apportant des nutriments essentiels, vous pouvez lutter contre les infections, renforcer votre esprit et votre corps contre les défis émotionnels, calmer et restaurer votre système nerveux, et purger, reconstruire et renforcer votre système lymphatique.

Instructions:

Dose initiale et fréquence

Pour les adultes, diluez 6 compte-gouttes (environ 120-150 gouttes) de teinture d'hydraste non alcoolisée dans 30 ml ou plus d'eau ou de jus. Vous pouvez également la prendre directement dans la bouche, suivie d'une gorgée d'eau ou de jus pour aider à diluer le goût. Répétez cette dose toutes les 4 heures.

Durée du traitement initial

Suivez ce régime pendant une période de 3 à 5 jours. Après cette période, réduisez la dose à 2 compte-gouttes, deux fois par jour.

Ajustement de la dose

Si vous êtes sensible à cette plante, n'hésitez pas à ajuster la dose à un niveau plus confortable pour vous.

Rondes de traitement supplémentaires

Si les symptômes persistent pendant une semaine ou plus après avoir terminé une série de traitements, vous pouvez commencer une deuxième série de traitements, en la prolongeant de 3 à 5 jours. Veillez à attendre au moins une semaine entre chaque série.

Cette méthodologie garantit une approche contrôlée et adaptable de l'utilisation de la teinture d'hydraste, vous permettant de l'ajuster en fonction de vos besoins spécifiques et de votre tolérance.

THÉRAPIE AU SULFATE DE ZINC

J'ai déjà parlé du zinc auparavant, je vais donc vous donner les instructions immédiatement.

Dose initiale et fréquence

Pour les adultes, nébulisez deux compte-gouttes (environ 40-60 gouttes) de sulfate de zinc liquide de haute qualité dans votre bouche toutes les 3 heures. Si le goût est désagréable, vous pouvez le diluer avec 30 ml d'eau ou plus. Gardez la solution en bouche pendant 10 secondes à 1 minute avant de l'avaler. Si vous avez l'estomac sensible, vous pouvez également choisir de cracher la solution après l'avoir gardée en bouche. Pour dissiper le goût, vous pouvez boire de l'eau ou du jus de fruit immédiatement après.

Durée du traitement initial

Vous pouvez prendre ce complément 5 à 6 fois par jour, soit deux compte-gouttes de zinc toutes les 3 heures, pour un total de 10 à 12 compte-gouttes par jour. Faites-le pendant une période initiale de 2 jours. Si vos symptômes ne s'améliorent pas après cette période, vous pouvez poursuivre le traitement pendant 2 jours supplémentaires.

Ajustement de la dose pour plus de confort

Si le goût est trop fort, vous pouvez commencer par un compte-gouttes (environ 20-30 gouttes) toutes les 3 heures, jusqu'à un maximum de 5 fois par jour, ou 2 compte-gouttes trois fois par jour.

Réduction progressive de la dose

Après 2 à 4 jours, vous pouvez réduire la dose à 2 compte-gouttes deux fois par jour.

Répétition du traitement

Si, après environ une semaine, vous ressentez le besoin de répéter ce traitement, vous pouvez le faire sans problème. Veillez simplement à suivre les recommandations et à adapter le dosage si nécessaire.

Ces instructions garantissent une approche progressive et adaptable de l'utilisation du sulfate de zinc liquide, permettant des ajustements en fonction de la tolérance et des besoins individuels.

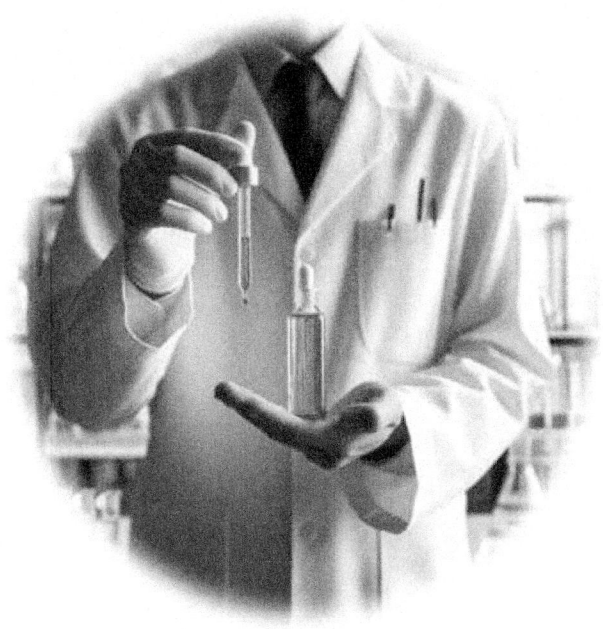

THÉRAPIE À LA VITAMINE C

Vous trouverez des informations sur la vitamine C ci-dessus.

<u>Ingrédients et préparation du tonique à la vitamine C</u>

- 2 capsules de 500 mg de vitamine C Micro-C (ou vitamine C tamponnée comparable).

- 1 tasse d'eau chaude.

- 2 cuillères à café de miel brut.

- Le jus d'une orange fraîchement pressée.

<u>Mode d'emploi :</u>

Ouvrir les capsules Micro-C et dissoudre le contenu dans la tasse d'eau chaude. Remuez bien jusqu'à dissolution complète.

Ajouter les 2 cuillères à café de miel brut et le jus de l'orange fraîchement pressée. Remuer à nouveau jusqu'à ce que tous les ingrédients soient bien mélangés.

<u>Mode d'emploi :</u>

Prendre ce tonique toutes les deux heures dès les premiers signes d'une poussée. Maintenir ce régime pendant deux jours. Ajustez ensuite la posologie à 6 gélules de 500 mg deux fois par jour.

Si vous estimez avoir besoin d'une dose plus élevée de vitamine C par portion, vous pouvez ajouter plus de deux capsules de Micro-C à chaque boisson.

Si le goût du miel brut ne vous convient pas, vous pouvez le remplacer par du sirop d'érable pur à 100 % (évitez les sirops aromatisés). Si vous n'aimez pas le goût de l'orange, vous pouvez le remplacer par le jus d'un demi-citron.

Remarques :

Si les symptômes persistent après une semaine ou plus d'un cycle de cette thérapie, vous pouvez effectuer un deuxième cycle de 3 à 5 jours supplémentaires, en veillant à attendre au moins une semaine entre les deux cycles.

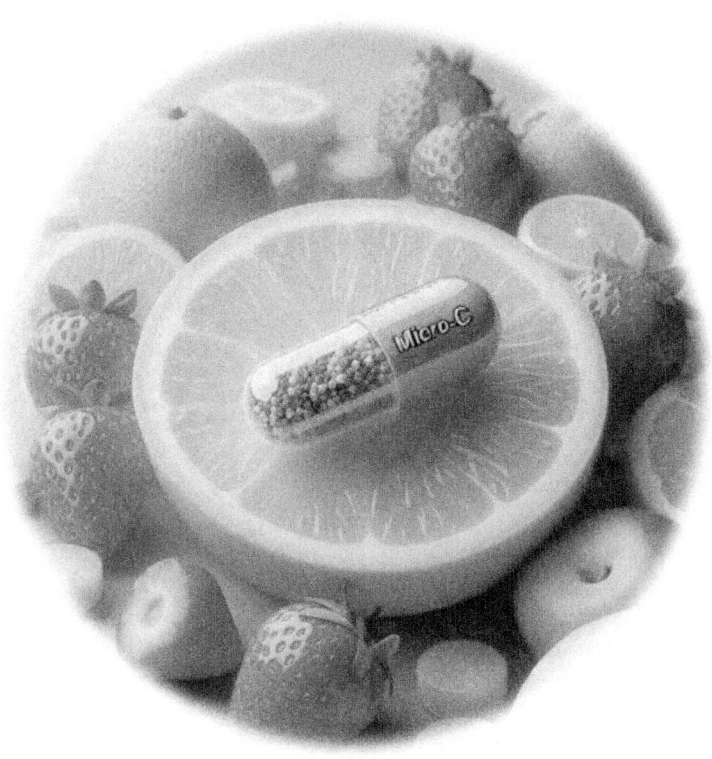

THÉRAPIE DE LA MÉLISSE (LEMON BALM)

Vous trouverez plus d'informations sur la mélisse plus haut.

La mélisse agit comme un stabilisateur des cellules nerveuses. Elle pénètre dans les neurones et les ajuste de manière à ce qu'ils puissent retrouver leur équilibre après une activation intense. En outre, la mélisse protège les neurones de l'adrénaline corrosive libérée lors des crises émotionnelles, une substance qui pourrait leur être nuisible si elle n'était pas contrôlée.

Posologie initiale et fréquence

Pour les adultes, diluer 4 compte-gouttes (équivalant à 80-100 gouttes) de teinture de mélisse sans alcool dans 30 ml ou plus d'eau ou de jus, ou directement dans la bouche, suivi d'une gorgée d'eau ou de jus si on le préfère, toutes les 3 heures.

Durée du traitement initial

Poursuivre ce traitement pendant 3 à 5 jours. Ajuster ensuite la posologie à 4 compte-gouttes deux fois par jour.

Thérapie cyclique

Pour stabiliser le système nerveux lors d'événements émotionnels, appliquez la thérapie par cycles réguliers : poursuivez le traitement pendant 3 à 5 jours, puis réduisez la posologie à 4 compte-gouttes deux fois par jour pendant 3 jours. Vous pouvez répéter ce cycle de 3 à 5 jours aussi souvent que nécessaire.

Ajustements de la dose

Si nécessaire, vous pouvez réduire le dosage de la thérapie pour mieux l'adapter à votre système nerveux et à votre crise émotionnelle.

Cette méthodologie garantit une approche adaptative et continue de l'utilisation de la teinture de mélisse, vous permettant de l'ajuster en fonction de vos besoins émotionnels et de la réponse de votre corps au traitement.

THÉRAPIE DU THYM

Le thym appartient au groupe Thymus et est originaire de la région méditerranéenne. Il pousse sous des climats ensoleillés et dans des sols bien drainés, du sud de l'Europe à l'Afrique du Nord. Il est particulièrement abondant dans des pays tels que l'Espagne, l'Italie, la Grèce et le Maroc.

L'utilisation du thym remonte aux civilisations anciennes. Les Égyptiens l'utilisaient dans les processus d'embaumement pour ses propriétés antiseptiques. Les Grecs et les Romains l'utilisaient également, tant dans la cuisine que dans les rituels religieux. En effet, les Romains l'utilisaient pour purifier leurs pièces et pour donner un arôme agréable à leurs bains.

Au Moyen Âge, le thym est devenu un symbole de courage et de bravoure. Les chevaliers portaient des branches de thym dans leur armure comme amulettes protectrices. Il était également utilisé pour améliorer le goût des aliments et comme plante médicinale.

À la Renaissance, le thym a continué à être apprécié en cuisine et en médecine. Les médecins et les botanistes de l'époque ont documenté ses nombreux bienfaits pour la santé, notamment son utilisation pour traiter la toux et d'autres affections respiratoires.

Le thym est une herbe très polyvalente dans la cuisine. Il est utilisé pour assaisonner les viandes, les poissons, les soupes et les ragoûts. Il a une saveur particulière, avec des notes terreuses et légèrement mentholées, ce qui le rend idéal pour rehausser la saveur des plats.

Historiquement, le thym est apprécié pour ses propriétés médicinales. Il est connu pour être un puissant antiseptique, antibactérien et antifongique. Il est également utilisé en infusion pour traiter les problèmes respiratoires, tels que la toux et la bronchite, et pour améliorer la digestion.

Cet antiviral est indispensable pour lutter contre toutes les maladies de la thyroïde. Ses composants nutritionnels pénètrent dans la glande, éliminent le virus d'Epstein-Barr et lui permettent de retrouver un fonctionnement normal. De plus, cet aliment précieux réduit la charge virale dans l'ensemble de l'organisme et contribue à atténuer un grand nombre de symptômes.

La fonction principale de cet antiviral est d'éliminer les virus tels que les virus de la grippe, les entérovirus, les norovirus et un large éventail de virus de l'herpès qui provoquent des maladies auto-immunes et la maladie de Lyme. Sa capacité à traverser la barrière hémato-encéphalique en fait un outil crucial dans la lutte contre les virus qui ont commencé à attaquer le cerveau ou la moelle épinière, provoquant des maladies neurologiques.

Ingrédients et préparation

Thym frais : Utilisez 12 branches de thym frais par tasse d'eau chaude.

Thym séché : Si vous n'avez que du thym séché, utilisez deux cuillères à soupe par tasse d'eau chaude.

Processus d'infusion : Laisser infuser pendant au moins 15 minutes. Ensuite, retirez les branches de thym et filtrez l'infusion, surtout si vous avez utilisé du thym séché.

Consommation initiale

Buvez une tasse de cette puissante infusion de thym toutes les trois heures.

Durée du traitement

Effectuez ce traitement pendant une période de 3 à 5 jours. Réduire ensuite la consommation à 2 tasses par jour, en utilisant 2 brins par tasse.

Cycles thérapeutiques

Si, après une semaine ou plus sans consommer l'infusion, vous souhaitez reprendre la thérapie, vous pouvez commencer un nouveau cycle.

Adaptations en cas de sensibilité

Si vous êtes sensible au thym, vous pouvez préparer l'infusion avec une plus petite quantité de la plante.

Possibilités d'édulcoration

Vous pouvez sucrer l'infusion avec le jus d'un demi-citron et/ou une cuillère à café de miel brut ou de sirop d'érable pur par tasse.

Préparation en grandes quantités

Si vous souhaitez préparer plus d'une tasse, multipliez les ingrédients en conséquence et conservez l'excédent pour l'utiliser au cours de la journée. L'infusion n'a pas besoin d'être chaude ; vous pouvez la boire tiède ou froide sans problème.

Cette méthode garantit une approche souple et adaptable pour tirer parti des bienfaits du thym, en fonction de vos préférences et de vos besoins personnels.

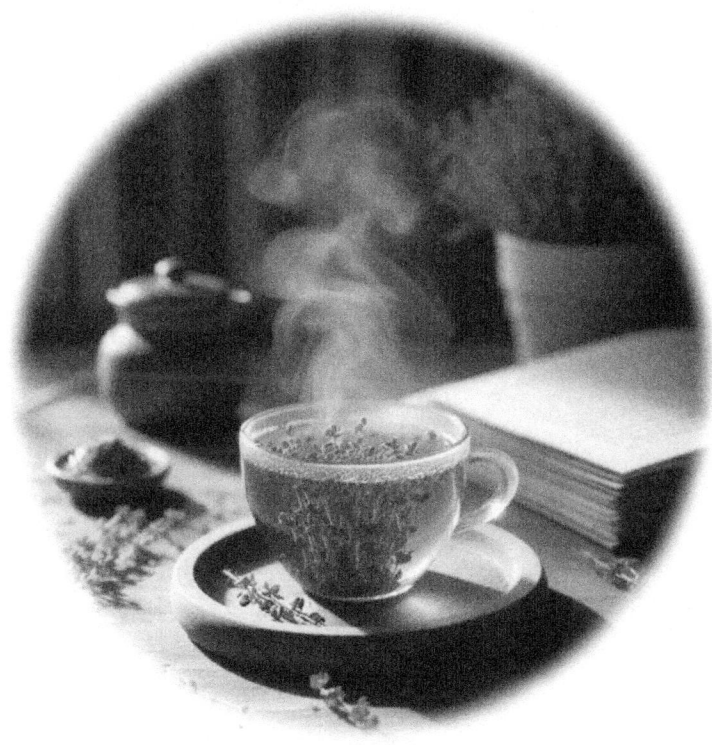

THÉRAPIE À LA PROPOLIS

La propolis est un agent puissant aux propriétés antivirales et antibactériennes. Lorsqu'elle est utilisée correctement, la propolis de haute qualité peut réduire, inverser et même arrêter les infections de toutes sortes. Elle ne se limite pas à un seul composé antiviral, mais en contient plusieurs, parfois même des dizaines.

Posologie initiale et fréquence

Pour les adultes, diluer 4 compte-gouttes (équivalant à 80-100 gouttes) de teinture de propolis sans alcool dans 30 ml ou plus d'eau ou de jus, toutes les 3 heures.

Durée du traitement initial

Poursuivre ce traitement pendant 3 à 5 jours. Ajuster ensuite la dose à 2 compte-gouttes deux fois par jour.

Traitement cyclique

Vous pouvez suivre des cycles de cette thérapie. Vous pouvez vous reposer pendant une semaine avant de recommencer, ou commencer un deuxième traitement immédiatement après avoir terminé le premier.

« La nature guérit, pas le médecin ».

Hippocrate

THÉRAPIE DU PAVOT DE CALIFORNIE

Le pavot de Californie (Eschscholzia californica) est une plante médicinale et ornementale connue pour ses propriétés sédatives et relaxantes.
Le pavot de Californie est originaire de Californie et de Basse-Californie, mais il s'est naturalisé dans diverses parties du monde, notamment en Europe et en Amérique du Sud. Il s'agit d'une plante annuelle ou vivace qui pousse dans les sols secs et sablonneux et qui est commune dans les zones tempérées.
La plante peut atteindre jusqu'à 60 cm de hauteur et possède des feuilles linéaires, divisées et plumeuses. Ses fleurs sont solitaires, de couleur orange ou jaune foncé, et ont un diamètre d'environ 5 cm. Le fruit est une capsule de 10 cm de long.
Le pavot de Californie est connu pour ses propriétés sédatives, hypnotiques et anxiolytiques. Il est principalement utilisé pour traiter l'insomnie et l'anxiété, car il favorise un sommeil reposant et réparateur. Il a également des effets analgésiques et spasmolytiques et est utilisé pour soulager les douleurs musculaires et les crampes.
Bien qu'il ne soit pas courant en cuisine, le pavot de Californie est utilisé dans la médecine traditionnelle pour traiter les maux de dents et les blessures cutanées. Il a également été utilisé dans des lotions pour renforcer les cheveux.

<u>Dose de départ et fréquence</u>

Pour les adultes, prendre 3 compte-gouttes (équivalant à 60-80 gouttes) de teinture mère de pavot de Californie sans alcool dans 30 ml ou plus d'eau ou de jus, ou bien 3 gélules, toutes les 4 heures.

<u>Traitement de la douleur aiguë</u>

Appliquez ce traitement pendant un à trois jours. Si nécessaire, vous pouvez répéter le cycle immédiatement après avoir terminé le premier, pour une durée maximale de 6 jours. Par la suite, réduire la dose à 3 compte-gouttes deux fois par jour pendant 3 jours, si nécessaire.

Traitement de la douleur chronique

En cas de douleur chronique, utilisez cette thérapie à des intervalles de 7 jours maximum à la fois. Réduire ensuite la dose à 3 compte-gouttes deux fois par jour pendant 3 jours, avant de recommencer un nouveau cycle de 7 jours si nécessaire.

Précautions d'emploi

Si le pavot californien vous rend somnolent, utilisez-le avec précaution. Utiliser avec prudence lors de l'utilisation de machines ou lors de longs trajets en voiture.

Cette méthodologie assure une approche contrôlée et adaptable de l'utilisation de la teinture mère de pavot californien, vous permettant de l'ajuster en fonction de l'intensité de votre douleur et de votre réponse au traitement.

RÉFLEXOLOGIE ET CHROMOTHÉRAPIE

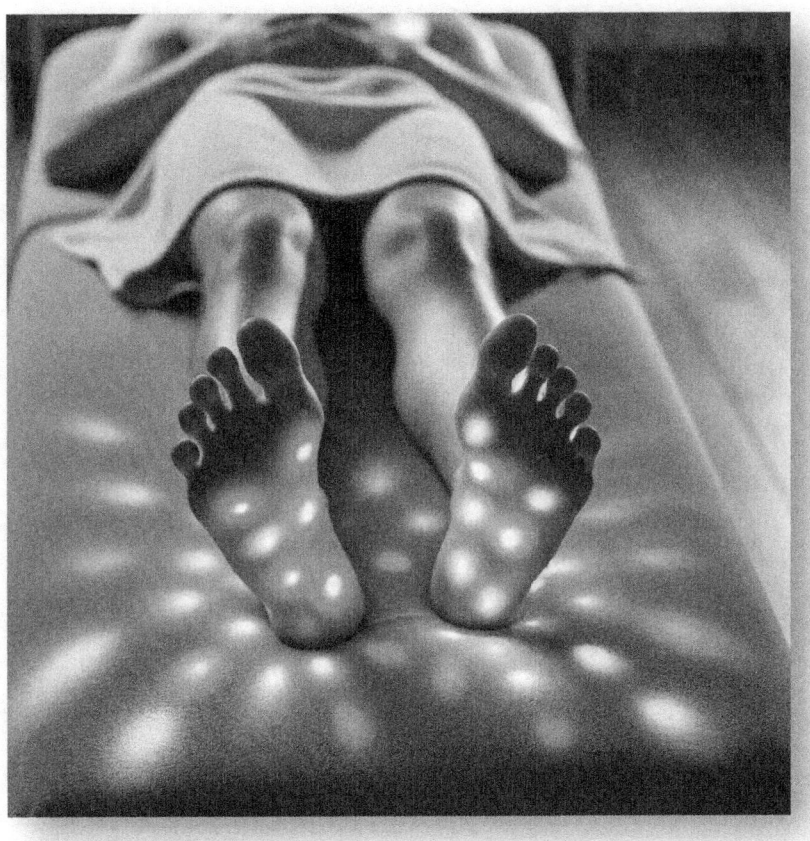

La réflexologie est une technique thérapeutique basée sur l'application d'une pression sur des points spécifiques des pieds, des mains et des oreilles, censés être liés à différents organes et systèmes du corps. D'un point de vue naturopathique, la réflexologie est considérée comme un outil précieux pour promouvoir la santé et le bien-être d'une manière naturelle et holistique.

Principes de base de la réflexologie

La réflexologie repose sur l'idée que le corps est divisé en zones correspondant à différents organes et systèmes. En exerçant une pression sur ces points réflexes, il est possible d'influencer le fonctionnement des organes correspondants et de favoriser la guérison et l'équilibre.

Approche naturopathique

La réflexologie s'aligne sur les principes de la naturopathie en abordant la santé d'un point de vue holistique, en considérant le bien-être physique, émotionnel et spirituel de l'individu.

Avantages de la réflexologie

- Soulagement du stress : la réflexologie peut aider à réduire le stress et l'anxiété en induisant un état de relaxation profonde.
- Amélioration de la circulation : L'application d'une pression sur les points réflexes peut améliorer la circulation sanguine et favoriser l'élimination des toxines.
- Stimulation du système immunitaire : en équilibrant les énergies du corps, la réflexologie peut renforcer le système immunitaire.
- Soulagement de la douleur : elle peut être utile pour soulager les douleurs chroniques et améliorer la qualité de vie des personnes souffrant de douleurs persistantes.

La chromothérapie, également connue sous le nom de thérapie par la couleur, est une technique utilisée en naturopathie qui repose sur l'utilisation des couleurs pour influencer l'humeur et la santé physique et émotionnelle d'une personne. Du point de vue de la naturopathie, la chromothérapie est considérée comme un outil précieux pour promouvoir la santé et le bien-être d'une manière naturelle et holistique.

Principes de base de la chromothérapie

La chromothérapie repose sur l'idée que les couleurs ont des vibrations et des longueurs d'onde différentes qui peuvent influencer le corps et l'esprit. Chaque couleur est associée à différents aspects de la santé et peut être utilisée pour traiter diverses affections physiques et émotionnelles.

Approche naturopathique

La chromothérapie s'aligne sur les principes de la naturopathie en abordant la santé d'un point de vue holistique, en considérant le bien-être physique, émotionnel et spirituel de l'individu.

Les bienfaits de la chromothérapie

- Soulagement du stress et de l'anxiété : la chromothérapie peut aider à réduire le stress et l'anxiété en induisant un état de relaxation profonde.
- Amélioration de la circulation sanguine : L'application de couleurs peut améliorer la circulation sanguine et favoriser l'élimination des toxines.
- Stimulation du système immunitaire : en équilibrant les énergies du corps, la chromothérapie peut renforcer le système immunitaire.
- Soulagement de la douleur : peut être utile pour soulager la douleur chronique et améliorer la qualité de vie des personnes souffrant de douleurs persistantes.

Application en naturopathie

En naturopathie, la réflexologie et la chromothérapie sont utilisées comme outils complémentaires à d'autres traitements naturels, tels que la nutrition, l'hydrothérapie, l'homéopathie et les thérapies florales. Elles sont considérées comme un moyen de soutenir le processus de guérison du corps et de promouvoir une santé holistique.

Dans ce cas, nous allons utiliser un traitement chromatique sur les points de réflexologie plantaire. Pour ce faire, nous avons besoin d'un appareil de chromothérapie spécifique.

Un appareil de chromothérapie est un appareil qui émet des lumières de différentes couleurs dans le but d'influencer la santé physique et émotionnelle d'une personne. Ces appareils utilisent généralement des LED colorées (RGB) ou des lumières monochromatiques qui changent de couleur selon des cycles spécifiques. La lumière émise est appliquée sur des points spécifiques du corps, tels que les pieds, les mains ou les oreilles, afin de stimuler la guérison et le bien-être.

Exemples d'appareils de chromothérapie

Croma lux EVO : un appareil de pointe qui utilise la technologie LED RVB pour émettre une gamme complète de couleurs. Il intègre un champ magnétique toroïdal qui amplifie la lumière, donnant plus de profondeur et de cohérence à la stimulation bioénergétique.

Chroma lux Pen : Appareil portable équipé d'une diode luminescente qui émet une lumière monochromatique, changeant de couleur par cycles d'environ 20 secondes. Cet appareil est idéal pour les applications sur les points d'acupuncture et l'auriculothérapie.
Cette maladie peut être largement atténuée au cours des premières phases de son développement, à condition de garder une attitude positive. Il ne faut jamais baisser les bras, mais avoir la volonté de maintenir le meilleur état de santé possible. Cette thérapie de la zone chromatique peut vous aider considérablement si vous la pratiquez tous les jours.
Pendant le traitement, l'attitude mentale d'acceptation de l'impuissance doit être éliminée.
Il faut penser positivement en visualisant la couleur bleu indigo et en se répétant : je peux prendre ma vie en main, car je ressens la force qui vient de l'acceptation et de l'amour de soi.

Zone de traitement podologique:
Suivre la ligne de points correspondant à la colonne vertébrale, de la cheville au coccyx, en passant par le sacrum et la région lombaire, jusqu'à ce que les zones douloureuses soient éliminées. Continuez avec les glandes et organes restants : hypophyse, thyroïde, pancréas, surrénales, prostate ou ovaires, cœur, rate et reins.

(Voir les points foncés et les tracés dans la représentation ci-dessous). En chromothérapie, le bleu indigo possède des propriétés thérapeutiques spécifiques qui peuvent influencer positivement le bien-être émotionnel et physique. Cette couleur est associée au calme, à la tranquillité et à la relaxation. Voici quelques avantages du bleu indigo en chromothérapie :

- Calme et apaisement : aide à réduire la colère, l'agressivité et l'anxiété.
- Élimine les toxines : stimule l'élimination des toxines par la respiration.
- Stimule l'intuition : favorise la clarté mentale et l'intuition.
- Soulage les irritations : Peut soulager les irritations de la peau, la fièvre, les maux de tête et l'inflammation.
- Favorise la communication : facilite une meilleure communication avec soi-même et avec les autres.

Le bleu indigo est également lié au chakra laryngé, qui est le cinquième chakra et qui est associé à la communication et à l'expression de soi. L'utilisation de cette couleur en chromothérapie peut contribuer à équilibrer et à renforcer ce chakra, améliorant ainsi la capacité à communiquer et à s'exprimer.

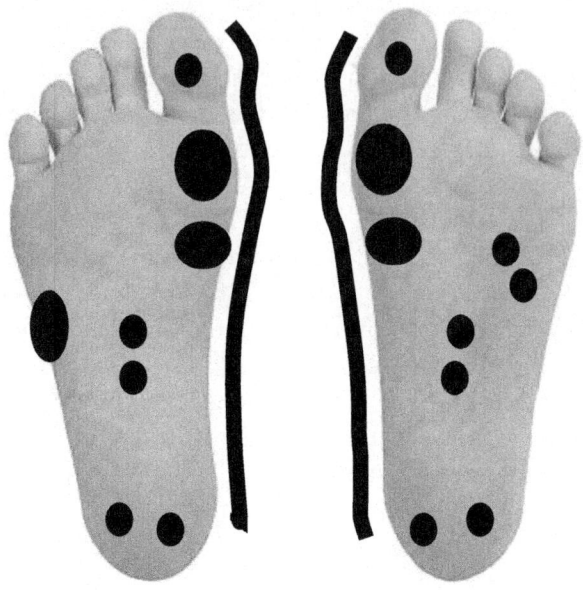

Appliquer le dispositif de couleur bleu indigo sur les différents points pendant 5 minutes chacun.

FLEURS DE BACH

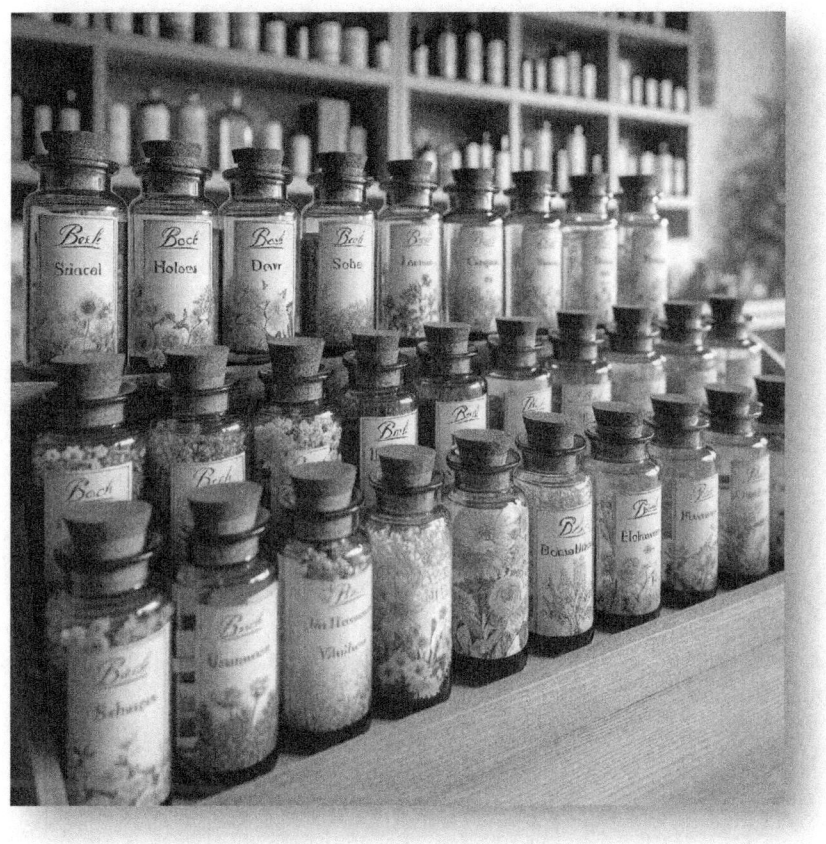

Les fleurs de Bach sont un système d'essences de fleurs développé par le Dr Edward Bach dans les années 1930. Ce système repose sur l'idée que la cause sous-jacente de nombreuses maladies physiques est émotionnelle. Par conséquent, en traitant l'état émotionnel d'une personne, il est possible d'améliorer sa santé physique.
Le système des fleurs de Bach se compose de 38 essences de fleurs différentes, chacune d'entre elles étant conçue pour traiter un état émotionnel ou mental spécifique. Ces essences sont extraites de

fleurs sauvages, à l'exception d'une qui est extraite d'une eau de source aux propriétés curatives. Les essences sont préparées par une méthode de solarisation ou d'ébullition, qui permet de transférer l'énergie de la fleur à l'eau. Cette eau est ensuite mélangée à une solution de brandy pour la conservation.

Le Dr Bach pensait que les maladies physiques étaient le résultat de déséquilibres émotionnels et qu'en rétablissant l'équilibre émotionnel, on pouvait favoriser la guérison. Selon le Dr Bach, chaque fleur possède une vibration spécifique qui peut aider à corriger le déséquilibre émotionnel correspondant. Les fleurs sont utilisées pour traiter les émotions négatives telles que la peur, l'incertitude, la solitude, le découragement et le désespoir.

Les fleurs de Bach peuvent être prises individuellement ou en combinaison, selon les besoins de l'individu. Elles sont généralement administrées sous forme de gouttes sublinguales, mais elles peuvent également être ajoutées à de l'eau ou à d'autres boissons. La posologie habituelle est de 4 gouttes, 4 fois par jour, mais elle peut varier d'un cas à l'autre.

Les élixirs floraux peuvent être utilisés en conjonction avec d'autres traitements médicaux conventionnels sans effets secondaires.

En tant que méthode de guérison holistique, les fleurs de Bach se concentrent sur l'être tout entier, englobant le corps, l'esprit et les émotions.

Bien que de nombreux témoignages attestent de l'efficacité des fleurs de Bach, les preuves scientifiques sont limitées. Certaines études suggèrent qu'elles peuvent avoir des effets bénéfiques dus à l'effet placebo, tandis que d'autres indiquent des effets positifs sur le bien-être émotionnel. Cependant, les défenseurs des fleurs de Bach affirment que, quelles que soient les preuves scientifiques, de nombreuses personnes trouvent un soulagement et une amélioration de leur qualité de vie en utilisant ces essences. Et je lance une question: Comment l'effet placebo est-il possible chez les bébés et les animaux?

Je vais vous proposer 5 fleurs que vous pouvez choisir ou regrouper en fonction de ce que vous ressentez dans les descriptions.

- Impatiens
- Centaury
- Rock Rose
- Walnut
- Vine

➢ IMPATIENS

La fleur d'Impatiens peut être bénéfique pour les personnes atteintes de sclérose en plaques (SEP) pour plusieurs raisons :

- Réduction de l'impatience et de la frustration : L'essence d'impatiens aide à calmer l'impatience et la frustration, qui sont fréquentes chez les personnes atteintes de SP en raison des limitations physiques et de l'incertitude quant à l'évolution de la maladie.

- Calmer les pensées et les sentiments agités : C'est l'une des fleurs incluses dans la formule de crise du Dr Bach, qui aide à calmer les pensées et les sentiments agités. Cela peut être utile pour gérer le stress et l'anxiété associés à la sclérose en plaques.

- Promouvoir la patience : aide les gens à être plus patients et à accepter les limites et les défis que la SEP apporte, ce qui peut améliorer leur bien-être émotionnel et mental.

- Amélioration de la communication : facilite la communication interne et externe, permettant aux personnes d'exprimer leurs pensées et leurs sentiments de manière plus claire et plus efficace, ce qui est important pour maintenir des relations saines et recevoir le soutien nécessaire.

➢ CENTAURY

L'essence de Centaury peut être bénéfique pour les personnes atteintes de sclérose en plaques (SEP) pour plusieurs raisons :

- Renforcement de l'estime de soi et de la confiance en soi : L'essence de centaurée aide les gens à développer une plus grande confiance en soi et à établir des limites saines avec les autres. Ceci est important pour les personnes atteintes de SEP, qui peuvent se sentir dépassées par les besoins et les attentes des autres.

- Réduction du sentiment de servitude : Les personnes atteintes de SEP se sentent souvent obligées de répondre aux attentes des autres, ce qui peut mener à la fatigue et à l'épuisement. L'essence de Centaurée aide à réduire ce sentiment de servitude et à promouvoir un plus grand sens de l'indépendance et de la maîtrise de soi.

- Amélioration du bien-être émotionnel : En aidant les gens à s'affirmer davantage et à se fixer des objectifs, l'essence de Centaurée peut améliorer le bien-être émotionnel général, en réduisant l'anxiété et le stress associés à la SEP.

- Aide à la décision : Facilite la prise de décisions plus affirmées et équilibrées, ce qui peut être utile pour gérer les défis quotidiens de la vie avec la SEP.

➤ ROCK ROSE :

Pour aider à gérer la peur intense ou la panique qu'ils peuvent ressentir.

- Réduire la peur et l'anxiété : L'essence de rosier est reconnue pour sa capacité à calmer la peur et l'anxiété extrêmes, ce qui est particulièrement utile pour les personnes qui font face à l'incertitude et à la peur associées à la SP.

- Calme et courage : Aide à procurer un sentiment de calme et de courage dans les situations d'urgence ou de stress élevé, ce qui peut être utile pendant les poussées de la maladie ou les périodes de stress émotionnel élevé.

- Soutien en cas de crise : l'une des essences incluses dans la formule de crise du Dr Bach, utilisée dans les situations de panique ou de terreur extrêmes, ce qui peut être bénéfique pour gérer les épisodes aigus de peur ou d'anxiété.

- Amélioration du bien-être émotionnel : En apportant calme et courage, l'essence Rock Rose peut améliorer le bien-être émotionnel général, aidant les gens à faire face aux défis émotionnels et physiques de la SEP avec plus de force.

➢ WALNUT

Pour se protéger des changements et des influences extérieures qui peuvent affecter votre bien-être.

- Protection contre les influences extérieures : le noyer est connu pour constituer une barrière contre les influences extérieures et les changements négatifs, ce qui est utile pour les personnes atteintes de SEP qui peuvent se sentir vulnérables aux fluctuations émotionnelles et aux opinions des autres.

- Adaptation au changement : le noyer aide à s'adapter au changement, ce qui est crucial pour les personnes atteintes de SEP, car la maladie peut être imprévisible et nécessite des ajustements et des adaptations constants.

- Renforcement de la détermination : le noyer aide à renforcer la détermination et la capacité à continuer, même dans des circonstances difficiles. Cela peut être utile pour maintenir la motivation et la résilience face aux défis de la SEP.

- Réduction du stress et de l'anxiété : en protégeant contre les influences extérieures et en favorisant l'adaptation au changement, le noyer peut aider à réduire le stress et l'anxiété, améliorant ainsi le bien-être émotionnel général.

➢ VINE

Aider à trouver un équilibre et une stabilité émotionnels.

- Renforcement de la volonté et de la détermination : Vine aide les personnes à renforcer leur volonté et leur détermination, ce qui est crucial pour faire face aux défis quotidiens de la vie avec la SEP.

- Développement d'un leadership positif : encourage le développement d'un leadership positif et la capacité à prendre des décisions fermes sans être autoritaire. Cela peut être utile pour maintenir une attitude proactive et autonome vis-à-vis de la maladie.

- Équilibre de l'autorité : aide à équilibrer le besoin de contrôle, ce qui permet aux personnes d'être plus flexibles et de s'adapter aux circonstances changeantes de la SEP.

- Amélioration du bien-être émotionnel : la vigne peut aider à réduire la frustration et l'impatience, favorisant un état émotionnel plus stable et positif.

Mélanger 2 gouttes de chaque fleur dans un flacon d'eau de source de 30 ml. Prendre 4 gouttes quatre fois par jour. Laisser reposer sous la langue et à l'écart des aliments pendant au moins une demi-heure. Tenir le flacon à l'écart des sources électromagnétiques.

> ➢ Si vous êtes dans un état aigu, vous pouvez utiliser le **Rescue Remedy** qui combine 5 fleurs.

- Ciste (Helianthemum) : Pour la terreur et la panique.

- Impatiens (Impatiens glandulifera) : pour l'impatience et l'irritabilité.

- Clematis (Clematis vitalba) : pour l'inattention et la tendance à la rêverie.

- Etoile de Bethléem (Ornithogalum umbellatum) : Pour les chocs et les traumatismes.

- Prunus cerasifera (Prunus cerasifera) : pour la peur de perdre le contrôle.

<u>Avantages de Rescue Remedy</u>

- Soulagement immédiat du stress : Conçu pour apporter un soulagement rapide dans les situations de stress aigu.

- Calme et tranquillité : aide à calmer l'esprit et le corps, favorisant un sentiment de paix et d'équilibre.

- Adaptation d'urgence : utile pour faire face à la peur extrême, à la panique et aux crises émotionnelles.

FLEURS DE CALIFORNIE

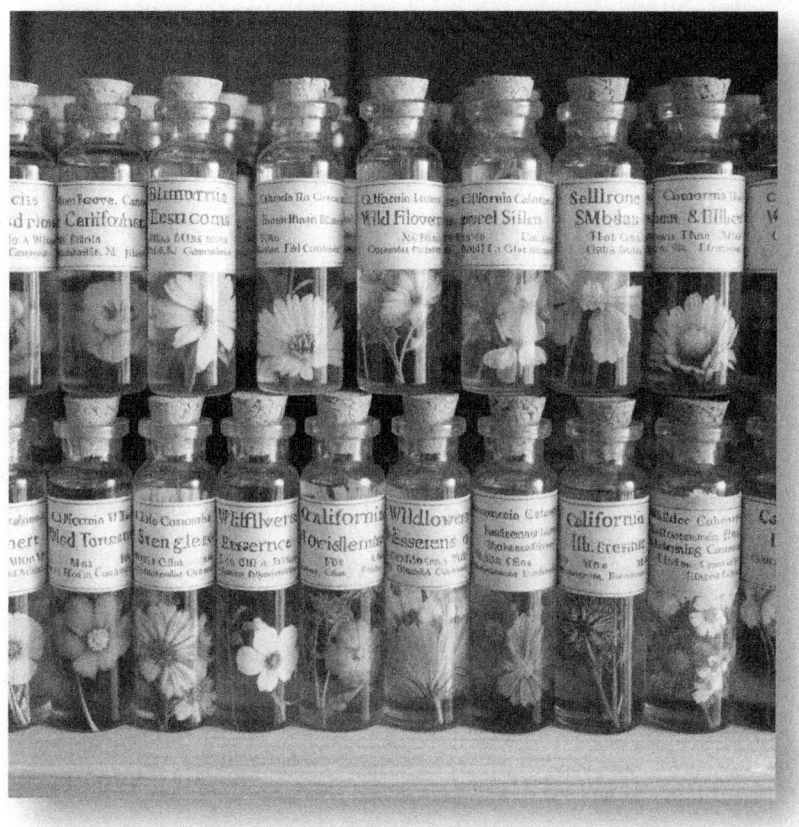

Les essences du système des fleurs de Californie sont également appliquées avec succès, réduisant la douleur et améliorant la qualité de vie. Elles fonctionnent sur le même principe que les fleurs de Bach mentionnées ci-dessus. Cette thérapie équilibre les états émotionnels et mentaux grâce à des archétypes positifs introduits par des essences de fleurs spécifiques.

Actuellement, le système floral californien comprend 103 essences de fleurs différentes et est considéré comme un système ouvert. Cela signifie qu'il est en constante expansion et que de nouvelles essences en phase expérimentale sont progressivement ajoutées au kit professionnel.

Avec le système de fleurs de Bach et le système de fleurs australien, il s'agit de l'un des systèmes floraux les plus reconnus au monde, car il est vaste et complet. Il a été développé par Patricia Kaminski et Richard Katz, un couple d'Américains qui ont basé leur travail dans la Sierra Nevada en Californie. Ils se sont inspirés de la découverte et des enseignements du Dr Edward Bach (1886-1939), qui a créé les fleurs de Bach dans les années 1930.

Préparation des essences

Sélection des essences : Il est essentiel de choisir les bonnes essences pour la préparation. Cela peut se faire de manière autodidacte, car il n'y a pas de risque de surdosage ou d'effets secondaires, bien que le manque d'expérience puisse affecter l'efficacité de la formule. Il est donc recommandé de consulter un thérapeute qualifié pour évaluer la progression de la thérapie et sélectionner les essences appropriées.

Préparation du flacon : 20 à 25 % de conservateur, de préférence de la glycérine végétale, sont placés dans un flacon compte-gouttes de 30 ou 60 ml.

Mélange des essences : Les essences sélectionnées sont ajoutées au flacon. Dans le cas d'un flacon de 30 ml, ajouter 2 gouttes du flacon de base ; dans le cas d'un flacon de 60 ml, ajouter 4 gouttes.

Remplissage et agitation : Remplir le flacon d'eau minérale, le fermer et l'agiter vigoureusement pour dynamiser la formule. Il est important de ne pas exposer les essences à des sources d'ondes électromagnétiques telles que les téléphones portables, les micro-ondes ou le wifi.

Administration des élixirs floraux:

Les essences sont prises à raison de 4 gouttes, 4 à 6 fois par jour, sur ou sous la langue. Il est essentiel de privilégier la fréquence des prises plutôt que la quantité pour obtenir les meilleurs résultats. À certains moments, l'augmentation de la fréquence des prises peut s'avérer plus efficace.

Pendant le traitement, il est recommandé d'observer les changements dans les réponses au sujet traité. Certaines personnes ressentent des changements immédiats et spectaculaires, tandis que d'autres ont des difficultés à les percevoir. Le plus souvent, on observe un effet progressif au fil du temps.

➤ CALIFORNIA POPPY

Il est idéal pour ceux qui cherchent à l'extérieur d'eux-mêmes de fausses formes d'illumination ou de conscience supérieure, et pour ceux qui luttent contre des tendances à l'évasion ou à la dépendance. Il est particulièrement utile pour ceux qui ont du mal à regarder honnêtement en eux, à comprendre leur propre rôle dans la vie et à découvrir leur vocation personnelle. Elle convient également à ceux qui recherchent un succès rapide et facile, avec avidité et cupidité. Cette essence aide à renforcer les forces spirituelles du coeur et à équilibrer les énergies d'amour et de lumière. Elle favorise le développement de l'intuition et aide à découvrir que la vraie richesse se trouve dans le coeur et à l'intérieur de soi, apportant une harmonie spirituelle et une plus grande capacité d'écoute intérieure.

Elle est également utile aux enfants qui passent trop de temps devant la télévision, en les aidant à retrouver leur propre fantaisie et à se reconnecter à la lumière de leur cœur. Il favorise l'ouverture à la lumière pure avec une innocence absolue et renforce l'abandon.

D'un point de vue physique, le pavot de Californie traite les dépendances, la sclérose en plaques, le diabète, les problèmes osseux, les rhumatismes, l'arthrite et les luxations répétées. Il améliore la souplesse physique et facilite l'absorption de la vitamine A. Elle est également bénéfique pour les problèmes d'oreille affectant l'équilibre.

Sur le plan énergétique, cette essence agit sur les chakras racine, cardiaque et frontal (respectivement premier, quatrième et sixième centres énergétiques), ainsi que sur l'activation des chakras mineurs situés derrière les genoux (dans les ischio-jambiers).

Pour se connecter à la spiritualité et à la paix intérieure.

➢ SUNFLOWER

Le tournesol est une plante qui symbolise la lumière, le soleil et la vitalité. Dans la thérapie florale, l'essence de tournesol est préparée à partir des fleurs et est censée posséder des qualités qui peuvent aider à équilibrer et à harmoniser divers aspects émotionnels et mentaux.

Les bienfaits de l'essence de tournesol

L'essence de tournesol est connue pour sa capacité à renforcer l'estime de soi et la confiance en soi. Elle est particulièrement utile pour les personnes qui ont des problèmes d'image de soi ou qui ne se sentent pas sûres d'elles.
Elle aide à équilibrer l'ego, encourageant une saine estime de soi sans tomber dans l'arrogance. Elle est bénéfique pour les personnes qui ont tendance à être trop critiques envers elles-mêmes ou envers les autres.
Elle améliore l'expression personnelle et la créativité, permettant aux gens de se sentir plus libres d'exprimer leurs véritables pensées et sentiments.
L'essence de tournesol aide les gens à se connecter à leur lumière intérieure et à leur vrai moi, favorisant un sens du but et de la direction dans la vie.

Indications générales
- Faible estime de soi
- Manque de confiance en soi
- Problèmes d'image de soi
- Déséquilibre émotionnel lié à l'ego
- Besoin d'expression et de créativité

L'essence de tournesol peut être bénéfique pour les personnes atteintes de sclérose en plaques (SEP) pour plusieurs raisons :

- Réduction du stress et de l'anxiété : L'essence de tournesol est connue pour ses propriétés calmantes, ce qui peut aider à réduire le stress et l'anxiété, fréquents chez les personnes atteintes de SEP.

- Promotion de l'estime de soi et de la confiance en soi : aide à augmenter l'estime de soi et la confiance en soi, ce qui est important pour les personnes confrontées à des défis émotionnels dus au handicap et à la dépendance.

- Amélioration de l'humeur : Peut contribuer à améliorer l'humeur générale, en aidant à combattre la dépression et la tristesse qui accompagnent souvent la SEP.

- Soutien émotionnel : L'essence de tournesol aide à équilibrer les émotions et à réduire l'irritabilité, ce qui peut être utile pour gérer les symptômes émotionnels associés à la SEP.

➤ DAISY

La marguerite est une fleur qui symbolise la clarté et la simplicité. Dans la thérapie florale, l'essence de marguerite est obtenue à partir de ces fleurs et est utilisée pour aider les gens à se concentrer et à clarifier leurs pensées et leurs émotions.

<u>Les bienfaits de l'essence de marguerite</u>

- Clarté mentale :
Aide à organiser les pensées dispersées et à améliorer la concentration. Elle est particulièrement utile pour les personnes qui se sentent submergées par une multitude de pensées ou qui ont des difficultés à se concentrer sur une seule tâche.

- Equilibre émotionnel :
Favorise la stabilité émotionnelle et aide à réduire l'irritabilité et le stress. Il est bénéfique pour les personnes confrontées à des niveaux élevés de tension émotionnelle.

- Amélioration de la communication :
Facilite une meilleure communication, à la fois interne (avec soi-même) et externe (avec les autres). Il aide à exprimer les pensées et les sentiments de manière claire et efficace.

- Réduction du stress :
L'essence de marguerite a des propriétés calmantes qui peuvent aider à réduire le stress et l'anxiété, procurant un sentiment général de paix et de tranquillité.

<u>Indications Générales</u>

- Confusion mentale
- Difficultés de concentration
- Stress et anxiété
- Irritabilité et déséquilibre émotionnel
- Difficultés de communication

L'essence de marguerite peut être bénéfique pour les personnes atteintes de sclérose en plaques (SEP) pour un certain nombre de raisons :

- Réduction du stress et de l'anxiété : L'essence de marguerite aide à calmer l'esprit et à réduire le stress et l'anxiété, ce qui est particulièrement utile pour les personnes confrontées à l'incertitude et à la peur liées à la SEP.

- Clarté mentale : Peut aider à améliorer la concentration et la clarté mentale, ce qui est bénéfique pour les personnes souffrant de troubles de la mémoire et de confusion dus à la SEP.

- Équilibre émotionnel : favorise la stabilité émotionnelle et aide à réduire l'irritabilité, ce qui peut être utile pour gérer les sautes d'humeur et la frustration qui accompagnent souvent la SEP.

- Amélioration de la communication : facilite la communication interne et externe, permettant aux personnes d'exprimer leurs pensées et leurs sentiments de manière plus claire et plus efficace.

AROMATHÉRAPIE

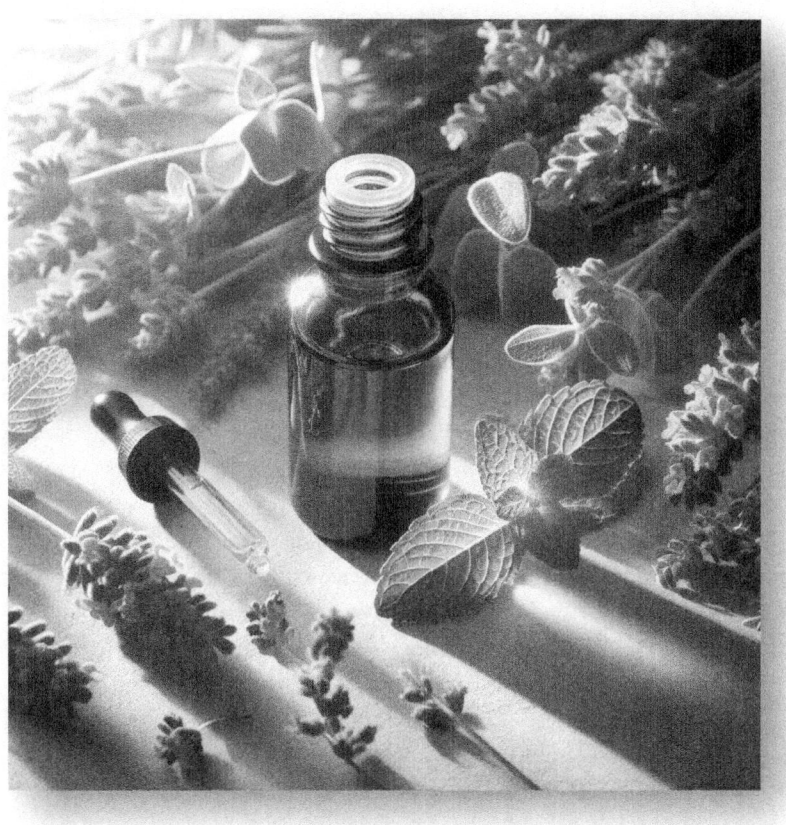

Aujourd'hui, l'aromathérapie est une thérapie complémentaire largement pratiquée qui utilise des huiles essentielles extraites de plantes aromatiques, de fleurs, de feuilles, de graines, d'écorces et de fruits. Ces huiles, généralement obtenues par distillation à la vapeur, sont appliquées de différentes manières :

Holistiquement : Les huiles sont utilisées, souvent par le biais de massages, pour traiter les troubles émotionnels et physiques.

Cliniquement : Elles sont associées à des traitements médicaux conventionnels.

Esthétiquement : Fréquemment utilisées dans des brûleurs, des diffuseurs et des bains pour un usage domestique.

L'aromathérapie agit sur l'odorat et sur l'absorption dans le sang. Environ 15 % de l'air que nous inhalons atteint la voûte nasale, où les récepteurs olfactifs transmettent les arômes directement au système limbique, une partie du cerveau liée à l'instinct, à l'humeur et aux émotions.

On pense que les civilisations anciennes utilisaient l'aromathérapie pour les massages, les bains, la médecine et même pour l'embaumement des corps. Cette thérapie peut stimuler la libération de substances chimiques dans le cerveau qui jouent un rôle dans la régulation des émotions. Par exemple, la simple odeur de la cire à parquet peut nous ramener instantanément à nos souvenirs d'enfance à l'école.

L'aromathérapie semble avoir ses effets les plus bénéfiques sur les affections mineures, les problèmes digestifs, le syndrome prémenstruel, les maladies liées au stress et certains problèmes de peau. Certaines huiles essentielles, comme l'huile d'arbre à thé, sont largement utilisées pour leurs propriétés antiseptiques.

Il est très peu probable que l'aromathérapie guérisse des maladies graves, mais elle peut être utilisée pour atténuer le stress psychologique des personnes souffrant d'une pathologie grave comme la sclérose en plaques.

J'ai rassemblé 3 traitements proposés par l'aromathérapie :

- Masser l'huile d'eucalyptus, de lavande ou de camomille sur la zone affectée ou mettre une infusion de ces plantes dans le bain.

- La compresse à base d'huile de romarin améliorera la circulation dans cette zone, ce qui favorisera la guérison.

- Mélanger une goutte d'huile de moutarde et de poivre dans un peu d'huile de pépins de raisin et masser la zone affectée.

MÉDECINE TRADITIONNELLE CHINOISE

La médecine traditionnelle chinoise (MTC) est un système de médecine holistique pratiqué depuis des milliers d'années en Chine et dans d'autres pays asiatiques. Elle repose sur une compréhension approfondie des lois et des modèles naturels et sur l'utilisation de thérapies naturelles pour promouvoir la santé et prévenir et traiter les maladies. Voici une description détaillée des principes, des pratiques et des thérapies qui composent la MTC.

Principes fondamentaux

- Qi (Chi) : le concept central de la MTC est le « Qi », qui se traduit par « énergie vitale ». Le Qi est censé circuler dans tout le corps par des canaux appelés méridiens. La santé est considérée comme le résultat d'un flux harmonieux et équilibré de Qi, tandis que la maladie résulte de blocages ou de déséquilibres dans ce flux.

- Yin et Yang : un autre principe fondamental est la théorie du Yin et du Yang, qui représente les forces opposées mais complémentaires de la nature. Le Yin est associé à l'obscurité, au calme et à la froideur, tandis que le Yang est associé à la lumière, à l'activité et à la chaleur. La MTC cherche à équilibrer ces forces pour maintenir la santé.

- Les cinq éléments : La théorie des cinq éléments (bois, feu, terre, métal et eau) est utilisée pour décrire les interactions et les relations entre les différentes parties du corps et la nature. Chaque élément est associé à certains organes et fonctions corporelles, et l'équilibre entre ces éléments est crucial pour la santé.

Traitements et Thérapies

- Acupuncture : l'acupuncture consiste à insérer de fines aiguilles en des points précis du corps pour stimuler la circulation du Qi le long des méridiens. Elle est utilisée pour traiter une grande variété d'affections, allant des douleurs chroniques aux problèmes digestifs et aux troubles émotionnels.

- Moxibustion : cette technique utilise la combustion de l'herbe Artemisia vulgaris près de la peau pour chauffer et stimuler les points d'acupuncture. Elle contribue à renforcer le flux de Qi et à améliorer la circulation.

- Phytothérapie : la MTC utilise une grande variété de plantes, de racines, de graines et d'autres matières naturelles dans des formules à base de plantes personnalisées pour traiter les maladies et promouvoir la santé. Les formules sont adaptées aux besoins individuels du patient.

- Tui Na (massage thérapeutique) : le Tui Na est une forme de massage qui utilise des techniques de pression, d'étirement et de manipulation pour libérer les blocages et améliorer la circulation du Qi dans le corps.
- Qi Gong et Tai Chi : ces pratiques combinent des mouvements doux, une respiration contrôlée et la méditation pour renforcer le corps, calmer l'esprit et améliorer la circulation du Qi. Elles sont considérées comme des pratiques thérapeutiques et préventives.

- Thérapie diététique : la MTC accorde également une grande importance à la nourriture et au régime alimentaire. Certains aliments ont des propriétés énergétiques qui peuvent équilibrer le Yin et le Yang et favoriser la circulation du Qi. Les recommandations diététiques sont adaptées à la constitution et aux besoins spécifiques de l'individu.

Le diagnostic de la MTC est holistique et repose sur l'observation des signes et des symptômes, la palpation des pouls et l'inspection de la langue. Les praticiens de la MTC évaluent l'état du Qi, du Yin et du Yang, et des cinq éléments pour déterminer la cause sous-jacente du déséquilibre et formuler un plan de traitement personnalisé.

Dans l'herboristerie chinoise, plusieurs plantes sont utilisées pour traiter les symptômes de la sclérose en plaques (SEP). Voici quelques-unes des plus courantes et leurs bienfaits potentiels :

➢ ASTRAGALUS

L'astragale est une plante médicinale utilisée depuis des milliers d'années dans la médecine traditionnelle chinoise (MTC). Son histoire et sa provenance sont fascinantes :
Elle est originaire des régions montagneuses du nord et du centre de la Chine, ainsi que de la Mongolie. On la trouve dans les biomes tempérés, des steppes aux zones montagneuses, à des altitudes comprises entre 800 et 2 000 mètres.
La plante est mentionnée dans d'anciens textes médicaux chinois, tels que le « Shen Nong Ben Cao Jing », un texte classique datant d'environ 200 ans avant Jésus-Christ. Dans ce texte, les propriétés médicinales de diverses herbes, dont l'astragale, sont décrites.
Les racines de deux espèces apparentées, Astragalus mongholicus et Astragalus membranaceus, sont les plus couramment utilisées dans la MTC. Ces racines sont séchées et mélangées à d'autres ingrédients végétaux pour préparer des remèdes traditionnels.
L'utilisation de l'astragale s'est étendue à d'autres pays asiatiques, tels que le Japon et la Corée, où elle constitue également un élément important de la médecine traditionnelle. Au cours des dernières décennies, l'astragale a gagné en popularité en Occident en tant que complément naturel en raison de ses effets bénéfiques sur la santé.
Le genre Astragalus comprend plus de 2 500 espèces d'herbes et de petits arbustes, appartenant à la famille des Fabaceae ou légumineuses. L'espèce type est l'Astragalus christianus, décrite par Charles Linné en 1753.
Il s'agit d'une plante à l'histoire riche et aux usages médicinaux très variés, tant dans la MTC que dans la médecine moderne.
- Stimulation du système immunitaire : l'astragale peut contribuer à renforcer le système immunitaire, ce qui est crucial pour les personnes atteintes de SEP, car le système immunitaire joue un rôle important dans la progression de la maladie.

- Propriétés antioxydantes : L'astragale contient des antioxydants qui peuvent aider à réduire les dommages oxydatifs des cellules nerveuses, ce qui est bénéfique pour prévenir la dégénérescence neuronale associée à la SEP.

- Effets anti-inflammatoires : L'astragale possède des propriétés anti-inflammatoires qui peuvent contribuer à réduire l'inflammation dans le système nerveux central, ce qui peut atténuer certains des symptômes de la SEP.

- Neuroprotection : certaines études suggèrent que l'astragale pourrait avoir des effets neuroprotecteurs, en aidant à protéger les neurones et à promouvoir la régénération de la myéline, qui est cruciale pour la fonction nerveuse.

- Modulation de la réponse immunitaire : l'astragale peut aider à réguler la réponse immunitaire, en réduisant la prolifération des cellules T et l'expression des cytokines pro-inflammatoires, ce qui peut être bénéfique pour contrôler la progression de la SEP.

Une dose de 4 à 7 grammes par jour est recommandée pour un adulte de 80 kg.

➤ CURCUMA

Le curcuma est une épice utilisée depuis des siècles dans la médecine traditionnelle indienne, connue pour ses propriétés anti-inflammatoires et antioxydantes. Le principal composant actif du curcuma est la curcumine, qui a fait l'objet de nombreuses études scientifiques en raison de ses effets bénéfiques potentiels sur la santé.

- Propriétés anti-inflammatoires : la curcumine possède des propriétés anti-inflammatoires qui peuvent contribuer à réduire l'inflammation du système nerveux central, ce qui est bénéfique pour les patients atteints de sclérose en plaques. L'inflammation est l'une des principales causes de dommages dans la sclérose en plaques, et sa réduction peut contribuer à atténuer certains des symptômes.

- Propriétés antioxydantes : La curcumine est également un puissant antioxydant, ce qui signifie qu'elle peut aider à neutraliser les radicaux libres dans l'organisme. Les radicaux libres peuvent endommager les cellules nerveuses et la réduction de leur présence peut contribuer à protéger les neurones.

- Neuroprotection : certaines études suggèrent que la curcumine pourrait avoir des effets neuroprotecteurs, en aidant à protéger les neurones et à promouvoir la régénération de la myéline, qui est cruciale pour la fonction nerveuse.

- Amélioration des fonctions cognitives : le curcuma peut contribuer à améliorer les fonctions cognitives et la mémoire, ce qui peut être bénéfique pour les patients atteints de sclérose en plaques qui ont des problèmes de mémoire et de concentration.

La dose typique en MTC est de 500 à 2000 mg par jour de curcumine, le composé actif.

➤ BOSWELLIA

Le boswellia, également connu sous le nom d'encens, est une plante médicinale utilisée depuis des siècles dans la médecine traditionnelle indienne et arabe. Il est extrait de la résine des arbres Boswellia et contient des composés bioactifs appelés boswelliques, qui ont des propriétés anti-inflammatoires et antioxydantes.

Le boswellia est un genre d'arbres connus pour leurs résines aromatiques, utilisées depuis des milliers d'années dans les cérémonies religieuses et la médecine traditionnelle.

Le boswellia est originaire des régions tropicales d'Asie, d'Afrique et du Moyen-Orient. Les espèces les plus connues sont Boswellia serrata (Inde), Boswellia sacra (Arabie) et Boswellia papyrifera (Afrique).

Il est utilisé depuis les temps bibliques comme encens dans les cérémonies religieuses. On pense qu'il est l'un des ingrédients de l'encens mentionné dans la Bible.

Dans la médecine ayurvédique (Inde) et la médecine Unani (Moyen-Orient), la résine de Boswellia est utilisée pour traiter diverses maladies, notamment les inflammations et les problèmes respiratoires.

La résine est obtenue en pratiquant des incisions dans le tronc de l'arbre, ce qui provoque l'exsudation de la résine, qui est ensuite recueillie et mise à sécher. Cette résine est utilisée à la fois dans la médecine traditionnelle et dans l'industrie pharmaceutique moderne.

Il existe environ 40 espèces de Boswellia, mais seules quelques-unes sont couramment utilisées pour la production de résine.

- Le boswellia est connu pour ses puissantes propriétés anti-inflammatoires, qui peuvent contribuer à réduire l'inflammation du système nerveux central, un facteur clé dans la progression de la sclérose en plaques (SEP).

- Réduction du stress oxydatif : les composés boswelliques ont des propriétés antioxydantes qui peuvent aider à neutraliser les radicaux libres dans l'organisme, réduisant ainsi les dommages oxydatifs aux cellules nerveuses.

- Neuroprotection : certaines études suggèrent que le boswellia pourrait avoir des effets neuroprotecteurs, en aidant à protéger les neurones et à promouvoir la régénération de la myéline, qui est cruciale pour la fonction nerveuse.

- Amélioration de la mémoire : une étude de huit semaines a montré que les personnes atteintes de SEP qui prenaient 600 mg d'extrait de Boswellia présentaient une amélioration de la mémoire.

Une dose de 300 à 500 mg d'extrait de gommier, 2 à 3 fois par jour, est recommandée.

➢ VALÉRIANE

La valériane est une plante médicinale utilisée depuis la Grèce et la Rome antiques. Son nom scientifique est Valeriana officinalis et elle est originaire d'Europe et de certaines régions d'Asie. Elle est cultivée dans les forêts humides et sur les rives des cours d'eau.

En ce qui concerne son utilisation dans la sclérose en plaques (SEP), la valériane est principalement connue pour ses propriétés sédatives et anxiolytiques.

- Réduction de l'anxiété : la valériane peut contribuer à réduire l'anxiété, ce qui est bénéfique pour les patients atteints de SEP qui connaissent souvent des niveaux élevés de stress et d'anxiété en raison de la nature chronique de la maladie.

- Amélioration du sommeil : la valériane est connue pour sa capacité à favoriser le sommeil, ce qui peut être particulièrement utile pour les patients atteints de SEP qui ont des difficultés à s'endormir en raison de l'anxiété ou de la douleur.

- Propriétés anti-inflammatoires : bien que ce ne soit pas son utilisation principale, la valériane a des propriétés anti-inflammatoires qui peuvent aider à réduire l'inflammation dans le système nerveux central.

La dose habituelle est de 300 à 600 mg d'extrait sec, 2 à 3 fois par jour.

➢ GINSENG

Le ginseng, connu sous le nom scientifique de Panax ginseng, est originaire d'Asie du Nord-Est, notamment des régions de Chine, de Corée et de Russie. Son utilisation médicinale remonte à plus de 2000 ans. Dans la médecine traditionnelle chinoise, le ginseng est considéré comme un tonique naturel qui favorise la vitalité et le bien-être général. Il est cultivé dans des conditions spécifiques, telles que des sols acides et ombragés, et récolté après plusieurs années de croissance.

En MTC, le ginseng est connu pour ses propriétés adaptogènes, c'est-à-dire qu'il aide l'organisme à s'adapter au stress et améliore l'endurance. Il est utilisé pour renforcer le système immunitaire, améliorer la circulation sanguine et augmenter l'énergie. La racine de ginseng est l'une des plantes les plus vénérées de la MTC en raison de ses effets stimulants et antioxydants.

Bien qu'il n'y ait pas de preuves scientifiques concluantes que le ginseng puisse guérir la SEP, certaines études montrent que ses propriétés antioxydantes et anti-inflammatoires peuvent être bénéfiques pour réduire l'inflammation et protéger les neurones.

La posologie peut varier, mais elle est généralement de 200 à 400 mg d'extrait de racine, 1 à 2 fois par jour.

➢ GOTU KOLA

Le Gotu Kola, scientifiquement connu sous le nom de Centella asiatica, est une plante herbacée de la famille des Apiacées. Elle est originaire des régions humides d'Asie, notamment de l'Inde, du Sri Lanka et de l'Asie du Sud-Est. Le nom « Gotu Kola » vient de la langue cinghalaise, où « Gotu » signifie « coupe » et « Kola » signifie « feuille », ce qui décrit bien la forme de ses feuilles.

Le Gotu Kola est utilisé depuis des siècles dans les systèmes de médecine traditionnelle tels que l'Ayurveda et la médecine traditionnelle chinoise (MTC). Il est connu pour ses propriétés médicinales, notamment sa capacité à guérir les blessures, à réduire l'inflammation et à améliorer les fonctions cognitives. La plante a été cultivée et utilisée de diverses manières, notamment sous forme de thés, de teintures et de pâtes topiques.

Elle est également appréciée pour ses propriétés rafraîchissantes et est utilisée pour nourrir le sang, améliorer la circulation et réduire les gonflements. Elle est souvent prescrite pour des affections telles que les varices, l'eczéma et la cicatrisation des plaies. La capacité de la plante à améliorer les fonctions cognitives et à réduire le stress en fait également un choix populaire dans la MTC pour promouvoir le bien-être général.

La riche histoire du Gotu Kola et son large éventail de bienfaits en ont fait un élément essentiel des pratiques de médecine traditionnelle en Asie et ailleurs.

La dose recommandée est de 500 à 1000 mg d'extrait sec, 1 à 2 fois par jour.

MÉDECINE AYURVÉDIQUE

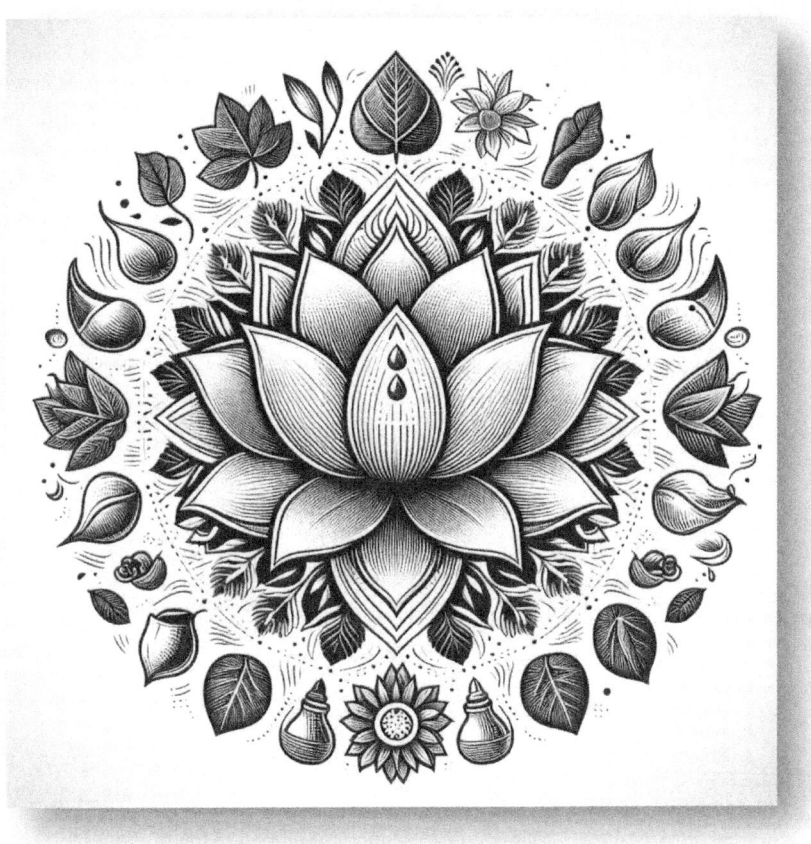

La médecine ayurvédique, également connue sous le nom d'Ayurveda, est un système de médecine traditionnelle qui a vu le jour en Inde il y a plus de 3 000 ans. Le mot « Ayurveda » vient du sanskrit et se compose de deux termes : « Ayur » (vie) et « Veda » (connaissance ou science), ce qui se traduit par « science de la vie ».

Principes fondamentaux de l'Ayurveda

L'Ayurvéda repose sur l'idée de maintenir un équilibre entre le corps, l'âme et l'esprit pour obtenir une bonne santé.

Les principes fondamentaux sont les suivants:

- Les doshas : La théorie des doshas est au cœur de l'Ayurvéda. Trois énergies de base ou doshas (Vata, Pitta et Kapha) sont censées réguler toutes les fonctions physiologiques et mentales du corps. Chaque personne possède une combinaison unique de ces doshas, qui détermine sa constitution et sa sensibilité à différentes maladies.

- Diagnostic et traitement personnalisés : l'Ayurvéda met l'accent sur une approche individualisée du diagnostic et du traitement, en tenant compte de la constitution unique (Prakriti) de chaque personne et de l'équilibre ou du déséquilibre de ses doshas.

- Remèdes naturels : l'Ayurveda utilise une variété de traitements naturels, notamment des plantes, des aliments, des changements de mode de vie, des massages, des techniques de méditation et le yoga pour rétablir et maintenir l'équilibre.

- Prévention et promotion de la santé : l'Ayurvéda met fortement l'accent sur la prévention des maladies et la promotion d'un mode de vie sain grâce à un régime alimentaire approprié, à un exercice physique régulier et à des pratiques de bien-être.

<u>Origine et évolution</u>

L'Ayurveda trouve ses racines dans les anciens textes hindous connus sous le nom de Vedas, et plus particulièrement dans l'Atharvaveda. Les textes classiques de l'Ayurveda, tels que le Charaka Samhita et le Sushruta Samhita, compilés entre 1 500 avant et 500 après J.-C., fournissent des conseils détaillés sur la santé, les maladies et les traitements médicaux.
Au fil du temps, l'Ayurveda a évolué et s'est adapté, intégrant les

connaissances contemporaines tout en conservant ses principes traditionnels. Aujourd'hui, l'Ayurveda reste une pratique médicale très répandue en Inde et a gagné en popularité dans le monde entier.

Dans la perspective ayurvédique, le système immunitaire est essentiel pour protéger l'organisme contre les déséquilibres et les maladies. Lorsque ce système fonctionne correctement, l'organisme peut se défendre contre les infections, les allergies, le cancer et d'autres maladies. En revanche, s'il est affaibli, il augmente la vulnérabilité aux maladies et aux déséquilibres.

Dans l'Ayurveda, la santé du système immunitaire est étroitement liée à la digestion, à l'élimination des toxines, au sommeil et à la gestion du stress. Si l'un de ces aspects n'est pas équilibré, il peut affaiblir le système immunitaire et augmenter le risque de maladie.

C'est pourquoi l'Ayurvéda met fortement l'accent sur un mode de vie sain et équilibré afin de maintenir un système immunitaire robuste. Il s'agit notamment d'avoir une alimentation équilibrée, de faire de l'exercice régulièrement, de gérer le stress, de dormir suffisamment et d'utiliser des remèdes naturels et des plantes médicinales pour renforcer le système immunitaire.

En Ayurveda, on considère que les maladies auto-immunes sont dues à un déséquilibre des doshas, ou énergies vitales du corps.

Les Doshas et leur relation avec la santé

Les trois doshas - Vata, Pitta et Kapha - jouent un rôle crucial dans diverses fonctions de l'organisme. Lorsqu'ils sont équilibrés, ils préservent la santé et le bien-être général. Toutefois, un déséquilibre de ces doshas peut rendre l'organisme plus vulnérable aux maladies auto-immunes.

Causes des troubles auto-immuns selon l'Ayurveda

Selon l'Ayurveda, les troubles auto-immuns peuvent être dus à une combinaison de facteurs, tels que

- des facteurs génétiques
- un mode de vie et un régime alimentaire malsains
- les toxines environnementales

- des émotions négatives accumulées

Traitement ayurvédique des maladies auto-immunes

Le traitement ayurvédique vise à rétablir l'équilibre des doshas et la fonction immunitaire normale de l'organisme. Les thérapies peuvent inclure

- Régime alimentaire ayurvédique : Personnalisé pour équilibrer des doshas spécifiques.
- Herbes médicinales : utilisées pour renforcer le système immunitaire.
- Méditation et yoga : pour réduire le stress et améliorer la santé mentale.
- Exercices de respiration : pour augmenter l'énergie et la concentration.
- Massage ayurvédique : pour favoriser la relaxation et l'élimination des toxines.

Le but ultime de ces thérapies est de renforcer le système immunitaire, de réduire l'inflammation et de favoriser la guérison naturelle de l'organisme.

Dans le cas de la SEP, cette maladie est connue sous le nom de « Vata Vyadhi » en Ayurveda. Elle serait causée par un déséquilibre du dosha Vata, entraînant une inflammation et des lésions du système nerveux.

Voici quelques pratiques et conseils de vie saine qui peuvent contribuer à renforcer votre système immunitaire:

- Alimentation équilibrée : Adoptez une alimentation basée sur des aliments frais, naturels, biologiques et de saison. Incluez des céréales complètes, des fruits, des légumes, des légumineuses, des noix, des graines et des épices comme le curcuma, le gingembre et la cannelle. Évitez les aliments transformés, frits, épicés, salés ou sucrés, et limitez votre consommation de produits laitiers et de viande rouge.

- Hydratation : boire suffisamment d'eau tout au long de la journée pour maintenir le corps bien hydraté et favoriser l'élimination des toxines.

- Mode de vie actif : bougez et faites de l'exercice régulièrement. Cela améliorera la circulation sanguine, la respiration et le système lymphatique, renforçant ainsi votre immunité.

- Sommeil adéquat : Dormez suffisamment, car le sommeil est essentiel à la réparation et à la régénération de l'organisme. Le manque de sommeil peut affaiblir le système immunitaire.

- Gestion du stress : évitez le stress et pratiquez des techniques de relaxation telles que le yoga, la méditation ou la respiration profonde. Le stress chronique peut affaiblir le système immunitaire.

- Santé mentale et émotionnelle : Cultivez un esprit sain et des émotions positives. Pratiquez le pardon, la gratitude, l'humilité et l'empathie, car un esprit calme et positif contribue à renforcer le système immunitaire.

L'adoption de ces pratiques peut vous aider à maintenir un système immunitaire robuste et à améliorer votre état de santé général.
Pour traiter correctement le système nerveux, connu en Ayurveda sous le nom de majja dhatu, il est essentiel de rétablir l'équilibre des qualités de l'eau et de l'air dans ce tissu. Ce processus commence par l'incorporation des qualités de ces éléments par les sens et leur bonne digestion.
Lorsque le dosha vata s'est déséquilibré et a affecté le dhatu majja, un traitement efficace en Ayurveda consiste à augmenter la quantité de l'élément eau dans le régime alimentaire. Les aliments à forte teneur en eau peuvent être particulièrement bénéfiques.

Voici quelques exemples d'aliments humides qui peuvent aider à équilibrer le dosha vata:

- Fruits juteux : pastèque, melon, oranges et raisins.
- Légumes frais : concombres, courgettes et céleri.
- Bouillons et soupes : de préférence faits maison avec des ingrédients frais.
- Smoothies et jus naturels : préparés avec des fruits et des légumes frais..

Lorsque vata est entré dans le dhatu majja, le patient doit recevoir des plantes ayant une action tonifiante et sédative. L'ashwagandha et la tige de pushpi comptent parmi les meilleures plantes de ce type. Le jatamamsi et le bala sont d'autres plantes bénéfiques lorsqu'elles sont correctement combinées.

Nous examinerons ci-dessous ces quatre plantes.

➢ ASHWAGANDHA

L'ashwagandha (Withania somnifera), également connu sous le nom de ginseng indien ou bufera, est une plante médicinale utilisée dans la médecine traditionnelle indienne depuis des milliers d'années. Son nom vient du sanskrit « ashwa » (cheval) et « gandha » (odeur), car ses racines ont une odeur semblable à celle du cheval. Originaire de l'Inde, du Pakistan et du Sri Lanka, l'ashwagandha est aujourd'hui cultivée dans d'autres parties du monde.

L'ashwagandha est mentionnée dans d'anciens textes ayurvédiques tels que le Charaka Samhita et le Sushruta Samhita, où elle est décrite comme un remède rajeunissant et anti-inflammatoire. Il a été utilisé pour traiter diverses affections, notamment le stress, l'anxiété, la fatigue et l'infertilité.

Implication dans la SEP (stress et anxiété)
L'ashwagandha est connue pour ses propriétés adaptogènes, c'est-à-dire qu'elle aide l'organisme à s'adapter au stress. Des études récentes ont montré qu'elle peut réduire le taux de cortisol (l'hormone du stress) et améliorer les symptômes de l'anxiété et de la dépression. Elle a également été étudiée pour ses effets anti-inflammatoires et antioxydants, qui peuvent être bénéfiques pour la santé cardiovasculaire et métabolique.

Dosage recommandé
Le dosage de l'ashwagandha peut varier en fonction de l'objectif et de la formulation du complément. Toutefois, le dosage couramment recommandé est de 500 mg à 1 500 mg d'extrait standard par jour, répartis en deux prises.

➢ SCION PUSHPI

Son nom vient du sanskrit, où « scion » signifie « pousse » ou « croissance » et « pushpi » se réfère à la « fleur ». Cette plante est traditionnellement utilisée pour soutenir la santé du système nerveux et améliorer la mémoire et la concentration.

La tige de pushpi est originaire de l'Inde et est utilisée dans la médecine ayurvédique depuis des siècles. En Ayurveda, cette plante est considérée comme aidant à équilibrer les doshas (Vata, Pitta et Kapha) et est particulièrement bénéfique pour le majja dhatu (système nerveux).

La tige de Pushpi est utilisée pour ses propriétés adaptogènes et neuroprotectrices. Elle contribue à réduire la dégénérescence neuronale et à améliorer les fonctions cognitives.

La tige de pushpi se présente sous forme de poudre ou de gélules. Le dosage peut varier, mais il est généralement recommandé entre 500 mg et 1 000 mg par jour, répartis en deux prises.

➤ JATAMAMSI

Le jatamamsi (également connu sous le nom de Nardostachys jatamansi ou Nard indien) est une plante vivace appartenant à la famille des chèvrefeuilles. Elle pousse dans l'Himalaya, principalement dans des régions telles que le Népal, l'Inde et le Bhoutan. La plante est connue pour son huile essentielle aromatique de couleur ambrée, traditionnellement utilisée pour ses propriétés sédatives et médicinales.

Le jatamamsi a une histoire riche qui remonte aux civilisations anciennes. Les Mésopotamiens la connaissaient vers 3000 avant J.-C. et la mentionnent dans leur écriture cunéiforme. La plante a été exportée en Assyrie, en Égypte et en Grèce, où elle était connue sous les noms de Sumbul-e-Hind et Nardus, respectivement. Dans la Bible, elle est mentionnée sous le nom de Nard. La plante était très appréciée pour son utilisation en tant qu'encens, parfum et tonique nerveux.

Il est souvent utilisé dans la médecine traditionnelle pour ses propriétés anti-inflammatoires et neuroprotectrices. Certaines études suggèrent que son huile essentielle dans un bain chaud peut aider à réduire le stress et à améliorer le sommeil, ce qui peut être bénéfique pour les patients atteints de sclérose en plaques.

➢ BALA

Son nom sanskrit, « Bala », signifie « force ». Cette plante est originaire de l'Inde et est utilisée depuis des milliers d'années pour ses nombreux bienfaits pour la santé.
Le bala est une plante vivace qui pousse dans des sols difficiles et que l'on trouve communément dans les régions tropicales et subtropicales de l'Inde et du Sri Lanka. Il est connu pour ses propriétés anti-inflammatoires, cardiotoniques et reconstituantes. Dans l'Antiquité, elle était mentionnée dans des textes ayurvédiques tels que le Charaka Samhita et le Sushruta Samhita.

Dans le cadre de la sclérose en plaques, le Bala est utilisé pour ses propriétés anti-inflammatoires et adaptogènes, qui peuvent contribuer à réduire l'inflammation et à améliorer la fonction immunitaire.

Bala se présente sous forme de poudre ou de gélules. La forme d'administration peut varier en fonction des préférences du patient et des recommandations du professionnel de la santé. Le dosage peut varier, mais il est généralement recommandé entre 500 mg et 1 000 mg par jour, répartis en deux prises.

EFT TAPING

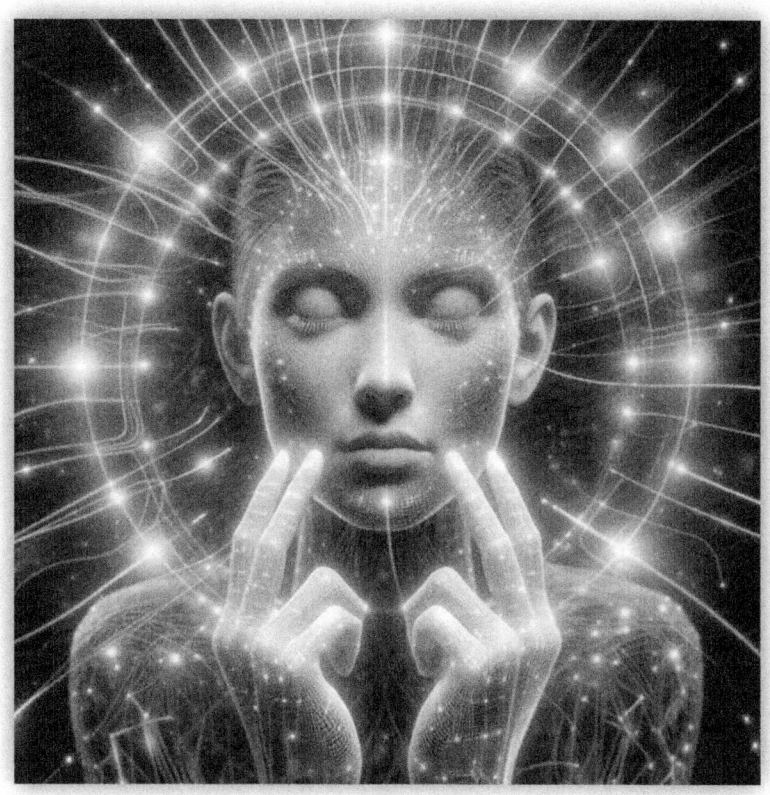

L'EFT (Emotional Freedom Techniques) est une technique de guérison qui combine des éléments de la psychologie occidentale et de la médecine orientale. Elle consiste à tapoter doucement du bout des doigts sur des points spécifiques du corps tout en évoquant une émotion négative ou un problème.
L'objectif est de débloquer l'énergie stagnante et de rétablir l'équilibre énergétique du corps, ce qui peut contribuer à réduire le stress, l'anxiété et d'autres symptômes émotionnels et physiques. Cette technique est facile à apprendre et peut être pratiquée à tout moment et en tout lieu.
Elle envoie une réponse apaisante au corps et est reconnue par

l'amygdale comme un indicateur de sécurité qui aide à calmer le système nerveux et à rétablir l'équilibre énergétique dans le corps.
Les problèmes physiques peuvent être éliminés étonnamment rapidement, ainsi que les problèmes émotionnels (effets secondaires de la douleur chronique tels que le stress, la dépression, les phobies, l'insomnie, les névralgies, etc...) car il rééquilibre le système énergétique du corps.
Avec le Tapping, le patient dispose d'un outil scientifiquement approuvé pour soutenir et amplifier le processus thérapeutique au cours de la guérison, assurant ainsi un bien-être à long terme.

Fonctionnement :

Basé sur les principes de l'acupuncture et de la psychologie, le tapotement des doigts se concentre sur des terminaisons nerveuses spécifiques du corps, tout en le combinant avec des phrases spécifiques.

Marche à suivre :

1) Déterminer le problème, en l'occurrence la sclérose en plaques.
2) Mesurer l'intensité émotionnelle du problème sur une échelle de 0 à 10
3) Les tapotements sont appliqués aux huit points tout en prononçant à voix haute ou à voix basse - cinq et sept tapotements sur chaque point et chaque phrase.
4) L'intensité émotionnelle du problème est ensuite mesurée entre 0 et 10.
5) En règle générale, il est préférable de ramener l'intensité du « négatif » à 5 sur 10 avant de passer au positif, puis de continuer à tapoter sur le positif jusqu'à ce que la charge émotionnelle négative soit tombée à 3 ou moins.

Explication des points :

PK : Le point de karaté (abrégé PK) est situé au centre de la partie charnue du bord de la main (n'importe quelle main) entre le haut du poignet et la base de l'auriculaire, ou .... en d'autres termes, la partie de la main que l'on utilise pour donner un coup de poing de karaté.

C : Coronille. Si l'on trace une ligne partant d'une oreille, passant par la tête, jusqu'à l'autre oreille, et une autre ligne partant du nez jusqu'à la nuque, C est l'endroit où se trouve l'intersection de ces deux lignes.

S : Sourcil, juste au-dessus et d'un côté du nez. Ce point est abrégé S pour début du sourcil.

CO : sur l'os à côté du coin de l'œil. Ce point est abrégé CO pour le côté de l'œil.

SO : Dans l'os sous l'œil, à environ 1 pouce sous la pupille. Ce point est abrégé SO sous l'œil..

BN : Dans la petite zone située entre le bas du nez et le haut de la lèvre supérieure. Ce point est abrégé BN pour bas du nez.

BL : à mi-chemin entre la pointe du menton et le bas de la lèvre inférieure. Ce point est abrégé BL pour bas des lèvres.

Cl : Point de jonction entre le sternum, la clavicule et la première côte. Pour la localiser, placez d'abord votre index dans l'encoche en forme de U au sommet du sternum (près de l'endroit où se trouve le nœud de cravate chez l'homme). Depuis le bas du U, descendez l'index vers le nombril sur 2 cm, puis allez vers la gauche (ou la droite) sur 2 cm. Ce point est abrégé Cl pour clavicule, bien qu'il ne se trouve pas sur la clavicule elle-même. Il se trouve au début de la clavicule et nous l'appelons le point clavicule parce que c'est beaucoup plus facile à dire que « la jonction du sternum, de la clavicule et de la première côte ».

SB : Sur le côté du corps, en un point situé au niveau du mamelon (pour les hommes) ou au milieu de la bretelle du soutien-gorge (pour les femmes). Il se situe à environ 10 cm sous l'aisselle. Ce point est abrégé SB sous le bras.

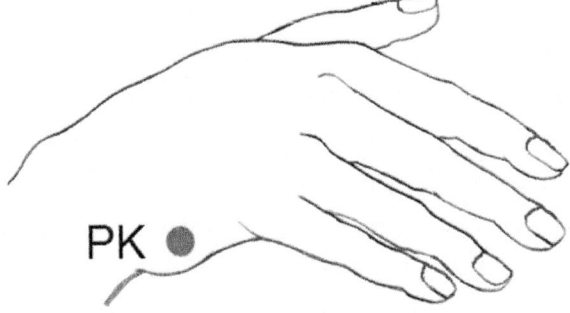

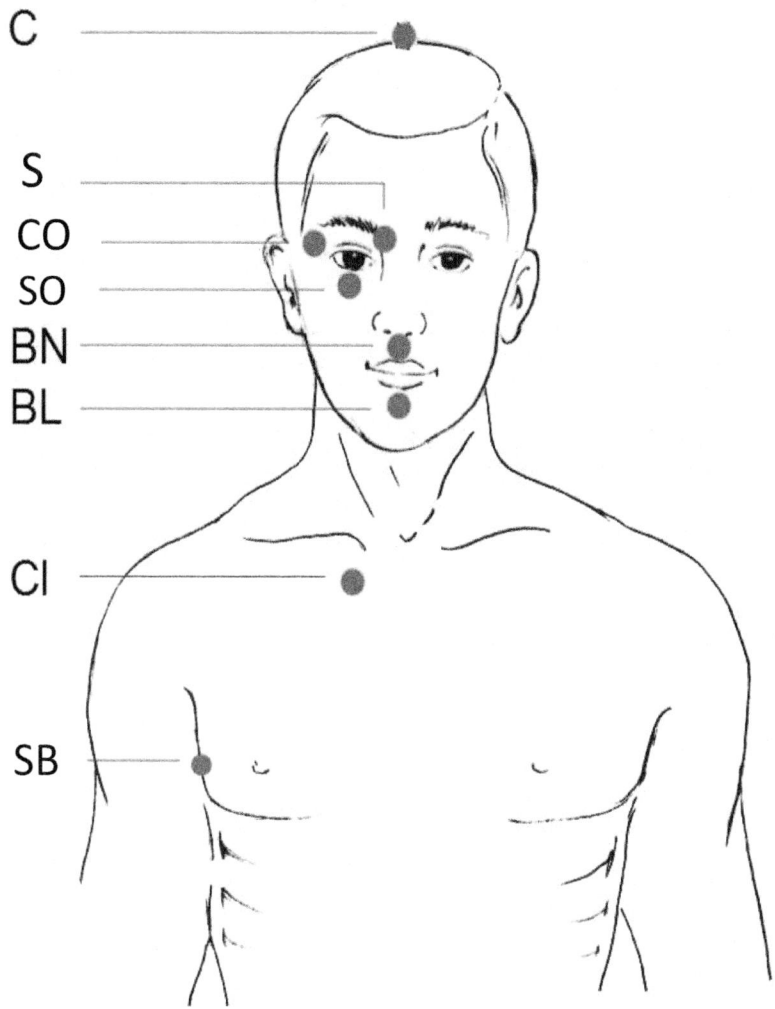

- Certains points de tapotement ont deux points, un de chaque côté du corps. Par exemple, le point « sourcil » du côté droit du corps a un point double du côté gauche du corps. Il suffit de tapoter l'un de ces deux points. Toutefois, si vous avez les deux mains libres, vous pouvez certainement toucher les deux côtés.
- Vous pouvez également changer de côté lorsque vous stimulez ces points. Par exemple, vous pouvez toucher le « point karaté » de la

main gauche et le point des sourcils du côté droit du corps. Cela rend le processus de tapotement plus confortable.
- Le tapotement se fait avec deux doigts ou plus. Cela permet de couvrir une plus grande surface et de s'assurer que les tapotements couvrent le bon point.
- Bien que vous puissiez tapoter avec les doigts de n'importe quelle main, la plupart des gens utilisent leur main dominante. Par exemple, les droitiers tapotent avec les doigts de la main droite tandis que les gauchers tapotent avec les doigts de la main gauche.
- Tapez environ 5 fois sur chaque point. Il n'est pas nécessaire de compter le nombre de tapotements, car tout nombre compris entre 3 et 7 tapotements sur chaque point est suffisant. La seule exception concerne la phase de préparation où le point de Karaté est tapé continuellement tout en répétant certaines formulations standard.
Ce processus est facilement mémorisable. Une fois le point Karaté touché, les autres points descendent le long du corps. Le point Sourcil, par exemple, se trouve sous la Couronne. Le côté de l'œil se trouve sous le point des sourcils. Et ainsi de suite en descendant le long du corps.

Application du tapping:

Le langage que nous utilisons cible toujours le négatif. C'est essentiel car c'est le négatif qui crée les perturbations énergétiques qui sont effacées par la recette de base de l'EFT (et qui apporte donc la paix au système). La méthode EFT doit cibler le négatif afin de le neutraliser. Cela permet à nos éléments positifs naturels de remonter à la surface.

Déclaration initiale

« Même si je souffre de sclérose en plaques,
Je m'accepte profondément et totalement / Je choisis de lâcher prise maintenant / Je choisis de me détendre maintenant."

1. point de karaté : Même si je souffre de sclérose en plaques, je m'accepte profondément et totalement.
2. Point de karaté : Même si j'ai la SEP, je choisis de lâcher prise maintenant.

3. Point de karaté : Même si j'ai la SEP, je choisis de la libérer maintenant.
4. Sourcil : Cette douleur dans mon visage...
5. Près de l'œil : Cette douleur insupportable...
6. Sous l'œil : Elle m'enlève tant de joie de vivre...
7. Sous le nez : Rien de ce que je fais ne m'aide vraiment...
8. Menton : j'ai déjà essayé tellement de choses pour me débarrasser de ma douleur...
9. Clavicule : je suis tellement fatiguée de ces douleurs...
10. Aisselle : Depuis si longtemps déjà, sans succès...
11. Couronne : Cette douleur due à la sclérose en plaques est si frustrante.

Respirez profondément et demandez toujours après 2 ou 3 cycles : Comment la douleur a-t-elle évolué ? Comment sont les chiffres maintenant ? Ont-ils augmenté ? Ont-ils diminué ? Qu'est-ce qui est apparu ? La douleur a-t-elle changé ? S'est-elle déplacée dans le corps ?

Ensuite, nous pouvons passer à un nouveau cycle positif cette fois-ci.:
Cycle positif :

1. sourcil : je suis prêt à donner une autre chance.....
2. Côté de l'œil : Je me sens suffisamment en sécurité pour laisser aller toute ma douleur...
3. Sous l'œil : Je choisis d'effacer cette douleur dans mon corps...
4. Sous le nez : Je sais que je peux vivre sans douleur...
5. Sous le menton : je me libère de toutes mes douleurs...
6. Clavicule : je choisis de me détendre en ce moment...
7. Aisselle : et je me libère de toutes mes tensions et de toutes mes douleurs...
8. Couronne : Toute ma tension et ma douleur se dissolvent complètement en ce moment.

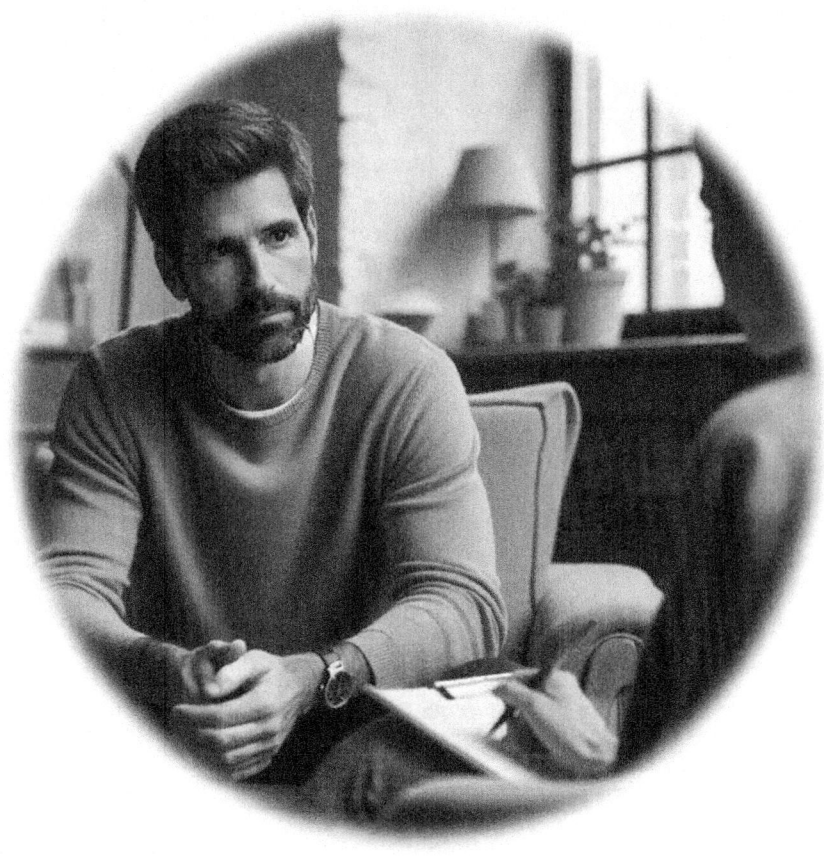

BIONEUROÉMOTION

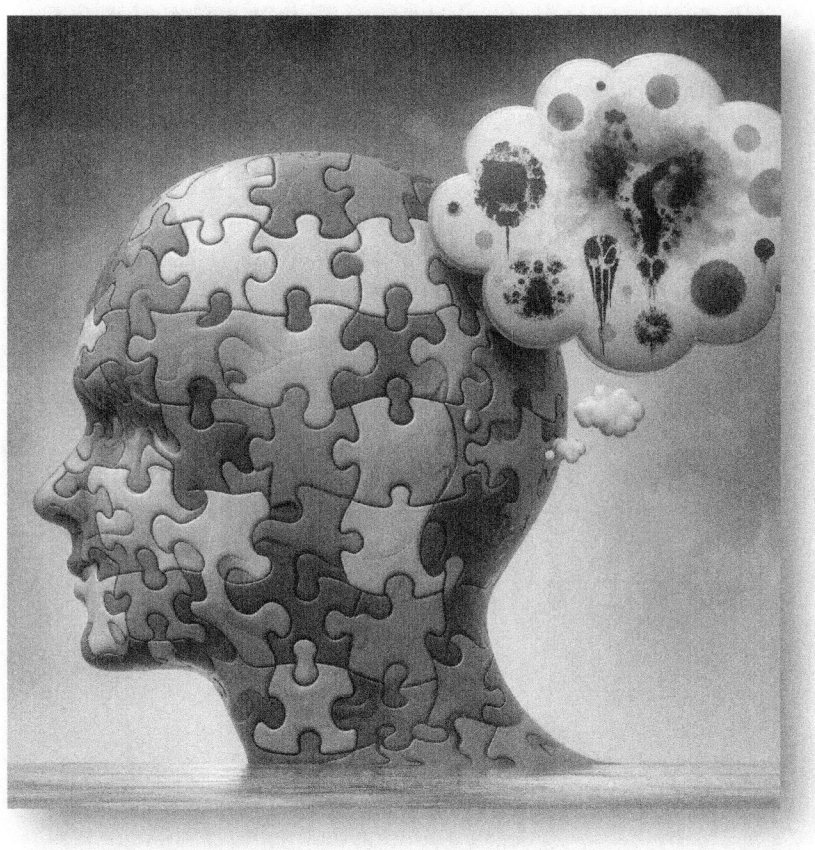

La bio-neuroémotion provient du décodage. Le bio-décodage est une méthodologie développée par le Dr Ryke Geerd Hamer, un médecin oncologue allemand. Hamer a proposé que les conflits émotionnels non résolus soient responsables de nombreuses maladies physiques. Selon cette théorie, le corps utilise les symptômes pour tenter de résoudre ces conflits émotionnels sous-jacents.
La bio-neuro-émotion est une méthodologie développée par Enric Corbera qui cherche à intégrer le corps, l'esprit et les émotions pour promouvoir la santé et le bien-être. Elle repose, comme la

biodescodification, sur l'idée que les conflits émotionnels peuvent déclencher ou aggraver des maladies physiques, et que la résolution de ces conflits peut être la clé du traitement et de la prévention de diverses affections.

La bio-neuroémotion repose sur plusieurs disciplines scientifiques, notamment la psychoneuroimmunoendocrinologie, l'épigénétique comportementale et la biologie. Ces disciplines étudient l'interaction entre le système nerveux, le système immunitaire, le système endocrinien et les émotions. La bio-neuroémotion utilise ces connaissances pour comprendre comment les émotions et les conflits émotionnels peuvent influencer la santé physique.

Le processus de Bioneuroemotion est divisé en quatre phases :

- Analyse : Identifier une situation de stress, de conflit interpersonnel ou de blocage physique/émotionnel.

- Compréhension : connaître l'origine des conflits émotionnels liés à la situation.

- Apprendre : retrouver un rôle proactif dans la nature du conflit.

- Application : acquérir des ressources et les appliquer pour trouver de nouvelles solutions et améliorer le bien-être.

Les objectifs de Bioneuroemotion sont les suivants :

- Promouvoir un changement de perception des conflits qui génèrent le stress.
- Gérer l'impact des émotions sur la santé.
- Renforcer les compétences de gestion émotionnelle pour améliorer le bien-être personnel.
- Comprendre l'influence de l'histoire familiale sur les problèmes actuels et les relations interpersonnelles.

Dans le contexte de la sclérose en plaques, la bio-neuroémotion peut être utile pour identifier et gérer les conflits émotionnels qui peuvent contribuer aux symptômes de la maladie tels que la fatigue et la

douleur. En traitant ces conflits, elle vise à améliorer la qualité de vie des patients et à réduire l'impact de la maladie sur leur vie quotidienne.
Dans le traitement de la sclérose en plaques, BioNeuroEmotion prend en compte plusieurs éléments clés :
- La maladie présente des caractéristiques communes aux maladies dites auto-immunes : automutilation, sentiment de culpabilité et dévalorisation profonde. Personnellement, je ne retiendrai que la dernière caractéristique car elle ne consiste pas en une automutilation. Le corps ne s'attaque jamais à lui-même, étant le résultat d'une agression virale et non de notre système immunitaire.
- La sclérose en plaques est une maladie chronique. Il est essentiel de prendre en compte tous les conflits bloquants, y compris le conflit diagnostique.
- En raison de son impact sur le système nerveux central, ces personnes ont tendance à être très mentales, indécises, et se mettent souvent des barrières. En outre, elles peuvent avoir des comportements incohérents.
- Il est essentiel d'identifier le premier symptôme de la maladie, car il détermine la nature du conflit sous-jacent. Par exemple, si le premier symptôme est visuel, il est important d'explorer les aspects de la vie auxquels la personne ne veut pas faire face ou qu'elle ne veut pas voir.
- Il est important de rechercher ce qui s'est passé dans la vie de la personne environ six mois avant l'apparition des premiers symptômes. Le conflit fondamental qui déclenche la sclérose en plaques est souvent une situation de double contrainte. Au lieu d'avoir à choisir entre deux voies, la personne doit trouver son propre chemin.
- Il est essentiel d'informer la personne que la phase de guérison est inflammatoire et que les symptômes peuvent ressembler à une nouvelle poussée de sclérose en plaques. C'est essentiel, car si la personne pense que son état s'est aggravé, elle risque de se bloquer émotionnellement. Cette phase peut être prolongée et dépend de l'ancienneté du diagnostic de SEP.

La sclérose en plaques repose sur plusieurs conflits fondamentaux présentant les caractéristiques suivantes:

- Une profonde dévalorisation de soi, exprimée par des phrases telles que « je ne suis pas capable de... », « je n'ai pas l'énergie pour vivre », « les obligations sont difficiles à accepter ».
- Un conflit de double obligation qui paralyse physiquement et mentalement. La personne perçoit que bouger la met en danger, comme si bouger était une menace pour sa vie. Elle ne veut pas bouger ou se sent empêchée de bouger, ce qui bloque son développement personnel.
- Elle peut affecter les muscles des membres inférieurs ; la personne ne peut pas se tenir debout. La notion archaïque de verticalité (réelle ou symbolique), l'idée que tomber c'est mourir, ou que quelque chose peut vous tomber dessus et vous écraser, doit être explorée. Il s'agit d'un problème de survie à un niveau archaïque.
- Elle peut affecter les muscles des membres inférieurs, empêchant la personne de se tenir debout. Il est essentiel d'explorer l'idée ancestrale de verticalité, réelle ou symbolique, où la chute est perçue comme synonyme de mort, ou la peur que quelque chose tombe et écrase la personne. Il s'agit d'une question de survie à un niveau très primitif.
- Conflit de séparation : « je veux me séparer et on ne me laisse pas faire », « je me vois séparé de ma sécurité », « dans ma famille on ne me permet pas de développer mes projets, on m'empêche de partir », etc..

Je préfère ne pas aller plus loin dans cette thérapie, car il faudrait un autre livre pour tout expliquer en détail. Cependant, mon objectif est de vous permettre de prendre conscience en explorant votre passé afin d'identifier les conflits qui ont pu contribuer au renforcement de cette pathologie. Souvent, le simple fait de prendre conscience d'un conflit émotionnel passé peut avoir un impact positif sur le processus de guérison. Bien sûr, ce conflit ne se manifeste pas en l'absence d'un virus qui vous agresse au milieu de circonstances favorables à sa propagation.

APPROCHE ÉMOTIONNELLE

Les émotions jouent un rôle central dans le jeu des maladies, car elles ont un impact significatif sur la santé physique et mentale d'une personne. Voici quelques raisons clés qui soulignent leur importance :

- **Interaction corps-esprit** : les émotions peuvent influencer la santé physique par le biais de l'interaction corps-esprit. Par exemple, le stress chronique peut affaiblir le système immunitaire, ce qui accroît la vulnérabilité aux maladies et rend le rétablissement plus difficile. De même, des émotions telles que l'anxiété ou la dépression peuvent se manifester par des symptômes physiques, tels que des maux de tête, des problèmes gastro-intestinaux ou de la fatigue.

-**Réponse au stress** : les émotions peuvent déclencher des réponses physiologiques au stress, telles que l'accélération du rythme cardiaque, une respiration rapide et la libération d'hormones de stress comme le cortisol et l'adrénaline. Si ces réactions sont chroniques ou intenses, elles peuvent contribuer au développement de diverses maladies, telles que les maladies cardiaques, les troubles digestifs ou les troubles de l'humeur.

- **Le mode de vie et les comportements** : Nos émotions peuvent influencer nos comportements et nos choix de vie. Par exemple, le stress peut conduire à des comportements malsains tels que la suralimentation, le tabagisme, la consommation excessive d'alcool ou le manque de sommeil. Ces comportements peuvent augmenter le risque de développer des maladies chroniques telles que l'obésité, le diabète de type 2, les maladies cardiaques et certains types de cancer.

- **Adaptation et rétablissement** : Les émotions jouent également un rôle important dans la manière dont nous faisons face à la maladie et dont nous nous en remettons. Le soutien émotionnel, la résilience et une attitude positive peuvent améliorer la résistance et favoriser une meilleure qualité de vie pendant la maladie.

En somme, les émotions sont intrinsèquement liées à la santé et à la maladie, et il est crucial d'aborder les aspects émotionnels et physiques du bien-être afin d'atteindre une santé optimale et une meilleure qualité de vie.

Lorsqu'une personne affirme ne jamais ressentir d'émotions intenses, il peut y avoir plusieurs raisons sous-jacentes à ce phénomène :

- La personne peut ne pas être consciente de ses propres sentiments, ce qui l'empêche de reconnaître et d'exprimer ses émotions.
- Il se peut qu'elle réprime ses véritables émotions, optant pour une façade d'indifférence ou d'apathie afin de se protéger.
- Certaines personnes ont adopté un mécanisme de défense consistant à se convaincre qu'elles ne ressentent pas d'émotions, afin de faire face à des situations difficiles ou traumatisantes.
- L'influence de l'environnement social peut également jouer un rôle important. Les personnes qui passent beaucoup de temps avec des individus qui expriment ouvertement leurs émotions peuvent se sentir déplacées ou incapables de se connecter à leur propre monde émotionnel.

Il est essentiel de comprendre que tout le monde, même ceux qui prétendent ne pas ressentir d'émotions, est soumis à la complexité de l'expérience humaine. Même dans les cas de dépersonnalisation, où l'on perçoit une déconnexion émotionnelle, il existe un état sous-jacent qui mérite d'être reconnu.

Le tabou qui entoure les émotions conduit souvent les gens à cacher leurs sentiments, soit par crainte d'un jugement extérieur, soit par peur de perdre le contrôle. Cependant, ce phénomène est ancré dans la nature humaine ; nos émotions font partie intégrante de notre identité.

Dans la société contemporaine, caractérisée par une pression et une manipulation émotionnelles constantes, il est essentiel de reconnaître et de valider nos propres émotions. Ce n'est qu'ainsi que nous pouvons faire face aux défis avec authenticité et compréhension, plutôt que de laisser des facteurs externes déformer et saper notre expérience émotionnelle.

Dans notre monde, les personnes incomprises, dont les gestes, les paroles et les intentions sont souvent mal interprétés par leur entourage, sont légion. Ces réflexions n'ont pas pour but de pointer les défauts ou de reconstruire les personnes selon les désirs des autres. Il ne s'agit pas de se contenter d'être ce que les autres attendent de nous. Une telle attitude pourrait nous priver de nos vertus et de nos forces émotionnelles les plus authentiques et les plus essentielles en ne leur accordant pas la valeur qu'elles méritent.

Comprendre nos émotions ne devrait pas être une question de jugement, mais d'empathie et de compréhension mutuelle. Au lieu de nous déchirer, nous devrions nous tendre la main dans un esprit de solidarité et de compréhension. Cet espace explore les raisons qui sous-tendent nos émotions, car une telle compréhension peut nous protéger des blessures émotionnelles.

Nous sommes des êtres émotionnellement chargés et complexes. Chercher à changer les gens en soulignant leurs défauts, leurs faiblesses et leurs limites émotionnelles n'est pas une manière efficace d'aborder les questions de santé holistique, qu'elles soient spirituelles, physiques, émotionnelles ou mentales. Nous devons plutôt construire des ponts qui renforcent le bien-être émotionnel et spirituel de chaque individu, en lui fournissant des outils pour se rétablir et s'épanouir.

Il est essentiel de faire la distinction entre soutenir une personne dans son parcours de guérison et suggérer subtilement que ses défauts la définissent comme une personne négative ou qu'elle doit s'améliorer pour atteindre certains standards de valeur. Au contraire, nous devons cultiver un environnement de compréhension et de soutien mutuels, en reconnaissant l'humanité partagée dans nos expériences émotionnelles et en cherchant des solutions qui favorisent l'authenticité et le bien-être de chaque personne.

Chacun d'entre nous est un univers d'émotions en mouvement

constant. Certains d'entre nous ressentent ces émotions de manière plus profonde et plus palpable, un phénomène qui déconcerte encore la science et la médecine dans leur ensemble. Au cœur de chaque individu se trouve une source unique d'émotions, façonnée par nos expériences, nos perceptions et nos réponses au monde qui nous entoure.

Les blessures émotionnelles font partie intégrante de notre existence, et la façon dont nous les traitons varie considérablement d'une personne à l'autre. Pour beaucoup, la thérapie émotionnelle offre une voie vers la guérison et la compréhension de ces blessures. Toutefois, il est essentiel de reconnaître qu'il n'existe pas d'approche unique qui convienne à tout le monde.

La décision de rechercher une aide professionnelle, que ce soit auprès d'un psychologue, d'un psychiatre, d'un psychanalyste, d'un thérapeute, d'un conseiller spirituel ou d'un coach personnel, est très personnelle et dépend des besoins de chacun. Chacun de ces professionnels aborde les émotions selon des perspectives différentes, ce qui influence considérablement l'expérience de l'individu dans sa recherche d'un soutien émotionnel.

Le choix du bon type de professionnel peut déterminer si une personne reçoit les outils et le soutien nécessaires pour faire face efficacement à ses défis émotionnels. Il s'agit d'un parcours personnel et unique, où le lien et la compréhension entre le praticien et l'individu jouent un rôle crucial dans le processus de guérison et de croissance émotionnelles.

Les émotions sont comme une mer en perpétuelle évolution, où chaque vague peut entraîner des expériences à la fois subtiles et intenses. La manière dont chaque individu gère ces marées émotionnelles est aussi variée que les émotions elles-mêmes : certains peuvent réagir de manière impulsive, courir, crier, tandis que d'autres peuvent se réfugier dans le silence, chercher du réconfort auprès d'autres personnes ou simplement faire comme si rien ne s'était passé.

Il ne s'agit pas ici de vous transformer en une « meilleure » version de vous-même pour répondre à vos défis émotionnels, ni de corriger vos méthodes de traitement émotionnel. La réalité est que, quelle que soit votre sérénité, il y aura toujours des événements susceptibles de perturber votre équilibre émotionnel.

De plus, le terme « correct », appliqué à la personnalité et aux émotions, comporte un jugement implicite. Certains s'empressent de vous reprocher de montrer vos émotions authentiques. Ils veulent influencer vos réactions émotionnelles, que ce soit par des traitements médicamenteux, des techniques à la mode ou un jargon scientifique, dans le but de contrôler votre expérience émotionnelle plutôt que de vous permettre de l'explorer et de la comprendre par vous-même.

Une perception courante des neurosciences est qu'elles ont progressé de manière exponentielle au cours des dernières décennies, mais cette notion est peut-être plus illusoire que réelle. Malgré les avancées, les neurosciences restent largement dans le domaine de la théorie. Lorsqu'une avancée est revendiquée, il s'agit en fait de suggérer : « Nous avons une théorie sur ce qui pourrait se passer dans le cerveau ».

L'utilisation du terme « neurosciences » donne souvent l'impression qu'il existe des secrets profonds qui échappent à notre compréhension. Cela peut nous éblouir et nous amener à penser : « C'est incroyable, ils ont atteint un niveau de maîtrise sur quelque chose que je ne peux même pas commencer à comprendre ».

Les neurosciences, bien que fascinantes, n'offrent pas de réponses définitives à ceux qui se battent depuis longtemps pour trouver des solutions à leurs maux, sans succès. Malgré les approches de pointe en matière de santé mentale et émotionnelle, y compris la neurologie et diverses modalités alternatives basées sur les neurosciences, le mystère plane toujours sur le fonctionnement du cerveau face aux maladies chroniques et aux défis émotionnels persistants.

Nous sommes souvent dans l'ignorance de ce qui se passe réellement dans le cerveau, car la technologie conventionnelle des cabinets médicaux n'est pas toujours assez sophistiquée pour révéler les détails les plus intimes du fonctionnement du cerveau. Même après une IRM ou un scanner, aucune anomalie cérébrale apparente ne peut être détectée, ce qui peut nous amener à attribuer les problèmes à notre esprit et à notre « câblage », et à nous sentir obligés de corriger nos pensées pour obtenir la guérison.

Malheureusement, l'objectif fondamental de préserver la santé du cerveau semble être relégué au second plan dans le domaine des neurosciences. La discipline n'est pas encore assez proche de cet objectif premier.

Nous ne pouvons pas ignorer l'attitude bien ancrée de la science et de la recherche médicale à l'égard de la santé mentale, et les conséquences douloureuses que cette perspective a entraînées. Pendant des décennies, les maladies et les troubles émotionnels chroniques ont déconcerté ces disciplines, les enveloppant d'une aura de mystère qui a justifié des actions extrêmes au nom du progrès scientifique.

Les lobotomies, interventions chirurgicales pratiquées principalement sur des jeunes femmes dans une tentative désespérée de soulager l'anxiété et d'autres troubles émotionnels, en sont un exemple effrayant. Ces interventions visaient à déconnecter certaines connexions nerveuses, voire à retirer du tissu cérébral du lobe frontal, où les émotions étaient censées résider et être traitées. On promettait qu'après la lobotomie, les patients connaîtraient une amélioration significative, les libérant de l'anxiété, des crises émotionnelles et d'autres manifestations de troubles mentaux.

Dans les années 1940, 1950 et même 1960 et 1970, les jeunes femmes qui défiaient les normes sociales étaient considérées comme des candidates idéales pour de telles interventions, souvent pratiquées contre leur volonté. Ce chapitre sombre de l'histoire médicale révèle les terribles erreurs et excès perpétrés au nom du progrès scientifique, laissant un héritage de souffrances et de traumatismes à des milliers de personnes affectées et à leurs familles.

La lobotomie est un phénomène qui n'appartient pas à un passé lointain, mais qui s'est produit du vivant de nombreuses personnes qui lisent peut-être ce message en ce moment même. Bien que la pratique de cette procédure ait diminué, elle existe toujours dans les coins les plus sombres de la science et de la médecine moderne. Aujourd'hui, des formes de coercition et de traitement forcé persistent dans le domaine de la santé mentale. Lorsque le comportement d'une personne est jugé incontrôlable, les membres de la famille ou les autorités peuvent encore avoir la possibilité de placer cette personne dans une clinique, où on lui administrera des médicaments puissants sans son consentement, sans évaluer correctement s'ils sont nécessaires.

Cela souligne l'importance de la pensée critique face aux « solutions » que l'on nous propose pour les troubles cérébraux et nerveux. Bien que nous ayons l'impression de contrôler totalement nos émotions et notre vie, la réalité est que la vie est pleine d'événements et de défis imprévus qui peuvent nous ébranler profondément. Qu'il s'agisse de stress quotidien ou d'événements qui surviennent tous les dix ans, il est essentiel de préparer et de protéger notre cerveau et notre système nerveux en leur apportant ce dont ils ont réellement besoin.

Les gens cherchent des réponses, à la fois sur les causes réelles des problèmes émotionnels et de santé mentale et sur la manière de préserver la santé de leur cerveau. Ce désir de compréhension et de protection est fondamental dans la quête d'un bien-être mental durable et d'une vie épanouie.

Nous disposons d'un certain nombre d'outils, tels que les exercices de respiration, le yoga, les thérapies alternatives, la méditation, les affirmations et la pensée positive, qui nous permettent de soulager la douleur, la maladie et les problèmes cérébraux. Mais pourquoi continuons-nous à éprouver ces difficultés malgré ces pratiques ?

Tout au long de l'histoire, diverses techniques et systèmes de croyance ont tenté de traiter les problèmes mentaux et émotionnels, mais n'ont pas toujours réussi à s'attaquer aux véritables causes sous-jacentes ou à offrir des solutions efficaces. Nous nous trouvons souvent dans l'illusion que de nouvelles techniques et de nouveaux systèmes pourraient contenir la réponse que nous cherchons. Cependant, dans de nombreux cas, il s'agit simplement de variations sur le même ensemble d'outils et de croyances qui existent depuis longtemps, présentés différemment mais avec des changements minimes dans leur essence.

Il est important de reconnaître que nous ne devrions pas rejeter complètement les thérapies et les techniques visant notre santé mentale et spirituelle, ou éviter de les adopter si nous les trouvons utiles ou attrayantes. Beaucoup de ces pratiques peuvent apporter des bénéfices significatifs. Cependant, face à la souffrance, il est crucial de s'attaquer à la racine du problème plutôt que de rester dans des activités superficielles.

Lorsque le problème se situe au niveau du cerveau, il devient particulièrement impératif d'accéder aux connaissances essentielles et aux outils nécessaires non seulement à la guérison, mais aussi au maintien de la santé et du bien-être à long terme. Une fois que nous avons intégré ces connaissances fondamentales, nous pouvons alors explorer et adopter des thérapies ou des techniques qui nous attirent et nous procurent du plaisir.

Il est compréhensible qu'il soit difficile de mettre en œuvre des thérapies et des techniques lorsque nous sommes confrontés à des maladies et à des symptômes aussi débilitants : comment pouvons-nous faire des exercices de respiration lorsque nos nerfs sont attaqués par les neurotoxines du virus d'Epstein-Barr, que nos nerfs vagues et phréniques sont enflammés et que nous souffrons d'oppression thoracique, d'anxiété élevée et d'attaques de panique ? Comment pouvons-nous nous engager dans des programmes d'exercices physiques lorsque le corps est enflammé, ou effectuer des exercices de renforcement mental lorsque nous nous sentons fatigués et mentalement brumeux, et comment pouvons-nous nous concentrer sur des pensées positives lorsque nous faisons face à la dépression ?

Il est important de reconnaître et de respecter la souffrance des personnes qui éprouvent ces symptômes. Dans de nombreux cas, ces outils ne sont pas applicables dans leur état de détresse avancé. C'est pourquoi je suggère d'envisager leur mise en œuvre après avoir répondu aux besoins physiques dans le cas de ces pathologies.

Certains promoteurs de ces techniques mentales et émotionnelles vont parfois trop loin en essayant de nous convaincre que nos symptômes et nos maladies sont exclusivement le résultat de nos émotions. Or, la réalité est souvent différente : nos souffrances mentales et émotionnelles ont, dans la plupart des cas, des causes physiques. En répondant aux besoins physiques de notre cerveau et de notre système nerveux, nous pouvons trouver un soulagement à tous les niveaux.

Imaginez que vous naviguez dans un océan de ténèbres, avec seulement les lumières scintillantes d'une grande ville en arrière-plan. À mesure que vous vous approchez, vous vous émerveillez de l'enchevêtrement complexe de lumières qui se déploie devant vous, un réseau électrique qui s'étend sur des kilomètres. Imaginez maintenant que ce système n'est qu'une esquisse par rapport à

l'activité électrique qui se produit dans notre propre cerveau : un réseau de neurones formant une symphonie complexe d'impulsions et de connexions.
Chaque éclair d'activité cérébrale génère de la chaleur, comme de minuscules étincelles dans l'obscurité. Chaque pensée que vous émettez, chaque tâche que vous accomplissez, chaque mot que vous prononcez, remue ce réseau électrique, augmentant la tension. De 120 à 220, de 220 à 420... Pourtant, cette tension n'a rien à voir avec celle des lignes électriques ; c'est une forme unique du cerveau, une danse subtile d'énergie qui propulse notre esprit vers l'avant.

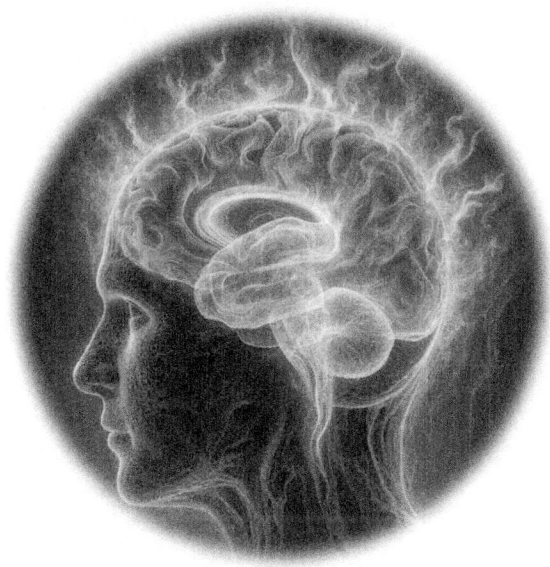

La capacité de notre cerveau à faire face à cette chaleur cérébrale dépend en grande partie de ses réserves. Ses neurotransmetteurs chimiques sont-ils robustes ou affaiblis ? L'équilibre hormonal est-il adéquat ? L'approvisionnement en glucose est-il suffisant pour alimenter son activité constante ? Si la plupart d'entre nous disposent d'un apport suffisant en oxygène cérébral, même ceux qui ne font pas d'exercice physique régulier, qu'en est-il de l'hydratation - fournissons-nous à notre cerveau suffisamment d'eau pour le maintenir dans un état optimal ? Qu'y a-t-il d'autre dans les profondeurs de notre cerveau ? Abrite-t-il un amalgame de métaux

lourds toxiques qui génèrent de la chaleur de leur propre chef ? Sommes-nous confrontés à la présence d'autres produits chimiques nocifs et traîtres ? Avons-nous recours à des médicaments pour traiter des troubles émotionnels ? Combien de fois avons-nous expérimenté des médicaments chargés de niveaux élevés de métaux lourds toxiques ? Avons-nous des blessures émotionnelles si profondes que la sensation de chaleur est constante et intense ? Notre cerveau est-il enflammé en raison de la présence de virus dans notre corps ?
Tous ces facteurs jouent un rôle crucial dans l'augmentation de la température du cerveau, et aucun d'entre nous n'échappe à leur influence si nous ne fournissons pas à notre cerveau ce dont il a réellement besoin : non seulement sur le plan émotionnel, mais aussi sur le plan physique. La guérison émotionnelle va au-delà de notre état mental, elle englobe également le bien-être physique de notre cerveau..

Tout au long de notre vie, nous sommes confrontés à des défis difficiles : trahison, perte, désolation, solitude et conflit. Ces expériences sont universelles et nous y sommes tous confrontés d'une manière ou d'une autre. Si la douleur émotionnelle est évidente, nous négligeons souvent son impact physique. Il est essentiel de renforcer physiquement notre cerveau afin de survivre aux blessures émotionnelles, quels que soient les défis auxquels nous sommes confrontés.

Lorsque nous subissons une perte ou une trahison, notre cerveau physique peut être endommagé, surtout s'il ne dispose pas des ressources nécessaires. Ce n'est pas la trahison elle-même qui cause des dommages au cerveau, mais le feu qui brûle en réponse à ces expériences. Ce feu représente la chaleur électrique qui enveloppe notre cerveau. Lorsque l'expression « se défouler » a été inventée il y a 200 ans, ceux qui l'ont créée avaient une compréhension profonde de sa signification.

La chaleur du cerveau ne se manifeste pas toujours extérieurement par des signes évidents de colère ou d'irritation. Parfois, vous pouvez sembler calme alors que votre cerveau est en feu à l'intérieur. Vous pouvez être tranquillement allongé dans votre lit, apparemment imperturbable, mais en réalité vous souffrez profondément, votre

cerveau atteignant des températures élevées sans que personne ne s'en aperçoive.
Cet échauffement du cerveau peut être déclenché par n'importe quel défi émotionnel, même une simple frustration. Le feu peut brûler avec des intensités variables, mais quel que soit son degré, il brûle toujours en profondeur.
La chaleur cérébrale peut également être associée au sentiment de perdre la raison. En période de forte émotion, de nombreuses personnes doutent de leur stabilité mentale et se demandent : « Suis-je en train de devenir fou ? Ce sentiment n'est cependant pas le signe d'une perte d'équilibre mental. Ce qui se passe en réalité, c'est que les centres émotionnels du cerveau subissent une surchauffe qui peut s'étendre au reste du cerveau. Parfois, la présence de métaux lourds toxiques et d'autres substances chimiques toxiques dans ces centres émotionnels peut aggraver ce processus de surchauffe.
Le stress, les pertes, les traumatismes et les trahisons peuvent allumer des feux intenses en nous. Il ne s'agit pas seulement d'explosions sporadiques de colère, mais des frustrations quotidiennes auxquelles nous sommes confrontés. Par exemple, le simple fait de se rendre au travail dans les embouteillages, d'être en retard ou d'être arrêté au feu rouge peut faire chauffer notre cerveau. Les conversations difficiles peuvent également augmenter la température du cerveau.
Pour les personnes atteintes d'une maladie chronique, la chaleur cérébrale générée par les petits défis quotidiens devient encore plus problématique. Souvent, ces personnes passent de longues périodes au lit en raison de leur fatigue, ce qui les empêche de se promener ou de faire de l'exercice pour relâcher la tension ou se distraire. Si de nombreuses personnes peuvent échapper au stress en pratiquant des activités qui leur plaisent et en évacuant l'adrénaline générée par l'anxiété et le stress, les personnes atteintes d'une maladie chronique n'ont pas cette possibilité. Enfermés dans leur lit, il est facile d'être obsédés par leurs pensées et d'attiser le feu de l'inquiétude.
Même lorsque tout va bien et que nous nous sentons heureux, la chaleur cérébrale peut se manifester différemment et dégager une autre sorte de chaleur. En effet, même dans les moments de joie, le cerveau continue à générer de la chaleur. Cette disparité s'explique par le fait que les mécanismes de refroidissement du cerveau sont généralement suffisants pour réguler la température. Mais ce

phénomène peut aussi expliquer pourquoi les personnes atteintes de maladies chroniques peuvent ressentir un malaise même dans les moments de bonheur. C'est la raison pour laquelle les personnes très malades ne supportent pas d'avoir beaucoup de visiteurs le jour de leur anniversaire : leur cerveau génère trop de chaleur.
Même en cas de maladie, la chaleur cérébrale générée par la joie peut être épuisante. Certaines personnes aiment organiser des dîners à la maison et bavarder toute la nuit, mais le lendemain, elles se sentent épuisées et en crise. Si vous leur demandez si elles souhaitent organiser un autre dîner le lendemain, elles auront du mal à répondre par l'affirmative. En effet, le cerveau s'échauffe à force de s'amuser ; en fait, trop d'amusement peut nous épuiser et provoquer des crises. Certaines personnes ont la capacité de s'amuser tout le temps, mais à la fin, elles ont besoin de vacances, ou de temps de « détente » pour se reposer et prendre soin d'elles-mêmes après toutes les émotions fortes du voyage qu'elles viennent de vivre. Quelle que soit la chance que nous avons dans la vie, il est essentiel de protéger notre cerveau et d'en prendre soin.

Nous ne pouvons pas simplement éteindre nos émotions, nous ne pouvons même pas les contrôler complètement. Nous pouvons avancer dans notre voyage émotionnel, en surmontant les obstacles et les défis, mais cela ne signifie pas que nous cessons de ressentir. La vie ne suit pas un scénario prédéterminé ; elle est unique pour chacun d'entre nous.
Il est fréquent que certaines personnes passent de longues périodes sans être confrontées à des défis majeurs. Elles peuvent passer des années sans vivre un divorce dévastateur ou un événement dramatique majeur, jusqu'à ce qu'elles se retrouvent soudainement plongées dans l'adversité. Pour d'autres, les périodes de croissance et de liberté émotionnelle sont plus courtes. Cependant, les difficultés finissent par arriver à tout le monde, et si nous ignorons les signaux provenant de notre monde émotionnel, ils peuvent devenir nos pires ennemis. Si nous ne prenons pas soin de notre cerveau émotionnel, un pic de température soudain peut nous submerger, même lorsque nous pensions être sur la voie de la stabilité physique et émotionnelle. Nous pouvons découvrir que les méthodes que nous pensions être efficaces ne nous ont pas suffisamment préparés à affronter les

moments difficiles. Peu importe la quantité de méditation que nous pratiquons ou les percées émotionnelles que nous réalisons, si nous ne nous occupons pas de la chaleur du cerveau, nous ne nous protégeons pas vraiment.

Les vicissitudes et les défis quotidiens qui se présentent à nous, qu'ils soient petits ou grands, ont un effet cumulatif sur notre état émotionnel et mental. Chaque obstacle, chaque revers, déclenche une étincelle dans notre cerveau. Il est essentiel de se préparer à ces moments, de les anticiper. Cette préparation nous donne la capacité de résilience, quelle que soit l'intensité de la douleur émotionnelle ou même de la joie que nous éprouvons. Reconnaître notre monde émotionnel ne signifie pas que les hauts et les bas de la vie disparaissent ; cela signifie apprendre à refroidir notre esprit, à l'empêcher de s'épuiser et à prévenir les crises inutiles.

La chaleur constitue une menace pour nos cellules cérébrales, car un excès de chaleur peut entraîner la destruction de ces structures importantes. Plus nos cellules cérébrales sont propres, plus elles résistent aux températures élevées. Pour qu'une cellule cérébrale propre soit affectée de manière significative par la chaleur, celle-ci doit être intense et prolongée. À l'inverse, lorsque nos cellules cérébrales sont contaminées par des toxines et des métaux lourds, elles sont plus sensibles à la chaleur et la conservent plus longtemps. Non seulement les toxines augmentent la rétention de la chaleur, mais elles recouvrent également la membrane interne de la cellule, ce qui rend l'évacuation de la chaleur encore plus difficile. Bien que les cellules cérébrales contaminées puissent survivre à la chaleur, elles peuvent rester temporairement inactives, dans un état de latence, jusqu'à ce que les conditions s'améliorent et qu'elles puissent être restaurées. Pendant cette période de dormance, les cellules cérébrales restent en attente, prêtes à rajeunir et à retrouver leur fonctionnalité lorsque les circonstances le permettent.

Lorsqu'une personne subit des niveaux extrêmes de stress ou souffre d'une douleur émotionnelle intense, la restauration cellulaire que j'ai mentionnée plus haut peut ne pas se produire. C'est pourquoi une personne constamment soumise à des conflits avec son partenaire ou à des abus émotionnels peut déclarer que la situation la « tue ». Ces déclarations ne reflètent pas seulement la douleur émotionnelle causée par des abus constants ou des défis dans une relation difficile, mais indiquent également un impact plus profond au niveau du cerveau. Dans de telles circonstances, les cellules cérébrales elles-mêmes peuvent commencer à s'éteindre, voire à mourir, ce qui exacerbe encore la souffrance émotionnelle ressentie.

Lorsque le cerveau s'échauffe, on assiste non seulement à l'arrêt et à la mort des cellules cérébrales, mais aussi à une diminution des niveaux de substances chimiques bénéfiques. Ces substances jouent un rôle crucial dans le fonctionnement du cerveau, mais même celles qui sont conçues pour lutter contre la chaleur ont leurs limites et peuvent être surconsommées. En outre, certaines substances chimiques associées à la passion et à la créativité peuvent également contribuer à l'augmentation de la température du cerveau. Ces composés sont essentiels pour inspirer, créer et s'exprimer, permettant à notre cerveau de s'enflammer et d'explorer de nouvelles idées et possibilités. Toutefois, lorsque le cerveau héberge des toxines qui interfèrent avec ces substances, des blocages créatifs peuvent apparaître, entravant notre capacité à générer des idées et des solutions innovantes.

Avez-vous déjà entendu parler des feux de forêt contrôlés ? Il s'agit d'une pratique courante en matière de gestion des terres, qui vise à prévenir les incendies incontrôlés à l'avenir. Dans ce cas, les pompiers laissent le feu brûler sous surveillance pendant une durée déterminée afin de débroussailler la zone et de réduire le risque d'incendies futurs. Mais quel est le rapport avec notre cerveau ? De la même manière, notre cerveau peut subir des « incendies » émotionnels qui, s'ils ne sont pas aussi visibles que les incendies physiques, peuvent être tout aussi destructeurs. Ces « incendies » sont déclenchés par une combinaison de substances chimiques bénéfiques que notre corps produit naturellement et de substances toxiques auxquelles nous sommes exposés, saturant notre cerveau d'un mélange complexe de réactions émotionnelles.

Lorsque nous cherchons de l'aide au milieu de la tempête émotionnelle, il ne suffit pas toujours de recevoir un réconfort verbal ou un soutien émotionnel, surtout lorsque nous sommes seuls dans cette aventure. Même si quelqu'un nous encourage et nous assure que la situation va s'améliorer, notre esprit peut être tellement embrasé par le chagrin, la trahison ou la colère qu'il est difficile de voir au-delà des flammes. Dans ces moments de désespoir, la simple présence de quelqu'un peut ne pas suffire à dissiper la tempête intérieure qui nous consume.

Nous avons souvent du mal à exprimer nos émotions parce que nous craignons d'être perçus comme faibles ou défectueux par les autres. Les livres de développement personnel proposent souvent des solutions qui impliquent de changer notre personnalité ou de corriger ce qui est perçu comme des défauts. Ils nous incitent à devenir de « meilleures » personnes, suggérant que nos émotions sont révélatrices de nos faiblesses. Ce discours peut nous faire nous sentir encore plus inadéquats.

Même lorsque nous ne sommes pas considérés comme de « mauvaises personnes », la plupart de ces conseils se concentrent sur des techniques visant à supprimer ou à contrôler nos réactions émotionnelles, en mettant l'accent sur la pensée logique et la méditation comme moyens de gérer nos émotions. Ce qui est souvent négligé, cependant, c'est la composante physique sous-jacente de notre cerveau qui contribue à nos luttes émotionnelles et qui doit être prise en compte pour trouver une aide réelle.

Souvent, les approches des problèmes émotionnels qui nous rendent responsables de nos propres luttes peuvent aggraver notre souffrance. Elles nous donnent l'impression d'être impuissants, comme si c'était nous qui générions nos propres réactions émotionnelles. Ce qui est rarement mentionné dans les manuels d'auto-assistance, c'est que notre cerveau physique peut être inondé de substances toxiques qui alimentent le feu émotionnel, le perpétuant et le poussant à l'extrême. C'est la véritable approche qu'il convient d'aborder afin d'offrir une aide efficace.

Lorsqu'une personne passe du temps à appliquer des techniques d'auto-assistance et qu'elle est soudain à nouveau confrontée à un déséquilibre émotionnel, elle a souvent l'impression d'avoir échoué. Ce que l'on ignore souvent, cependant, c'est que ces techniques, bien qu'elles puissent être utiles temporairement, ne s'attaquent pas aux racines du problème. La personne n'est pas en situation d'échec pour autant. Les exercices effectués ne peuvent être considérés que comme des solutions temporaires. Une fois qu'ils ne sont plus efficaces, il est naturel que les émotions reprennent, car le feu sous-jacent n'a pas été traité : les flammes n'ont pas été éteintes, le combustible n'a pas été enlevé, les blessures n'ont pas guéri ; le feu a simplement continué à brûler, même si c'est à une intensité moindre.

On reproche souvent aux gens de « projeter » leur douleur et leur colère sur les autres. On les incite à cesser de le faire et à recourir à des trucs et tendances d'auto-assistance pour essayer de changer et de devenir de meilleurs individus. Cependant, lorsqu'elles perdent à nouveau le contrôle, on leur reproche à nouveau de projeter leur douleur. En réalité, ces personnes ne « projettent » rien, mais expriment le fait que les besoins physiques de leur cerveau ne sont pas satisfaits.

Lorsqu'une personne se trouve au cœur d'une lutte émotionnelle, elle est consciente qu'il existe une raison sous-jacente qui détermine la manière dont elle gère sa douleur. Cependant, il peut être difficile d'identifier cette cause profonde. Parfois, la colère et la frustration apparaissent sans déclencheur émotionnel clair, ce qui peut amener la personne à se remettre en question et à douter de sa valeur personnelle. Même si l'on a diagnostiqué chez vous un trouble bipolaire ou une autre maladie, la cause profonde de votre souffrance peut rester inconnue.

Il se passe peut-être plus de choses dans leur cerveau que ce que les thérapeutes, les médecins ou les guides spirituels peuvent percevoir. Il y a toujours des aspects plus profonds et plus complexes en jeu.

Le soulagement émotionnel n'implique pas de modifier une personne ou son état émotionnel. Il ne s'agit pas de les transformer en meilleurs individus ou de modifier leur personnalité. La véritable essence du soulagement émotionnel réside dans l'élimination des substances chimiques toxiques qui alimentent le feu dans le cerveau, permettant ainsi au cerveau de fonctionner de manière optimale. Cette approche augmente les chances de succès de toute stratégie d'auto-assistance que l'on choisit d'adopter par la suite. Pour que ces stratégies soient efficaces et durables, il est essentiel de donner la priorité aux besoins physiques du cerveau.

Voulez-vous savoir comment refroidir cette chaleur cérébrale qui vous envahit ?

L'oxygène est une substance essentielle pour notre cerveau, car il alimente l'activité électrique qui s'y déroule. Ce gaz est vital pour la génération d'impulsions électriques, qui nécessitent une quantité adéquate d'oxygène pour être produites. En fait, l'oxygène agit comme un carburant pour ces étincelles électriques, ce qui souligne son importance dans le processus cérébral.

Toutefois, il est essentiel de maintenir un équilibre dans la quantité d'oxygène présente, car, étant inflammable, un excès pourrait causer des problèmes. Tout comme l'air attise les flammes d'un feu de camp, un excès d'oxygène pourrait exacerber l'activité électrique dans le cerveau, augmentant la chaleur et le risque de perte de contrôle.

D'autres éléments sont donc nécessaires pour réguler et contrôler cette activité électrique. L'eau contenue dans notre circulation sanguine joue un rôle clé dans ce processus, en aidant à refroidir le cerveau et à contrôler la chaleur générée par l'électricité.

En outre, le maintien de niveaux adéquats de glucose dans le sang, obtenu à partir de sources naturelles telles que les fruits, contribue également au refroidissement du tissu cérébral. Tels sont les principes fondamentaux qui expliquent comment le cerveau gère et contrôle la chaleur générée par l'activité électrique.

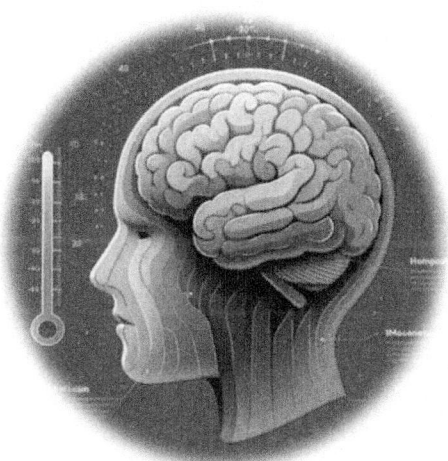

Afin de favoriser le fonctionnement optimal du réseau neuronal, il est essentiel que la circulation sanguine contienne une combinaison équilibrée d'éléments vitaux. Il s'agit notamment de **l'oxygène, du glucose, de l'eau, des électrolytes (composés comprenant des macro-minéraux, des oligo-éléments et les sels**

correspondants), des acides aminés, des neurotransmetteurs, de la vitamine B12 et des niveaux adéquats de diverses formes d'adrénaline. L'oxygène, les électrolytes et les oligo-éléments sont responsables du maintien d'une activité électrique active dans le cerveau. L'eau et le glucose régulent la température autour des décharges électriques et nourrissent chaque cellule du cerveau. Les acides aminés sont également essentiels à la nutrition et au renforcement des cellules, dont ils assurent la résistance aux courants électriques. La vitamine B12 joue un rôle crucial dans la réparation des cellules, tandis que les neurotransmetteurs dépendent des électrolytes et des oligo-éléments pour maintenir leur fonctionnalité optimale.

Une hydratation adéquate est essentielle pour réguler la température du cerveau et éviter qu'elle n'augmente de manière excessive en raison de l'activité électrique.

Une déshydratation chronique peut avoir des effets néfastes sur la santé, y compris sur les fonctions cérébrales et l'équilibre des nutriments nécessaires à une activité cérébrale optimale. Et je dois dire que nous souffrons presque tous de déshydratation chronique.

L'équilibre est essentiel. Si le cerveau a besoin de glucose comme source d'énergie, un excès ou une carence peut perturber son fonctionnement. Dans le contexte du jeûne intermittent, où l'apport en glucose peut être réduit, il est important de surveiller l'équilibre nutritionnel et d'adapter le régime alimentaire en conséquence pour garantir un apport adéquat en glucose, en eau et en oxygène.

En bref, le maintien d'un équilibre adéquat entre le glucose, l'eau et l'oxygène est essentiel pour un fonctionnement optimal du cerveau. Le jeûne intermittent peut affecter cet équilibre, il est donc important de le pratiquer consciemment et sous surveillance, en s'assurant d'une hydratation et d'une nutrition adéquates. Personnellement, je ne le recommande pas si vous souffrez cette pathologie.

Il est vrai que l'équilibre entre l'eau, le glucose et l'oxygène peut être perturbé de différentes manières. Boire une quantité excessive d'eau en peu de temps peut également avoir des conséquences désastreuses. Dans de tels déséquilibres, il est fréquent que le glucose et l'eau soient les composants les plus affectés.

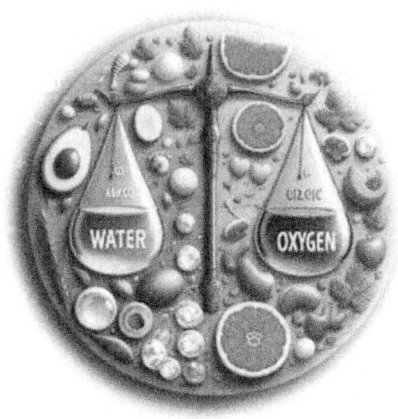

En outre, il est essentiel de maintenir l'équilibre d'autres nutriments cérébraux, tels que les électrolytes, les acides aminés, les neurotransmetteurs et une bonne quantité d'adrénaline. Ces éléments sont essentiels à la régulation des émotions et au maintien de la santé globale du cerveau. Un déséquilibre de l'un de ces nutriments peut avoir un effet négatif sur les fonctions cérébrales et la stabilité émotionnelle. C'est pourquoi il est important de prêter attention au régime alimentaire et au mode de vie afin de garantir un apport adéquat et équilibré de tous ces nutriments.

Il est vrai que lorsque nous sommes confrontés à des situations émotionnelles intenses, telles qu'une offense ou une mauvaise nouvelle, nous ne pensons souvent pas immédiatement à la manière de prendre soin de notre santé physique et cérébrale. Nous ne nous demandons pas souvent quelles mesures nous pouvons prendre pour maintenir l'équilibre entre le glucose, l'eau et l'oxygène, qui est essentiel au fonctionnement optimal de notre réseau neuronal.

Cependant, il est important de reconnaître l'importance de prendre soin de soi, même en période de stress émotionnel. La consommation d'aliments qui fournissent du glucose, des électrolytes et des oligo-éléments peut contribuer à maintenir l'équilibre nutritionnel nécessaire au cerveau, ainsi qu'une hydratation adéquate. La consommation d'eau de coco est un bon exemple qui contient tous ces éléments.

En outre, il peut être bénéfique d'anticiper les situations stressantes et de préparer le corps et l'esprit à les gérer efficacement. La pratique de techniques de gestion du stress, telles que la respiration profonde, la méditation ou l'exercice physique régulier, peut contribuer à renforcer le cerveau et à améliorer sa capacité à faire face à des situations difficiles.

En résumé, s'il est compréhensible que les émotions intenses nous détournent souvent de la santé de notre cerveau, il est important de prendre conscience de l'importance de maintenir un bon équilibre des nutriments et de se préparer à faire face aux situations stressantes de manière saine et résiliente.

L'organisme compte sur le cerveau et le foie pour disposer de réserves suffisantes de glucose afin d'assurer des fonctions vitales, telles que la stabilisation de la glycémie pendant les périodes de jeûne ou l'alimentation du cerveau pendant les processus mentaux et émotionnels turbulents. Compte tenu du rythme rapide de la vie moderne, le cerveau travaille plus que jamais, générant une quantité considérable d'activité électrique. Lorsqu'un ordinateur surchauffe parce qu'il traite trop de données, le cerveau peut connaître une situation similaire. De plus, la présence de métaux lourds toxiques dans le cerveau peut encore augmenter cette chaleur, car ces métaux sont des conducteurs de chaleur.

Pour contrer cet effet, le cerveau a besoin de deux à trois fois l'apport normal en sucre naturel, de préférence provenant d'aliments entiers tels que les fruits, les légumes, les épices et les aliments sauvages, en particulier les fruits et le miel brut. Ces aliments fournissent du glucose et du fructose biodisponibles, qui constituent le carburant optimal pour relever les défis quotidiens. Contrairement à ce que l'on pourrait penser, le sucre naturel contenu dans ces aliments est comme une brise rafraîchissante qui aide à réguler la chaleur électrique et protège contre les dommages qui peuvent être causés par les traumatismes au tissu cérébral.

Il est important de maintenir un flux régulier de ces aliments riches en sucres naturels afin de garantir que le corps dispose de l'énergie nécessaire pour combattre les facteurs nocifs, tels que les radiations, les métaux lourds, les infections virales et le DDT, qui peuvent épuiser les fonctions corporelles. En outre, les sucres naturels présents dans ces aliments de santé contiennent des substances phytochimiques puissantes, qui sont acheminées avec le glucose vers les organes du corps, ce qui leur confère des avantages supplémentaires. En résumé, le glucose est essentiel à notre existence sur Terre, au même titre que les sels minéraux.

Lorsque nous subissons un choc émotionnel important, il est courant d'entrer dans un état de choc initial. À ce moment-là, il se peut que nous ne mangions ni ne buvions rien, car nous sommes absorbés par des pensées et des émotions accablantes. Notre cerveau s'échauffe et nous sommes pris dans une série de pensées telles que : « Que se passe-t-il ? Que va-t-il se passer ensuite ? Qu'ont dit les autres ? Ai-je dit quelque chose que je n'aurais pas dû dire ? Ce n'est pas possible », ou simplement le traumatisme de la maladie elle-même.

Au fur et à mesure que notre anxiété et notre peur augmentent, notre respiration devient plus rapide et superficielle. Nous pouvons réagir de différentes manières : en criant, en pleurant, en nous figeant ou en essayant de contrôler notre anxiété par l'exercice. Cette respiration accélérée entraîne une consommation excessive d'oxygène sans fournir au sang les nutriments nécessaires pour compenser cette augmentation. En outre, il est courant de se tourner vers la caféine pour tenter de faire face à la situation, ce qui augmente encore le taux d'adrénaline dans notre corps.

Ce cycle de stress provoque une perte de glucose, d'hydratation et d'électrolytes dans notre sang, ce qui entraîne une augmentation de la température dans notre réseau cérébral. En bref, notre situation est encore compliquée par cette cascade de réactions physiques et émotionnelles.

La libération d'adrénaline dans les situations de stress, comme celle que j'ai mentionnée ci-dessus, peut atteindre des niveaux malsains. Lorsque nous sommes confrontés à un problème et que le cerveau perçoit une menace, nous libérons de l'adrénaline comme carburant supplémentaire. Cette adrénaline, souvent sous forme d'épinéphrine, est particulièrement puissante et peut être déclenchée par des situations de combat ou de fuite, ainsi que par la consommation de substances stimulantes telles que la caféine.

L'adrénaline peut prendre le relais et compenser le manque d'oxygène pour tenter de nous maintenir alertes et en vie. Par exemple, lorsqu'une personne se noie et que l'apport d'oxygène au cerveau est compromis, la libération d'adrénaline sature le cerveau dans l'espoir de maintenir la personne en vie jusqu'à ce qu'elle puisse être secourue.

Toutefois, comme nous le verrons plus loin, ces poussées d'adrénaline peuvent attiser le feu électrique dans le cerveau et augmenter la chaleur interne, ce qui peut avoir des effets négatifs sur la santé et le bien-être à long terme.

Bien que les électrolytes soient essentiels au maintien de l'activité électrique du cerveau, des carences peuvent provoquer la confusion et l'instabilité émotionnelle, contribuant ainsi à l'augmentation de la chaleur cérébrale. Lorsque les niveaux d'électrolytes sont bas, il est possible de ressentir des symptômes tels que la dépression ou un sentiment de paralysie émotionnelle. Cela peut conduire à la frustration ou à la peur, qui à son tour déclenche une libération accrue d'adrénaline.

Cette montée rapide d'adrénaline cherche à remplacer les électrolytes, les oligo-éléments, les macro-minéraux et la vitamine B12 qui manquent dans le cerveau. Toutefois, ce processus peut attiser le feu électrique dans le cerveau, ce qui entraîne une augmentation de l'intensité de la chaleur cérébrale.

En résumé, une carence en électrolytes peut avoir un impact significatif sur le fonctionnement cérébral et émotionnel, en contribuant à l'augmentation de la chaleur et de l'activité électrique dans le cerveau. Le maintien d'un bon équilibre entre les électrolytes et les autres nutriments est essentiel pour promouvoir la santé cérébrale et émotionnelle.

Lorsqu'un déséquilibre des nutriments cérébraux se produit, comme dans le cas d'une personne souffrant d'anxiété invalidante et ne recevant pas un régime équilibré en nutriments essentiels, les effets peuvent être significatifs. Imaginez une telle personne en proie à des troubles émotionnels : son taux d'adrénaline augmente, tandis que les niveaux de glucose et d'eau diminuent faute d'apports suffisants.

Dans ces circonstances, la fréquence respiratoire augmente pour compenser la demande en oxygène du cerveau. Cependant, si les réserves de glucose et d'eau sont insuffisantes pour compenser cette augmentation d'oxygène et d'adrénaline, une hyperventilation peut se produire. Les étincelles électriques dans le réseau cérébral deviennent plus intenses et irrégulières, ce qui peut entraîner un dérèglement de l'activité électrique du cerveau.

La surchauffe du réseau électrique du cerveau peut provoquer une activité dans des régions inappropriées du cerveau, ce qui peut submerger la personne, provoquer des crises de panique ou la rendre incapable de faire face à la situation.

En bref, un déséquilibre des nutriments cérébraux peut avoir de graves conséquences sur la santé mentale et émotionnelle, en particulier en période de stress ou de troubles émotionnels. Il est essentiel de maintenir une alimentation équilibrée et d'adopter des stratégies d'autosoins pour favoriser le bien-être cérébral et émotionnel.

Il est vrai que la respiration profonde et les exercices de respiration peuvent être utiles pour réguler les émotions dans certaines situations. Cependant, il est important de noter que ces pratiques ne sont pas nécessairement celles que la plupart des gens imaginent. Souvent, on ne se rend pas compte qu'il est possible d'absorber trop d'oxygène, surtout s'il existe d'autres déséquilibres dans le cerveau, tels que des carences en glucose, en sels d'oligo-éléments et en eau.

Lorsque l'on augmente l'apport en oxygène sans maintenir un équilibre adéquat avec d'autres nutriments essentiels dans le cerveau, comme le glucose, cela peut entraîner une augmentation de la température dans le réseau électrique du cerveau. Ce phénomène peut être traumatisant à la fois pour le cerveau et pour le corps, et peut avoir des effets négatifs sur la santé.

En outre, il est courant de faire des exercices de respiration tout en consommant de la caféine, ce qui augmente les niveaux d'adrénaline et peut déséquilibrer davantage la circulation sanguine. Ce cycle peut contribuer à augmenter le stress et l'anxiété au lieu de les soulager.

En résumé, si les exercices de respiration peuvent être utiles dans certains contextes, il est essentiel de veiller à l'équilibre global des nutriments dans le cerveau et le corps pour favoriser une santé mentale et émotionnelle optimale. Cela peut impliquer l'adoption d'approches plus holistiques comprenant une alimentation équilibrée, la gestion du stress et la pleine conscience.

Il est important de reconnaître que le travail sur la respiration, comme d'autres modes de santé, peut être un outil utile pour les personnes qui ne sont pas gravement malades et qui cherchent des moyens d'améliorer leur bien-être général. Toutefois, si vous présentez des symptômes graves ou si vous traversez une période

difficile sur le plan émotionnel, les exercices de respiration ne sont peut-être pas la solution idéale.
Pour certaines personnes, en particulier celles qui souffrent d'anxiété ou qui ont des nerfs vagues sensibles, les exercices de respiration peuvent être difficiles et peuvent même aggraver les symptômes. Dans les cas extrêmes, cela peut se manifester par des symptômes neurologiques tels qu'une oppression thoracique.
Il est important de rappeler que le travail respiratoire ne peut à lui seul guérir des maladies telles que le lupus, la maladie neurologique de Lyme, l'eczéma, la fibromyalgie, la maladie de Parkinson, la sclérose en plaques ou la maladie du motoneurone. Cependant, pour ceux qui tirent des bénéfices des exercices respiratoires, il est essentiel de les compléter par une alimentation équilibrée comprenant suffisamment de nutriments tels que le glucose, les électrolytes, les oligo-éléments et les macro-minéraux tels que le magnésium. En outre, il est conseillé d'éviter la consommation excessive de caféine, qui peut aggraver les déséquilibres du corps et de l'esprit.
Donc, si vous décidez d'utiliser des techniques de respiration douces et simples, assurez-vous qu'elles vous aident et que vous maintenez un mode de vie sain qui comprend une alimentation équilibrée et une attention à vos besoins nutritionnels et émotionnels.

Une consommation excessive de graisses alimentaires peut perturber l'équilibre des nutriments dans la circulation sanguine. Lorsqu'il y a une forte consommation de graisses, le sang peut perdre de l'oxygène et le glucose peut avoir des difficultés à pénétrer dans les cellules en raison du développement d'une résistance à l'insuline. Il est important de noter que la résistance à l'insuline peut survenir chez les non-diabétiques et peut être ressentie par chacun d'entre nous lorsque nous consommons de grandes quantités de graisses.
Ce déséquilibre peut temporairement affaiblir l'activité électrique du cerveau en raison de la réduction des niveaux d'oxygène. Cependant, le corps envoie un signal autonome pour libérer de l'adrénaline dans le cadre d'une réaction de lutte ou de fuite. Cette libération d'adrénaline accélère le rythme cardiaque, augmente la respiration et favorise une absorption rapide d'oxygène dans la circulation sanguine. Cela permet à l'oxygène d'atteindre le cerveau et de rétablir

temporairement son activité électrique.
Il est important de noter que certaines personnes peuvent ne pas percevoir cette poussée d'adrénaline en raison de sa subtilité, tandis que d'autres peuvent la ressentir comme une poussée d'énergie. Dans les deux cas, l'organisme tente de maintenir un équilibre fonctionnel dans l'apport d'oxygène au cerveau afin d'assurer son bon fonctionnement.
Avant de recevoir la poussée d'adrénaline qui déclenche l'activité électrique dans le cerveau, le sang peut présenter un manque d'oxygène, des niveaux élevés de graisse et des niveaux faibles de glucose. Cela déclenche une réaction d'urgence dans l'organisme, qui recrute de l'adrénaline pour corriger le déséquilibre. Il en résulte une augmentation soudaine des niveaux d'oxygène et d'adrénaline dans la circulation sanguine, ce qui contribue à l'augmentation de la chaleur cérébrale.
Toutefois, lorsque le taux d'adrénaline diminue et que le corps se détend, ce qui peut prendre plusieurs heures, les graisses s'accumulent à nouveau dans le sang et le taux d'oxygène chute à nouveau. La chaleur générée par l'excès d'adrénaline et d'oxygène qui a atteint le cerveau est toujours présente. En outre, la résistance à l'insuline peut persister, ce qui signifie que le glucose a du mal à pénétrer dans les cellules cérébrales dans les quantités nécessaires pour refroidir la température du cerveau.
En outre, les graisses présentes dans le sang peuvent agir comme un isolant, retenant plus longtemps la chaleur dans le cerveau. Ce cycle de déséquilibre entre les nutriments et la réponse de l'organisme peut contribuer au maintien d'une température cérébrale élevée et entraver la bonne régulation thermique du cerveau. Il est important de remédier à ces déséquilibres nutritionnels et physiologiques pour favoriser une santé cérébrale optimale et prévenir les effets indésirables potentiels.
Ce cycle d'interaction entre les graisses et l'adrénaline peut se répéter plusieurs fois au cours de la journée et de la nuit, ce qui peut contribuer à des crises émotionnelles à différents moments. De nombreuses personnes ne se rendent pas compte qu'en consommant de grandes quantités de graisses, en particulier d'origine animale, elles recherchent la poussée d'adrénaline qu'elles ressentent.
Lorsque nous ingérons des graisses radicales et que l'organisme réagit

en libérant de l'adrénaline par mesure de protection, nous pouvons interpréter à tort ces moments de bien-être comme le signe que nous répondons à nos véritables besoins alimentaires. En réalité, ces « hauts » sont provoqués par l'adrénaline et nous envoient des messages trompeurs sur nos besoins nutritionnels réels.

Ces moments de bien-être peuvent avoir un prix, car les hauts et les bas de l'activité cérébrale provoqués par la consommation d'aliments gras peuvent entraîner des déséquilibres émotionnels. Ces déséquilibres peuvent se manifester par une sensibilité excessive, de la passivité, un manque de compassion, de l'irritabilité ou de la tristesse. En fin de compte, un déséquilibre des nutriments dans le cerveau peut affecter profondément notre santé émotionnelle et mentale.

La frustration résultant de ces déséquilibres peut encore intensifier l'activité cérébrale et augmenter le risque de complications telles que les accidents vasculaires cérébraux. Il est donc essentiel de prendre conscience de l'importance de maintenir un bon équilibre des nutriments dans l'alimentation afin de promouvoir la santé physique et émotionnelle.

Le cerveau est conçu pour être résilient et capable de rebondir après un échec émotionnel. Toutefois, dans certains cas, les crises émotionnelles peuvent être plus profondes en raison de problèmes physiques sous-jacents qui peuvent se développer dans le cerveau et le corps.

Prendre soin de notre bien-être physique peut avoir un impact significatif sur la santé de notre système émotionnel et nerveux. Lorsque nous prenons soin de nous physiquement, nous fournissons à notre cerveau les nutriments et l'équilibre dont il a besoin pour fonctionner correctement. Cela peut aider à réguler les émotions et à prévenir des problèmes tels que le dysfonctionnement du système nerveux.

Il est important de reconnaître qu'il existe des liens complexes entre le corps et l'esprit et que les soins physiques peuvent influencer la santé émotionnelle et mentale. Par conséquent, l'adoption d'une approche holistique du bien-être physique et émotionnel peut s'avérer essentielle pour promouvoir une santé optimale dans tous les aspects de notre vie.

Lorsque nous parlons de nos blessures émotionnelles comme de cicatrices, nous utilisons une métaphore qui reflète la réalité plus fidèlement que nous ne le pensons. En fait, lorsque nous disons que nous avons été « brûlés » après avoir vécu des moments difficiles ou traumatisants, nous exprimons une vérité littérale dans un certain sens.

Les événements émotionnels intenses peuvent avoir un impact physique sur les centres émotionnels de notre cerveau, en y générant une chaleur intense, même si nous n'exprimons pas ouvertement nos émotions. Ces « blessures émotionnelles » peuvent laisser des traces sur notre façon de penser, de ressentir et de nous comporter, et peuvent influencer notre santé mentale et émotionnelle à long terme.

Il est important de reconnaître l'interconnexion entre la santé émotionnelle et la santé physique, et de traiter les blessures émotionnelles et physiques de manière holistique afin de favoriser un rétablissement complet et un bien-être optimal.

Lorsque nous sommes allongés dans notre lit et que nous ne pouvons nous empêcher de ressasser un commentaire offensant, une injustice ou une trahison, la douleur émotionnelle peut s'emparer de notre esprit au point de dominer nos pensées. Dans ces moments-là, les circuits électriques de notre cerveau non seulement circulent librement, mais peuvent aussi se concentrer dans des zones spécifiques où les pensées liées à l'expérience douloureuse prennent naissance et persistent.

Ces schémas électriques peuvent cesser de circuler de manière équilibrée, car l'obsession de la douleur émotionnelle peut diriger l'électricité vers une région spécifique de nos centres émotionnels. À ce stade, il nous est difficile de nous distraire avec d'autres pensées ou activités, car la majeure partie de notre énergie mentale est concentrée sur un seul schéma de pensée, ce qui génère une obsession.

Cette expérience douloureuse peut devenir un cercle vicieux, où la chaleur intense générée dans cette région spécifique du cerveau peut contribuer à une sorte de « cautérisation » émotionnelle. En d'autres termes, la douleur émotionnelle s'enracine profondément et devient encore plus difficile à surmonter.

Dans ces situations, il peut être utile de chercher un soutien émotionnel et d'utiliser des techniques de gestion du stress ou des thérapies pour apprendre à traiter et à évacuer la douleur émotionnelle de manière saine.

Il faut parfois jusqu'à une semaine pour modifier le schéma cérébral. Même si nous sommes capables de nous lever du lit, de nous promener, de sortir manger ou de nous occuper, le schéma électrique continuera à revenir dans la même région blessée. Cela signifie que nous continuerons à réfléchir à l'expérience traumatisante, en essayant de comprendre comment elle s'est produite et comment l'inverser. Cela devient une lutte pour modifier le réseau électrique du cerveau, une tâche extrêmement difficile à accomplir.

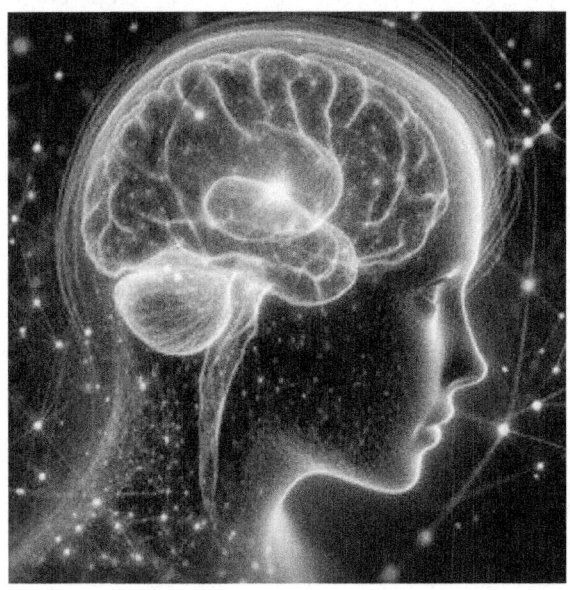

Encore et encore, nous nous retrouvons à répéter la même situation. Imaginons que la blessure émotionnelle provienne de la fin d'une relation amoureuse. Dans les jours qui suivent la rupture, nous nous efforçons de maintenir un semblant de normalité dans nos activités quotidiennes. Nous nous levons, nous faisons notre toilette, nous préparons le petit-déjeuner.... Cependant, chaque activité que nous faisions avec cette personne devient un rappel douloureux qui rouvre la blessure, car le schéma électrique de notre cerveau est dirigé encore et encore vers la zone affectée. Ce processus de guérison émotionnelle devient une véritable bataille : quelle a été la profondeur de la trahison ou de la déception ? Combien de facteurs déstabilisants (tels que les métaux lourds toxiques) étaient présents dans notre cerveau, alimentant la douleur ? Dans quelle mesure notre cerveau est-il nourri pour faire face physiquement à la brûlure que cela génère ? Et quelle quantité de nutriments lui fournissons-nous pour favoriser son processus de guérison ? Toutes ces questions influencent l'étendue de la blessure, la progression de la guérison et la vitesse à laquelle nous guérissons.

Alors que nous entamons le processus de guérison émotionnelle, il est essentiel de comprendre une dynamique fondamentale : des lésions physiques du tissu cérébral peuvent survenir en raison de l'intensité des schémas électriques qui se concentrent sur une région spécifique de l'un des centres émotionnels du cerveau, et ce tissu nécessite une attention urgente pour sa guérison.

Le tissu cérébral doit être maintenu dans un état souple et flexible, riche en glycogène (la forme stockée du glucose), pour conserver son élasticité et son caractère spongieux. La rigidité est indésirable dans le tissu cérébral, car elle entrave le passage de l'électricité vers les neurones concernés. Ce raidissement du tissu cérébral se produit en cas de blessure émotionnelle, provoquant une surchauffe qui entraîne une cautérisation et une cicatrisation du tissu, ce qui lui fait perdre sa texture spongieuse. Dans les cas extrêmes, les neurones peuvent même se retrouver piégés dans ce tissu durci.

Les blessures émotionnelles se produisent dans un environnement cérébral saturé de toxines et de poisons, notamment de métaux lourds toxiques, de produits pétrochimiques, de parfums, de glutamate monosodique et de caféine. Ces agents, ainsi que les épisodes constants de surchauffe provoqués par les blessures émotionnelles et les niveaux élevés de graisses dans le sang, augmentent la propension du tissu cérébral à se raidir. Bien que ces substances toxiques puissent réduire l'élasticité du tissu cérébral sans interférer avec son activité électrique, leur contact avec le réseau électrique du cerveau peut augmenter la température du cerveau, surtout en l'absence de glucose ou de glycogène. L'interaction de l'électricité avec ces toxines amplifie leur capacité de nuisance, ce qui signifie qu'elles peuvent contribuer à la rigidification du tissu cérébral. Toutefois, ce processus n'est pas achevé tant qu'une blessure émotionnelle n'entre pas en jeu.

Lorsqu'une expérience émotionnelle intense fait monter la température d'une voie électrique spécifique du cerveau, une « tempête parfaite » se déclenche. Cette voie surchauffée dirige la chaleur électrique vers une région particulière du cerveau. Si des toxines et des poisons sont présents dans cette région, la probabilité d'un durcissement du tissu cérébral augmente, avec une cautérisation, une cicatrisation et un possible piégeage des neurones.

Lorsque l'on aborde les blessures émotionnelles, il est essentiel de souligner l'importance des métaux lourds toxiques. Ces éléments jouent un rôle important dans l'échauffement du cerveau et les schémas électriques. En raison de la conductivité électrique et thermique inhérente aux métaux, la présence de métaux lourds toxiques dans les tissus cérébraux peut intensifier l'échauffement du cerveau et aggraver les lésions tissulaires. Il est donc impératif que nous soyons patients et proactifs pendant le processus de guérison, en fournissant au cerveau les ressources physiques dont il a besoin. Nous examinerons ci-dessous les stratégies permettant d'éliminer ces métaux de l'organisme.

Lorsque les blessures émotionnelles deviennent récurrentes, l'activité électrique intense peut conduire à une sorte d'« électrocution » dans une région spécifique du cerveau.

Les relations amoureuses sont un excellent exemple de ce phénomène. Comme nous l'avons vu, une rupture amoureuse génère beaucoup de chaleur dans les centres émotionnels du cerveau. Que se passe-t-il si le couple se réconcilie et que les choses s'améliorent, pour finir par se séparer à nouveau ? Les neurones de ces mêmes centres émotionnels, qui commençaient à guérir, sont à nouveau choqués, comme s'ils recevaient un électrochoc. Si la relation continue à connaître des hauts et des bas, les blessures émotionnelles continueront à toucher les mêmes centres d'activité cérébrale.

Le développement d'un schéma comme celui mentionné dans le message précédent peut conduire les hormones neurotransmetteurs des centres émotionnels du cerveau à se préparer à de futurs chocs. Cette anticipation peut induire une hypersensibilité et même générer une sorte d'allergie à la possibilité de vivre une autre rupture, une autre dispute ou une autre trahison. Il en résulte des réactions émotionnelles intenses, des douleurs, voire des névralgies supplémentaires. La gravité de cette réaction allergique dépendra en grande partie des carences nutritionnelles du cerveau et de la mémoire physique des problèmes, des ruptures, des conflits et des tromperies du passé. Ces vieilles blessures exercent une grande influence sur l'intensité de la réponse allergique. Encore une fois, lorsque nous parlons de blessures émotionnelles, nous faisons référence à des blessures physiques du tissu cérébral. Les anciennes blessures peuvent se rouvrir physiquement lors d'un nouveau traumatisme émotionnel.

Il ne s'agit pas simplement d'une sensibilité excessive de la part de la personne affectée. Le cerveau réagit physiquement à un continuum de blessures émotionnelles et physiques. Les hormones neurotransmetteurs tentent d'envoyer des signaux d'alerte aux neurones endommagés dans les centres émotionnels du cerveau dans l'espoir de mettre fin à cette situation. À ce stade, le niveau de tolérance de la personne est mis à l'épreuve : la réaction allergique s'intensifie à un point tel que la personne concernée craint que les choses ne tournent mal si elle ne change pas immédiatement de cap. Une limite est atteinte lorsque la personne devient si sensible qu'elle craint d'atteindre un point de non-retour. Dans ces circonstances, la personne peut décider de mettre un terme définitif à la relation, si cette option est possible, avant qu'il ne soit trop tard, que les blessures des centres émotionnels ne soient cicatrisées et que le tissu cérébral ne se durcisse.

Lorsque le cerveau ne reçoit pas les nutriments nécessaires, le risque d'accident vasculaire cérébral augmente. Un environnement cérébral sous-optimal nous rend plus vulnérables. Les personnes les plus sujettes aux accidents vasculaires cérébraux ont tendance à souffrir d'infections virales de faible intensité, de déséquilibres dans l'apport en nutriments, l'alimentation et l'hydratation, ainsi que de la présence de métaux lourds toxiques et de produits chimiques nocifs dans le cerveau, associés à des épisodes de stress émotionnel ou de choc. Il ne s'agit pas simplement d'un accident vasculaire cérébral classique, au cours duquel le flux sanguin vers une partie du cerveau est interrompu de manière détectable. La combinaison de ces facteurs peut également prédisposer une personne à subir un accident vasculaire cérébral émotionnel, qui ne peut pas être facilement diagnostiqué et qui implique une lésion physique d'un centre émotionnel du cerveau qui peut ne pas être détectée par un scanner cérébral conventionnel.

En cas d'attaque émotionnelle, il est probable qu'aucune trace d'attaque physique ne sera trouvée dans le cerveau, même s'il s'agit d'un phénomène physique. Cela peut amener le médecin à diagnostiquer un trouble anxieux chez le patient. Mais quels sont les symptômes d'une attaque émotionnelle ? En voici quelques exemples

- Difficulté à penser clairement.

- Crises de panique lors d'interactions avec d'autres personnes.

- Engourdissement de diverses parties du corps.

- Peur de communiquer avec les autres.

- Incapacité à prendre des décisions.

- Perte de la notion du temps.

- Obsession de l'idée que quelque chose ne va pas, sans être capable d'identifier ce qui ne va pas.

- Peur d'essayer de nouvelles choses.

- Peur de quitter la maison.

- Réactions allergiques aux situations stressantes.

Ces symptômes peuvent se manifester de différentes manières et varier en intensité d'une personne à l'autre, mais ensemble, ils peuvent indiquer la présence d'un accident vasculaire cérébral (AVC) émotionnel.

Il est vrai que la gravité des accidents émotionnels peut varier de légère à sévère. Certaines personnes peuvent connaître des épisodes bénins d'allergie au stress qu'elles surmontent assez rapidement, soit parce que leur cerveau récupère naturellement en recevant les nutriments nécessaires, soit parce qu'il dispose de réserves suffisantes.

Pour d'autres, en revanche, la récupération peut être plus difficile. Les symptômes peuvent être plus intenses ou plus longs, et l'allergie au stress peut persister en raison de la gravité de la blessure émotionnelle subie ou d'un besoin accru de nutriments pour protéger et guérir le cerveau. Dans ces cas, le processus de récupération peut nécessiter plus d'efforts et d'attention.

Lorsqu'une attaque émotionnelle se produit, une série de petits vaisseaux sanguins dans l'un des centres émotionnels du cerveau sont souvent temporairement endommagés. En outre, le tissu cérébral qui a été exposé à la chaleur électrique intense générée par la trahison, la perte ou d'autres traumatismes peut se durcir, entraînant une sensibilisation excessive des neurones. Cependant, il est important de ne pas perdre espoir. Si nous fournissons à notre cerveau les nutriments dont il a besoin, il peut se rétablir.

L'adrénaline intensifie toute l'activité électrique du cerveau. Face à des défis émotionnels, qu'ils soient positifs ou négatifs, l'adrénaline joue un rôle crucial.

De plus, il est important de noter que les virus peuvent être renforcés par la présence de cette hormone, dont nous parlerons plus loin en raison de son importance dans ces pathologies.

Lorsque nous vivons une expérience positive, nos glandes surrénales libèrent de l'adrénaline. Cette adrénaline, au contact de l'électricité du cerveau, devient inflammable, alimentant ainsi le réseau électrique. L'adrénaline contient des composés récepteurs conçus pour interagir avec le réseau électrique du cerveau. Ces composés, lorsqu'ils entrent en contact avec l'électricité du cerveau, sont activés et s'enflamment, comme des lucioles ou comme des insectes qui grésillent lorsqu'ils sont frappés par une tapette à mouches. À petites doses, l'adrénaline est nécessaire à notre bien-être quotidien.

L'adrénaline ne se comporte pas de la même manière que l'oxygène. Bien que les deux puissent générer de la chaleur dans le corps, l'adrénaline produit une réaction plus rapide, plus agressive et plus intense. Ses flammes ne sont pas facilement éteintes par l'eau et le glucose, bien que ces éléments soient toujours essentiels pour contrer ce type de chaleur cérébrale.

Imaginez une situation où vous vous adonnez à une activité telle que le ski et où vos glandes surrénales libèrent de l'adrénaline en raison du danger imminent auquel vous êtes confronté, ce qui vous a également encouragé à dévaler la pente. Lorsque nous vivons des situations positives et que l'adrénaline interagit avec le réseau électrique du cerveau, des sentiments d'euphorie et de clarté mentale peuvent apparaître. Nous sommes alors plongés dans un état de lucidité totale. Lorsque les glandes surrénales pompent l'adrénaline dans le sang, cette « essence » atteint le cerveau et active le réseau électrique. Au début, nous ressentons une adrénaline très puissante, puis son intensité diminue pour revenir à des niveaux similaires à ceux que nous ressentons lors d'activités quotidiennes telles que prendre une douche, se brosser les dents ou aller aux toilettes.

Lorsque l'expérience est négative, comme lorsque nous sommes trahis ou que nous recevons un message choquant d'un ami proche, les glandes surrénales libèrent également de l'adrénaline. Cette fois, cependant, il s'agit d'une adrénaline plus intense, destinée à nous donner de la force dans les moments difficiles. Cette adrénaline puissante se précipite vers le cerveau, où elle rencontre le réseau électrique et est activée. Ce « coup de fouet » nous donne la clarté et l'énergie nécessaires pour surmonter les blocages mentaux et atténuer temporairement les blessures émotionnelles que nous pouvons déjà avoir ; l'objectif est de nous permettre de répondre efficacement aux défis émotionnels auxquels nous sommes confrontés. L'adrénaline agit comme un feu qui nous pousse à changer de cap et nous donne la force de nous protéger et de nous ouvrir à de nouvelles expériences.

La raison pour laquelle la récupération peut être si longue après un traumatisme émotionnel est due à l'effet de l'adrénaline. Après la poussée intense d'adrénaline dans le réseau électrique du cerveau, lorsque cette hormone est retirée, les sentiments de tristesse, de dépression ou de fatigue mentale peuvent augmenter. Ce processus explique pourquoi le rétablissement peut être long et difficile, et pourquoi certaines personnes ne se rétablissent même pas complètement.
Si le cerveau est déjà en proie à l'acidité, à des carences nutritionnelles, à des poisons ou à des toxines, il aura encore plus de mal à se remettre de la poussée d'adrénaline provoquée par le traumatisme émotionnel. Dans de telles circonstances, le processus

de récupération peut être particulièrement difficile et prolongé.
Outre l'accumulation de toxines dans le foie due à la prise prolongée de médicaments, nous commençons, avec l'âge, à souffrir de carences en substances chimiques essentielles pour le cerveau, telles que le glucose et les réserves de glycogène. Parallèlement, les toxines, les métaux lourds et les graisses s'accumulent dans notre corps. Cette accumulation de déchets toxiques peut avoir des effets négatifs sur notre cerveau et notre santé en général.
Avec l'âge, non seulement les problèmes augmentent, mais nous avons aussi des niveaux d'adrénaline plus élevés que lorsque nous étions plus jeunes, ce qui peut faire des ravages sur notre cerveau. À l'âge adulte, nos glandes surrénales sont pleinement développées et nous ne disposons plus du même mécanisme de contrôle que dans notre jeunesse. Lorsque ces glandes libèrent de l'adrénaline, cette hormone inonde notre corps, atteint le cerveau et active le réseau électrique, générant une chaleur intense.
Ce processus peut nuire à notre bien-être général et entraîner toute une série de problèmes de santé s'il n'est pas correctement pris en charge. Il est important de prendre des mesures pour maintenir un mode de vie sain et de chercher des moyens de désintoxiquer le corps et de soutenir la santé du cerveau à mesure que nous vieillissons.

Les toxines et les poisons qui s'accumulent dans notre cerveau au quotidien peuvent être en grande partie responsables de nos limitations cognitives et émotionnelles. Si une région du cerveau est saturée d'une grande quantité de poisons et de toxines, tels que des métaux lourds toxiques, des solvants, des plastiques et autres produits pétrochimiques, des médicaments, des désodorisants, des parfums ou des bougies parfumées, cette région peut entrer dans un état de quasi-dormance. Cela ne signifie pas que nous sommes littéralement endormis, mais que la fonction de cette région du cerveau est compromise, ce qui nous oblige à nous appuyer davantage sur d'autres zones moins touchées par les toxines. Cela signifie également que notre capacité cérébrale est limitée.
Lorsque les centres émotionnels de notre cerveau sont affectés par des toxines et des poisons, nous sommes obligés de faire davantage appel à d'autres zones cérébrales. Cela peut entraîner des difficultés à interpréter nos propres émotions et celles des autres. Nous pouvons

ressentir une limitation de la gamme des sentiments et des émotions que nous éprouvons, mais nous pouvons aussi devenir extrêmement sensibles sans raison apparente.

Alors que notre corps s'efforce de guérir les centres émotionnels du cerveau, nos rêves peuvent devenir intenses et provoquer des émotions perturbatrices. Le processus de guérison émotionnelle se déroule en grande partie pendant le sommeil. Les personnes qui présentent des niveaux élevés de toxines dans les centres émotionnels du cerveau font souvent des rêves liés à la noyade, à l'immersion dans l'eau, au jeu avec l'eau ou au sentiment d'être piégé en sa présence, que ce soit dans la mer, dans une piscine, dans un lac ou dans une rivière. Ce symbolisme onirique reflète souvent leur état émotionnel immergé dans les toxines. En outre, il est fréquent que ces personnes rêvent de situations dans lesquelles elles tentent d'échapper à des individus qui cherchent à leur faire du mal, voire à les tuer. Bien que ces rêves puissent avoir de multiples interprétations, ils sont souvent liés à l'impact néfaste des toxines sur les centres émotionnels du cerveau.

Lorsque nous tombons malades, il est courant de regarder en arrière. Nous comptons les jours, voire les heures, qui se sont écoulés depuis que nous sommes tombés malades. Nous passons mentalement en revue les semaines, les mois et même les années. Nous nous souvenons émotionnellement du mois et de la saison au cours desquels nous sommes tombés malades. Beaucoup d'entre nous se souviennent des personnes qui les entouraient à l'époque, du travail qu'ils effectuaient et des engagements qu'ils avaient pris. Le temps joue un rôle important dans nos émotions lorsque nous sommes malades. Il semble être intrinsèquement lié à notre expérience émotionnelle. Alors que le temps est une préoccupation quotidienne, même en période de santé, notre perception du temps change lorsque nous sommes malades. Nous commençons à nous dire des phrases telles que : « Je devrais bientôt me sentir mieux » ou « Je devrais déjà aller mieux ». Nous pouvons également entendre d'autres personnes nous dire : « Tu te sentiras mieux avec le temps.

Le temps prend une signification importante car, lorsque nous sommes malades, nous avons l'impression de manquer des moments importants. Nous nous rendons compte que le temps avance, alors que nous sommes à la traîne. Au début, cette perception ne semble pas constituer une menace émotionnelle importante : « Eh bien, je suis malade depuis une semaine ou deux ». Cependant, au fil des jours, ce sentiment peut changer. Nous nous rendons compte que notre état ne s'améliore pas, voire qu'il s'aggrave, et nous passons notre temps à consulter des médecins et à prendre des médicaments. La maladie affecte notre énergie et notre capacité à mener à bien nos activités quotidiennes. La vie peut prendre un tournant lorsque nous sommes malades, imposant des limitations et des obstacles qui nous obligent à ralentir.

Notre cerveau émotionnel a tendance à fixer des échéances pour notre guérison : « Je dois me sentir mieux à telle date » ou « Je devrais être guéri à l'heure qu'il est ». Nous pouvons ainsi nous sentir pris au piège dans une course contre la montre, où notre esprit aspire à guérir à une date précise, alors que notre corps physique peine à se rétablir correctement en raison d'un manque de soins nécessaires.
Lorsque nous fixons des délais pour notre guérison, nous pouvons éprouver un sentiment de déception si nous ne les respectons pas. Nous avons l'impression d'avoir échoué : « Je n'ai pas récupéré avant le second semestre », « Je ne me suis pas rétabli à temps pour reprendre le travail », « Je n'ai pas réussi à guérir avant le mariage ». Ce sentiment d'échec peut conduire à des questions telles que : « Pourquoi ne vais-je pas mieux ? Pourquoi les autres peuvent-ils aller mieux et pas moi ? » Nous avons l'impression que la maladie nous empêche de vivre pleinement notre vie. Il arrive un moment où le temps semble n'avoir plus de sens, où l'on cesse de compter les jours et où l'on se contente d'affronter les événements tels qu'ils se présentent. Le processus de guérison prend plus de temps que prévu et peut être décourageant.

Il est essentiel de garder la foi et la confiance dans notre processus de guérison afin d'éviter de se décourager face à la durée de la maladie. Lorsque nous tombons malades, nous établissons une relation émotionnelle avec le temps, ce qui peut être à la fois sain et contre-productif. Cela est dû en partie à l'influence des structures institutionnelles qui nous ont inculqué la mentalité des horaires industriels. Nous nous sommes habitués au sentiment de perdre constamment du temps, quelles que soient nos activités, et à l'idée que nous devons être « à l'heure » dans tout ce que nous faisons. Cependant, lorsque nous tombons malades, ces conditionnements continuent d'agir et nous devons changer de perspective.

Les centres émotionnels du cerveau ont besoin de nouveaux messages. Nous ne pouvons plus être ancrés dans les horaires industriels quotidiens auxquels nous sommes habitués. Il est essentiel de séparer ces programmes du processus naturel de guérison. Nous devons ainsi apprendre à adapter nos attentes et notre perception du temps à la réalité de notre processus de guérison.

Conclusion

Pour résumer et ne pas se perdre, voici quelques conseils pour vous aider à démarrer :

Identifiez vos « ennemis » : analysez votre environnement et repérez les facteurs qui vous nuisent, tels que les parfums, les fragrances, les gaz, les pesticides, etc.

Évitez les aliments nocifs : essayez de réduire autant que possible votre consommation des 20 aliments qui vous affectent le plus négativement, comme les œufs ou le thon en conserve (voir liste).

Ajoutez des aliments bénéfiques : incorporez au moins un aliment bénéfique à chaque repas (voir liste).

Ajoutez des suppléments : Ajoutez un ou deux suppléments bénéfiques de la liste des 20 aliments pendant au moins un mois. Idéalement, buvez chaque jour de l'eau avec du citron et du jus de céleri.

Shake aux métaux lourds : le mois suivant, envisagez de prendre le shake aux métaux lourds tous les jours, pendant une période de 1 à 3 mois.

Augmenter les suppléments : Ensuite, prenez chaque jour 5 suppléments ou shakes ou plus de la liste des 33, en fonction de ce que votre budget vous permet. Commencez par de petites quantités et augmentez-les si vous le souhaitez.

La base doit toujours comprendre du sulfate de zinc, de la vitamine B12, de la vitamine C et/ou de la mélisse.

Plus tard, ajoutez de la spiruline, de la curcumine, de la griffe de chat et/ou de la lysine.

Vous pouvez ajouter un ou deux remèdes de la liste « autres thérapies ».

En période de crise, utilisez l'un des compléments thérapeutiques figurant dans la liste des « autres thérapies », comme la mélisse, la vitamine C ou le pavot de Californie, par exemple.

Alternez avec d'autres compléments ou restez fidèle à ceux qui vous conviennent le mieux. Vous pouvez les mélanger sans problème.

N'oubliez pas d'incorporer suffisamment de fruits dans votre vie quotidienne pour ne pas manquer de glucose dans votre cerveau, ainsi qu'une bonne hydratation (eau, eau de coco, jus de fruits...).

Epilogue

Nous avons tendance à faire confiance à ce que l'industrie a exploité. Nous avons subi un lavage de cerveau, un mécanisme qui nous demande la permission de nous infliger du mal. Le désir de santé est si fort en nous que nous essayons de justifier les avantages de choses qui sont en fait nuisibles ; nous voulons penser que l'automutilation est une bonne chose. Il peut sembler que l'auto-sabotage fasse partie de notre nature, alors que ce n'est pas le cas.

Nous ne nous boycottons pas parce que nous voulons être malades. Nous le faisons parce qu'on nous a enseigné et conditionné (pratiquement élevé) à le faire. Les sectes de médecine alternative et les fournisseurs de produits de santé de l'industrie médicale contribuent à ce lavage de cerveau, en utilisant souvent leur prestige pour trahir notre confiance. Ils créent leurs chaînes de médias sociaux et nous proposent des vidéos de quinze minutes contenant cinq conseils de santé. Parmi ces conseils, il y en a presque toujours un qui valide l'auto-sabotage.

Une grande partie de l'influence qui nous pousse à nous saboter est liée à l'idée qu'il est acceptable de faire des choses nocives « avec modération ». Cette idée fait partie de la vie quotidienne, en particulier pour les personnes qui ne sont pas gravement malades. Lorsque nous entendons dire que le café, le vinaigre, le vin, la pizza ou les aliments frits sont mauvais pour la santé, nous cherchons à obtenir la confirmation qu'il est acceptable de les consommer « avec modération ». Nous préférons éviter de faire face à la réalité de nos actes et aux conséquences négatives possibles, telles que l'ostéopénie due au vinaigre, les problèmes hépatiques causés par l'alcool ou les troubles surrénaliens induits par la caféine. Ce déni nous empêche de reconnaître que ces substances peuvent contribuer à notre maladie et nous empêche de chercher un remède. C'est comme si l'industrie nous avait implanté une puce qui nous pousse à justifier notre autodestruction, même si c'est la dernière chose que nous souhaitons.

Il est courant de vouloir profiter de certains plaisirs sans y renoncer, même si nous savons qu'ils peuvent nuire à notre santé. Nous nous convainquons souvent qu'il est acceptable de consommer du chocolat noir, du café, du vinaigre, du vin, du champagne, du sel et d'autres aliments et boissons, et nous demandons même l'approbation d'un médecin. Nous justifions nos choix alimentaires et nous nous convainquons que notre corps en a besoin, en ignorant les conséquences négatives possibles pour notre santé.

Ce lavage de cerveau prend racine dans nos centres émotionnels, ce qui rend difficile la reconnaissance et l'élimination des habitudes qui peuvent en fait nuire à notre corps. Souvent, nous nous concentrons sur la recherche de solutions rapides, telles que les suppléments, sans nous attaquer à la cause sous-jacente de la douleur ou de la maladie. En fin de compte, cette approche peut nous empêcher d'atteindre un véritable bien-être et une santé durable.

Lorsque nous sommes confrontés à un niveau important de souffrance physique, mentale ou émotionnelle, un ancien mécanisme de survie ancré dans les centres émotionnels de notre cerveau est activé. Ce mécanisme nous dit clairement : « Assez, c'est assez. Je ne peux pas me permettre de continuer à me faire du mal ». C'est comme si quelque chose s'enclenchait en nous et que nous réalisions soudain que nous devons changer. Nous réalisons que nous ne pouvons plus justifier la consommation de caféine, de vinaigre, de sel ou de chocolat, entre autres, dont nous savons qu'ils nous font du mal. Nous ressentons une détermination intérieure à dire « assez » aux habitudes nocives. C'est un moment de clarté au cours duquel nous décidons de donner la priorité à notre santé et à notre bien-être sur tout le reste. Nous faisons face à la réalité : nous voulons vivre sans douleur et nous sommes prêts à faire ce qu'il faut pour guérir et nous rétablir. L'idée de guérir ne nous fait plus peur ; au contraire, elle nous remplit d'espoir et de détermination. Il est temps de prendre notre santé en main et d'entamer un voyage vers une vie plus saine et plus épanouissante.

Le réveil de ce mécanisme d'adaptation est un moment fort de notre vie. C'est le moment où nous refusons de nous laisser berner plus longtemps par les messages erronés qui nous ont fait croire que nous prenions soin de notre corps alors qu'en réalité, nous lui faisions du mal. Nous ne nous laissons plus manipuler par des vendeurs à la sauvette ou des professionnels de la santé qui nous vendent des solutions miracles. Nous nous alignons sur notre bon sens et prenons des décisions basées sur ce que nous savons être le mieux pour notre corps et notre santé.

Malgré les pressions extérieures et les influences négatives qui tentent de nous détourner du chemin vers une vie plus saine, nous restons fermes dans notre décision. Ce moment marque une renaissance dans notre vie. C'est le début de la fin de la douleur mentale et émotionnelle, et le début d'une nouvelle direction dans notre vie, une direction dans laquelle nous donnons la priorité à notre santé et à notre bien-être avant tout. C'est une période de responsabilisation et d'autodétermination, où nous prenons le contrôle de notre propre santé et où nous nous engageons à vivre de manière plus consciente et plus saine.

Ne laissez pas les croyances enracinées constituer un obstacle sur le chemin de la guérison. Depuis plusieurs décennies, les grandes firmes pharmaceutiques ont tissé une toile pour nous faire croire que la santé est inaccessible sans avoir recours à la pharmacie ou que le médecin est le seul gardien de notre bien-être. Ouvrez-vous à d'autres voies et découvrez la force intérieure qui vous guide vers une santé pleine et authentique.

Les croyances ont un pouvoir extraordinaire sur notre vie, influençant nos émotions, nos pensées, nos comportements et même notre santé physique et mentale. La façon dont nous percevons le monde et nous-mêmes est profondément façonnée par les croyances que nous entretenons.

Ces pensées agissent comme des filtres à travers lesquels nous interprétons la réalité. Par exemple, si nous pensons que le monde est dangereux, nous sommes susceptibles de voir des menaces partout, même là où il n'y en a pas. Ce filtre peut limiter nos expériences et nos opportunités, car nous ne voyons que ce qui correspond à nos croyances préexistantes.

Les croyances influencent également notre motivation et notre capacité à atteindre nos objectifs. Croire en nos capacités et en notre potentiel nous permet de surmonter les défis et de persévérer face aux difficultés. À l'inverse, croire que nous ne sommes pas capables ou que nous sommes inférieurs peut nous limiter et nous empêcher d'atteindre notre plein potentiel.

La capacité à remettre en question et à modifier nos croyances peut conduire à une profonde transformation personnelle. En remettant en question les croyances limitatives et en adoptant de nouvelles croyances plus valorisantes, nous pouvons nous ouvrir à de nouvelles possibilités et à la croissance.

En bref, le pouvoir des croyances est immense. Il nous façonne et nous guide dans de nombreux aspects de la vie, qu'il s'agisse de notre santé, de nos relations, de notre résilience ou de notre motivation. Reconnaître et comprendre ce pouvoir nous permet de faire des choix plus conscients et, éventuellement, de changer les croyances qui ne nous servent plus, afin de mener une vie plus épanouissante et plus satisfaisante.

Les médecins ont toujours été vénérés et, dans de nombreux cas, placés sur un piédestal pour diverses raisons, dont certaines sont profondément culturelles et d'autres fondées sur le rôle vital qu'ils jouent dans la société. C'est pourquoi il nous est si difficile de croire que leurs théories sont manipulées par un puissant intérêt économique et pharmacologique. Historiquement, les médecins ont été considérés comme des sages et des érudits. Dans de nombreuses cultures, la médecine est associée à la sagesse et à l'autorité, ce qui a conduit les médecins à être respectés et appréciés dans leurs communautés, mais cela a beaucoup changé dans notre monde moderne.

Le financement des médecins par les entreprises pharmaceutiques est une question complexe et à multiples facettes qui implique une variété de pratiques et de mécanismes. Les entreprises pharmaceutiques financent souvent les médecins par le biais de parrainages et de subventions. Il peut s'agir d'un soutien à la recherche clinique, d'un financement pour assister à des conférences médicales et éducatives, et de subventions pour des projets de recherche spécifiques. Ces pratiques visent à encourager l'adoption et l'utilisation de leurs produits par les professionnels de la santé. De nombreux médecins travaillent comme consultants pour des sociétés pharmaceutiques, recevant des honoraires pour leur participation au développement de nouveaux médicaments, à la conduite d'essais cliniques et à la fourniture de conseils sur l'utilisation de produits pharmaceutiques. Ces honoraires peuvent être considérables et constituent une source importante de revenus pour certains médecins. Les entreprises pharmaceutiques financent également des programmes d'éducation et de formation pour les médecins. Il peut s'agir de financer des cours de formation continue, des ateliers et des séminaires qui aident les médecins à se tenir au courant des derniers développements de la médecine et des traitements avec les médicaments les plus récents. Par le biais de stratégies de marketing et de promotion, les entreprises pharmaceutiques cherchent à influencer les décisions des médecins quant au choix des médicaments à prescrire. Il peut s'agir de la distribution de matériel promotionnel, de visites de représentants pharmaceutiques dans les cabinets médicaux et de l'organisation d'événements de mise en réseau. Les entreprises pharmaceutiques investissent massivement dans la recherche et le développement de nouveaux médicaments. Elles collaborent souvent avec des institutions universitaires et des hôpitaux pour financer des études cliniques et des essais qui évaluent l'efficacité et la sécurité de leurs produits. Les médecins qui participent à ces études peuvent recevoir des fonds et d'autres avantages. Une autre pratique courante est la distribution de cadeaux et d'échantillons de médicaments aux médecins. Ces cadeaux peuvent être de petits articles promotionnels ou des échantillons de nouveaux produits que les sociétés pharmaceutiques souhaitent que les médecins essaient et recommandent à leurs patients. Le financement des médecins par les entreprises pharmaceutiques peut présenter à la fois des avantages et des risques. D'une part, il peut faciliter l'innovation et l'accès à des traitements avancés. D'autre part, il peut susciter des inquiétudes quant à l'indépendance et à l'objectivité des décisions médicales.

La naturopathie, bien qu'elle présente de nombreux avantages, présente également certains risques, notamment lorsque des produits sont vendus comme étant sains sans réglementation appropriée ou lorsque les naturopathes eux-mêmes n'ont pas la formation et les connaissances nécessaires. L'un des principaux problèmes des produits naturopathiques est l'absence de réglementation et de contrôle. Dans de nombreux pays, les produits naturels ne sont pas soumis aux mêmes normes de test et d'approbation que les médicaments conventionnels. Cela signifie qu'ils peuvent se trouver sur le marché sans que leur sécurité et leur efficacité aient été correctement évaluées. Certains produits naturels peuvent être contaminés par des pesticides, des métaux lourds ou d'autres polluants. En outre, ils peuvent être falsifiés avec des ingrédients qui ne figurent pas sur l'étiquette, ce qui peut être dangereux pour la santé ; c'est pourquoi il faut toujours rechercher des marques connues et de qualité. Dans certains cas, les naturopathes n'ont pas la formation nécessaire pour diagnostiquer et traiter les maladies de manière sûre et efficace. L'absence de formation médicale formelle peut conduire à un diagnostic erroné et à un traitement inadéquat, ce qui peut mettre en péril la santé du patient. La commercialisation des produits naturopathiques repose souvent sur des affirmations exagérées ou trompeuses quant à leurs avantages. Les consommateurs peuvent être amenés à croire que ces produits sont sûrs et efficaces sans disposer d'informations suffisantes pour prendre des décisions éclairées.

Dans un monde où la science médicale a progressé à pas de géant, nous pouvons parfois nous sentir dépassés par le nombre de traitements et de médicaments disponibles. Cependant, malgré ces progrès, nous sommes nombreux à rechercher un lien plus profond et plus naturel avec notre santé et notre bien-être. C'est là qu'intervient la naturopathie, qui propose une approche holistique donnant la priorité au pouvoir curatif de la nature et à la capacité innée du corps à s'auto-guérir.

Contrairement à la médecine conventionnelle, qui se concentre souvent sur le traitement de symptômes spécifiques, la naturopathie aborde la santé de manière holistique. Cela signifie qu'elle considère l'individu dans son ensemble, en tenant compte non seulement des symptômes physiques, mais aussi du bien-être émotionnel, mental et spirituel. En abordant tous ces aspects, la naturopathie cherche à identifier et à traiter la cause sous-jacente de la maladie plutôt que de se contenter d'en soulager les symptômes.

La nature nous a fourni une abondance de ressources qui sont utilisées depuis des siècles pour promouvoir la santé et la guérison. Les plantes médicinales, par exemple, contiennent des composés bioactifs qui peuvent aider à soulager la douleur, réduire l'inflammation et renforcer le système immunitaire. Une bonne alimentation, basée sur des aliments entiers et naturels, fournit à l'organisme les nutriments essentiels dont il a besoin pour fonctionner de manière optimale.

Au fil des ans, d'innombrables personnes ont trouvé soulagement et guérison grâce à la naturopathie. Leurs témoignages font état de transformations profondes et durables, où les traitements naturels ont permis de soulager des maladies chroniques, d'améliorer la qualité de vie et de redonner de la vitalité. Ces réussites soulignent le potentiel de la naturopathie à offrir une alternative viable et efficace à la médecine conventionnelle.

Il est important de se rappeler que la guérison par la naturopathie exige un engagement personnel. Il ne s'agit pas de trouver un remède rapide, mais d'entreprendre un voyage vers le bien-être qui implique patience, persévérance et ouverture d'esprit. Le fait de se consacrer à cette approche peut conduire à une santé plus équilibrée et durable et à une vie en harmonie avec les rythmes naturels du corps

Je vous invite à explorer la naturopathie avec un esprit ouvert et un cœur bien disposé et à ne pas laisser l'industrie jouer avec votre santé. Ce faisant, vous pourrez découvrir l'incroyable potentiel que recèlent la nature et vous-même pour mener une vie pleine et saine.

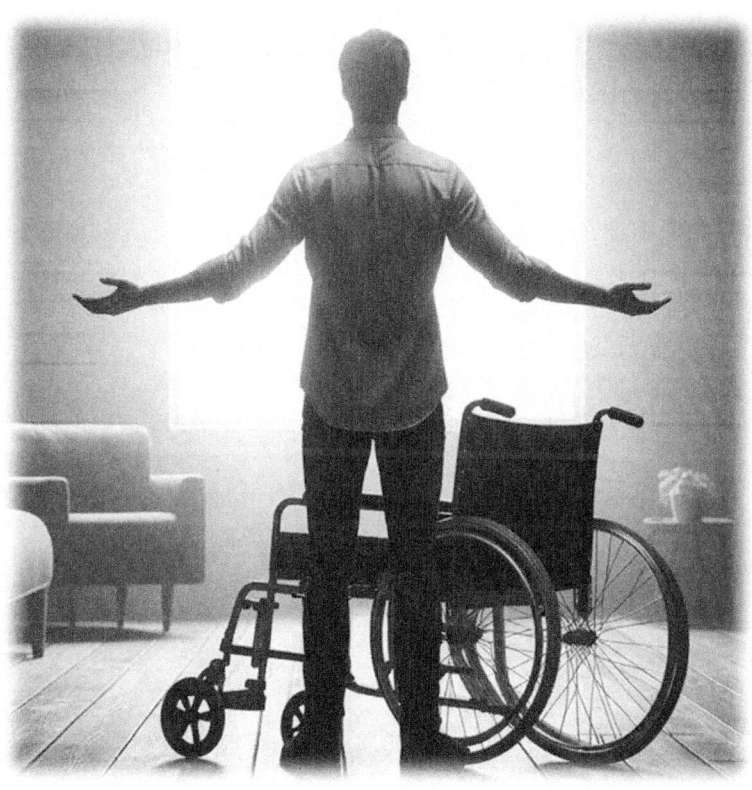

Dédié à mon père.

Je me souviendrai toujours de tes mots : « le meilleur médecin, c'est soi-même ». Cette phrase a résonné dans mon cœur et m'a guidé dans les moments de doute et d'adversité.

Ton exemple de vie, marqué par l'intégrité et la résilience, est un héritage que je chéris profondément. Tu m'as inculqué la confiance et le courage d'affronter tous les obstacles, en particulier ceux liés à la santé.

Indice

9. Introduction

11. Définition de la sclérose en plaques selon la médecine conventionnelle

15. Quelques symptômes importants

25. Histoire personnelle de la sclérose en plaques

29. Espérance de vie selon la médecine

30. pourquoi la médecine alternative ?

33. Un peu d'histoire

35. Nouvelle découverte

40. Définition de la sclérose en plaques par la médecine naturelle

41. Les grandes erreurs médicales

43. La première grande erreur médicale

44. La contagion du virus d'Epstein-Barr

45. La deuxième grande erreur médicale

48. Pathologies pouvant être causées par le virus d'Epstein-Barr

52. Inflammation des Nerfs Crâniens

65. Il est important que vous ne manquiez pas de GLUCOSE

67. Il est important que vous ne manquiez pas d'OLIGOELEMENTS

70. Il est important que vous ne manquiez pas de B12

73. Il est important de ne pas manquer d'HORMONES DU CERVEAU.

75. Il est important de ne pas manquer d'HYDRATATION.

77. Alimentation : Savoir, c'est prévenir

79. Top 20 des aliments à ÉVITER

123. Suppléments que vous devriez ÉVITER

124. Lisez-vous les étiquettes ?

125. Autres facteurs

127. Les 20 aliments qui vous aideront

191. CHELATION

198. Les aliments qui ont le plus grand pouvoir de nettoyage des métaux lourds

247. LES 33 REMÈDES

351. AUTRES THÉRAPIES

443. Approche émotionnelle

481. Conclusion

483. Épilogue

Autres libres du même auteur

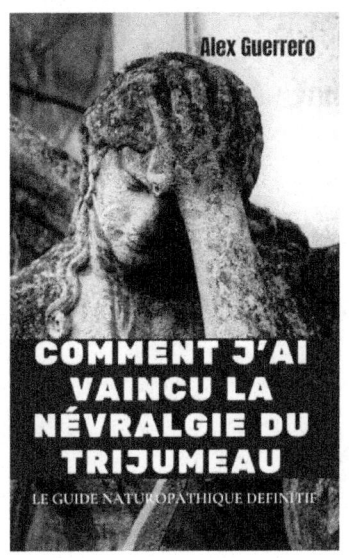
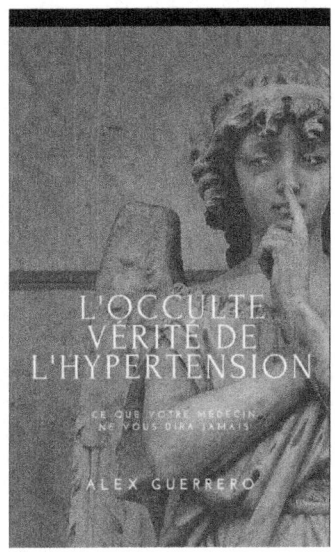

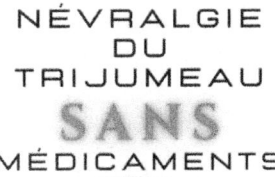
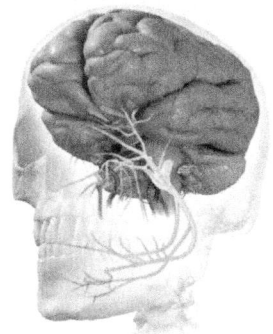

Bibliographie

« Comment j'ai vaincu la névralgie du trijumeau » 2021 - Alex Guerrero - Ediciones KDP

« Traité de BioNeuroEmotion » 2014 - Corbera Enric et Battló Montserrat. Ediciones El Grano de Mostaza

« Les traitements curatifs des docteurs en naturopathie » 2013 - Stengler Mark

« L'occulte vérité de l'hypertension » 2022 - Alex Guerrero - Ediciones KDP

« La névralgie du trijumeau sans médicaments » 2022 - Alex Guerrero - Editions KDP

« Prendre soin de son cerveau » 2024 - William Anthony - Distribuciones Alfaomega SL

« Réflexologie et chromothérapie » 2014 - Joseph Corvo et Lilian Verner-Bonds - Editorial EDAF

« Multiple Sclerosis.com ».

Images : IA de Bing

Printed in Dunstable, United Kingdom